Anne Schaaf

Seifenwerkstatt

Pflegende Naturseife aus der eigenen Küche – mit erprobten Rezepten

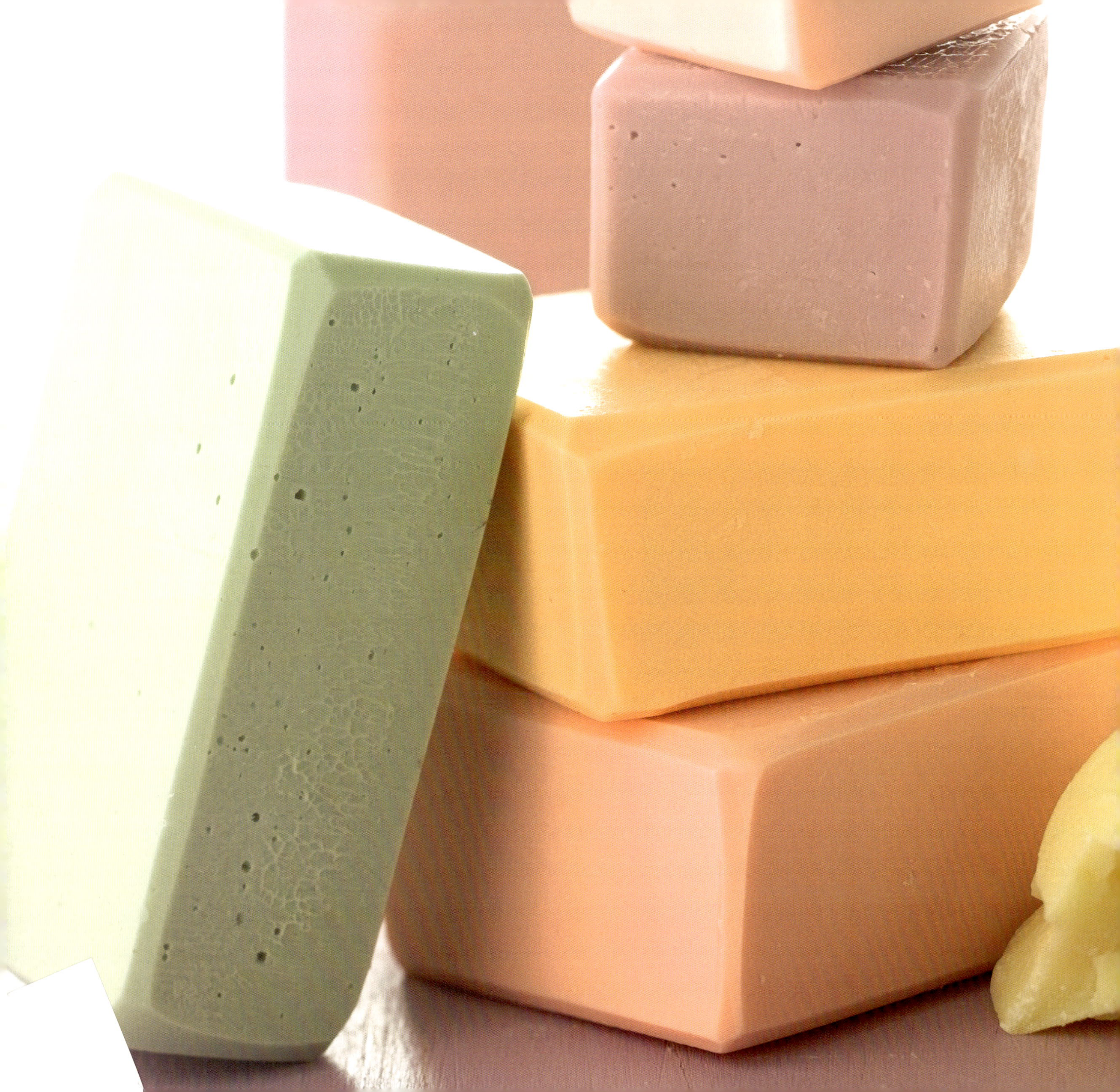

Seifenwerkstatt

Pflegende Naturseife aus der eigenen Küche – mit erprobten Rezepten

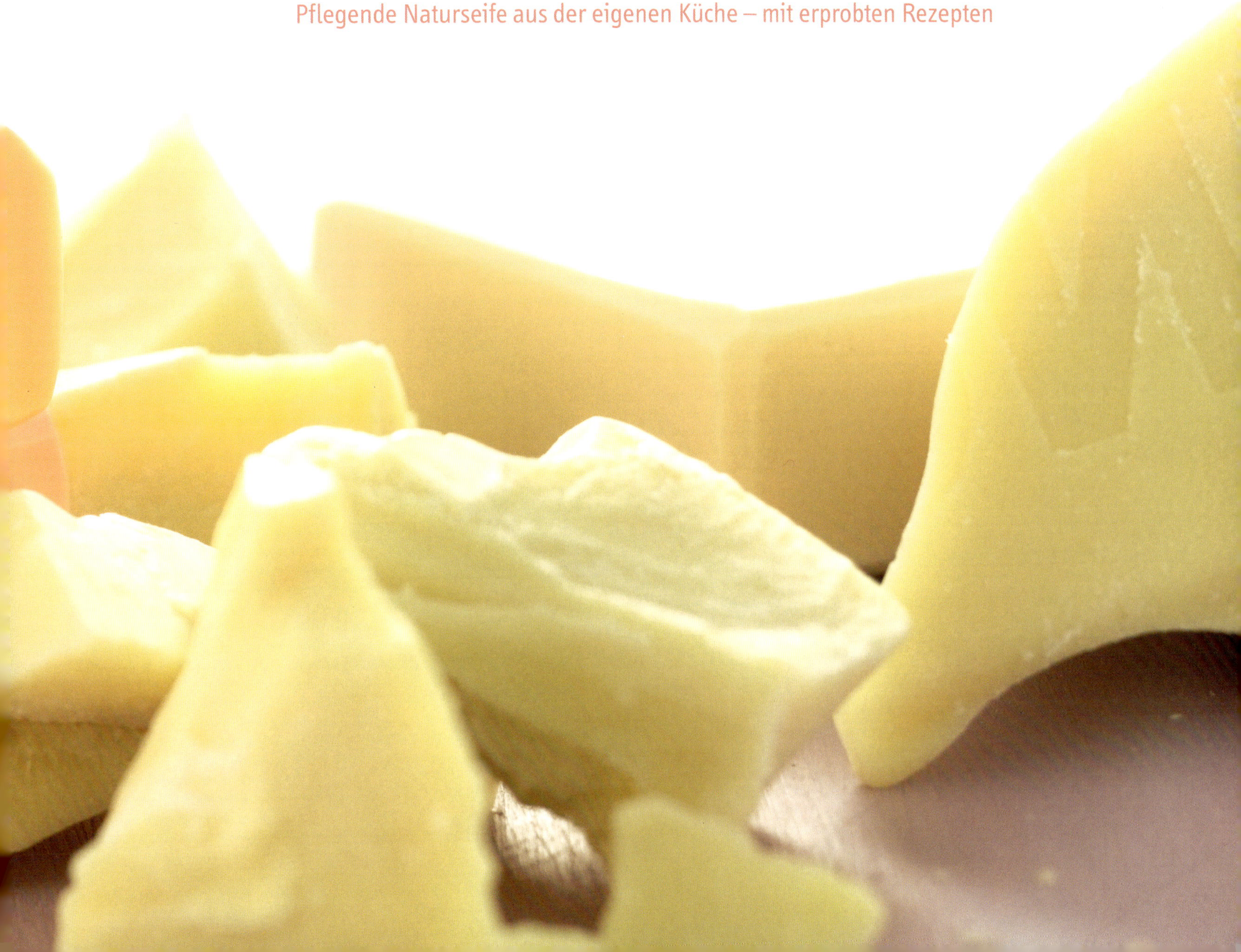

Inhalt

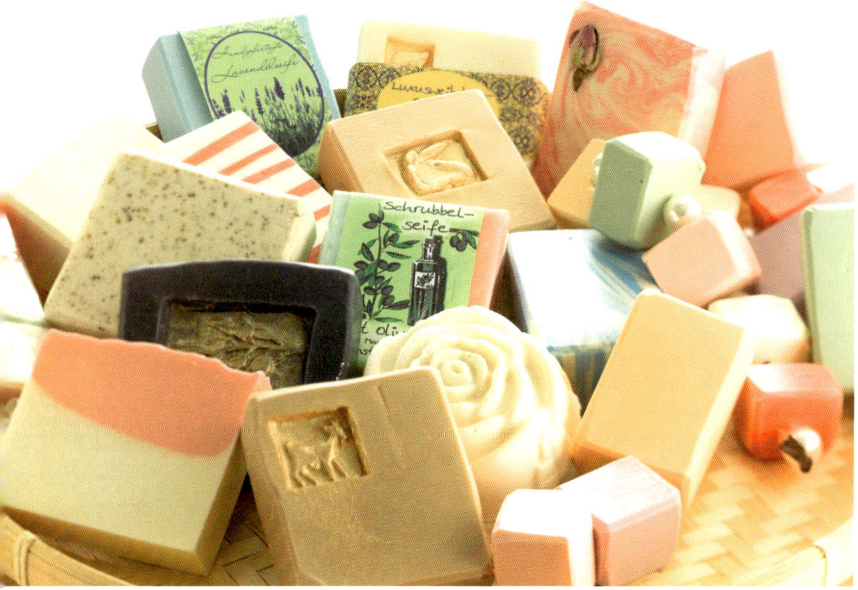

6 Vorwort

8 Ein bisschen Geschichte

12 Gut zu wissen

14 Die Grundlagen

15 Grundbegriffe

17 Sicherheitshinweise

18 Hilfsmittel

20 Die Zutaten

21 Die wichtigsten Öle und Fette

22 Duftstoffe

24 Farbstoffe

25 Zusatzstoffe

26 Berechnung des Überfettungsgrades

28 Das Grundrezept

34 Lagerung und Verpackung

36 Troubleshooting

40 Rezepte und Gestaltungsideen

42 Marmorierte Seifen

42 Marmorierte Rosenseife mit Seide

46 Marmorseife aus dem Dividor

50 Bestempelte und dekorierte Seifen

50 Schwarze Olivenölseife

54 Schmuckseife mit Zuckerperlen

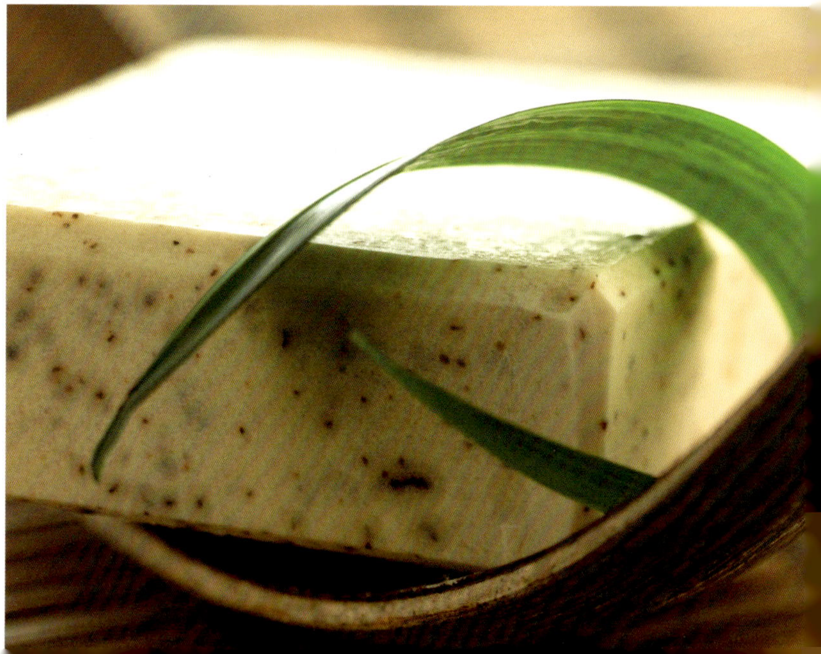

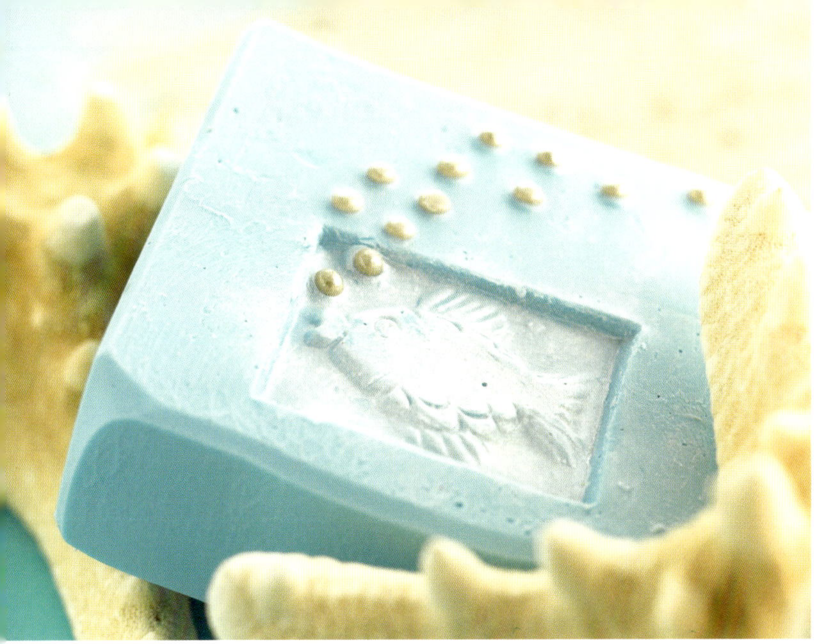

58 Honigseife mit Blattstempel

60 Weihnachtsseife

62 Seifen mit Zusätzen

62 Schrubbelseife

64 Bananenseife mit Mascarpone

67 Schäumende Salzseife

70 Kaffeeseife für die Küche

74 Vanilleseife mit Reiskeimöl

76 Einlegerseifen

76 Signalseife

78 Herzeinleger in Jojobaölseife

81 Pink Bubbles

84 Engelsseife

87 Milchseifen

89 Die Milchpulvermethode

90 Grundrezept für Milchseifen

92 Seifenvariationen

92 Gästeseifchen

94 Seifenspieße

96 Seifenkette

98 Passepartoutseife

100 Lavendelseife mit Banderole

102 Fette und ihre Verseifungszahlen

106 Bezugsquellen

107 Weitere nützliche Links

108 Impressum

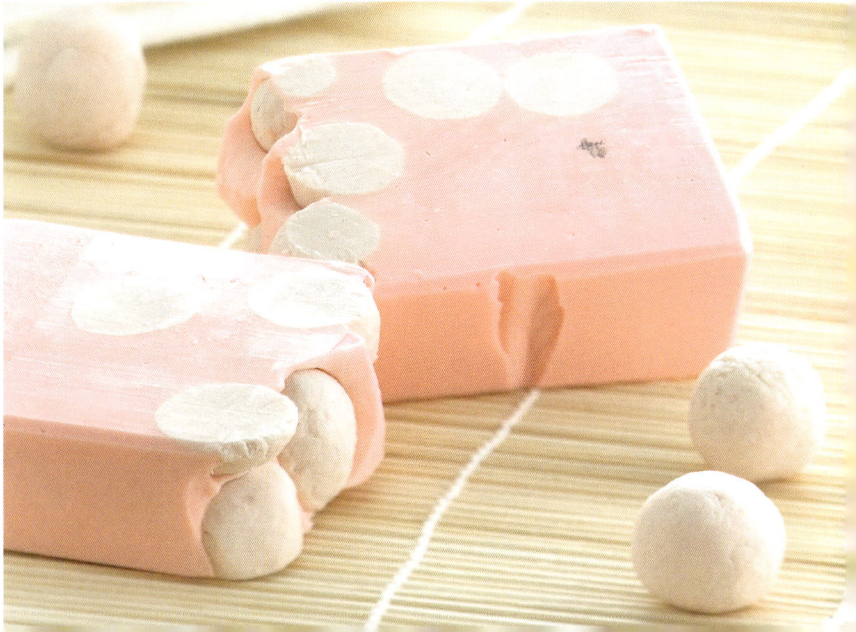

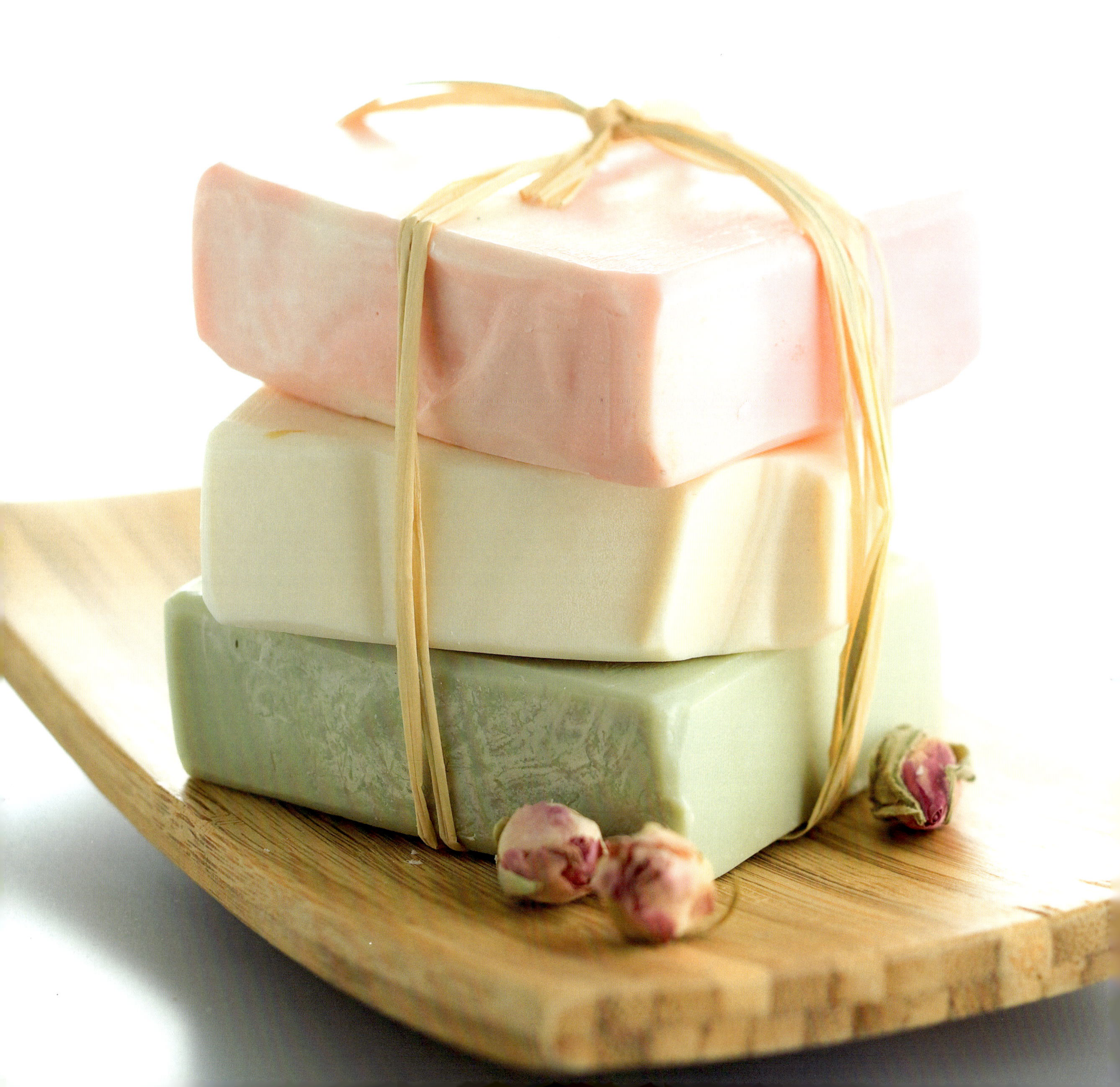

Naturseife – für gute Laune im Bad!

Ich möchte Sie einladen, eine kreative Reise mit mir zu machen. Eine Reise in die Welt der Naturseife. Warum Naturseife? Nun, im Zeitalter der pH-neutralen Waschstücke ist die Naturseife weitestgehend aus den Badezimmern verschwunden und musste den Flüssigseifenspendern, pH-neutralen Syndets und dem Duschgel Platz machen. Utensilien, die praktischer sind im Umgang, aber den Verlust von einzigartiger Pflege bedeuten. Schuppige und trockene Beine sowie Schildkrötenhände im Winter waren die Folgen bei mir. Ich kam aus dem Eincremen gar nicht mehr heraus.

Als ich meine erste Seife gesiedet hatte und dann endlich nach der angemessenen Zeit der Lagerung benutzen konnte, war es kaum zu glauben, dass ich diese Pflegebombe selbst hergestellt hatte! Mit den einfachsten Mitteln. Stolz und Freude erfüllten mich. Im Laufe der Jahre sammelte ich meine Erfahrungen und entwickelte eine große Leidenschaft für immer neue Ideen. Ein paar davon habe ich nun zusammengetragen.

Ich möchte Ihnen mit diesem Buch Lust machen auf dieses herrliche Hobby mit Suchtfaktor. Räumen Sie einfach die Arbeitsfläche in Ihrer Küche frei, sperren Sie die Katze aus, verschiffen Sie Mann, Kind und Hund, stellen Sie das Telefon ab und lassen Sie sich inspirieren. Ich wünsche Ihnen viel Spaß und viel Erfolg beim Ausprobieren meiner Rezepte!

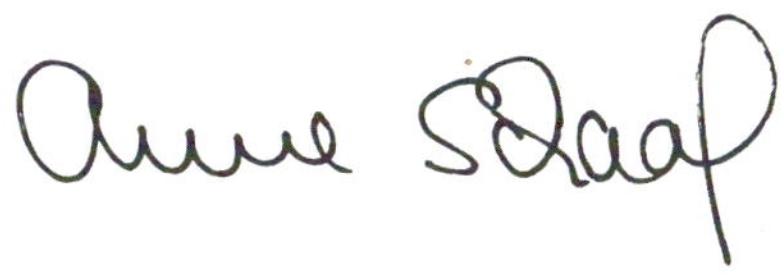

Ein bisschen Geschichte

Wer über einen Flohmarkt wandert, wird mit etwas Glück ab und zu einem alten Seifenstück über den Weg laufen. Erstaunlich, dass diese gelben Exemplare aus der Nachkriegszeit immer noch auf vielen Dachböden vorhanden sind und immer wieder in das Kuriositätenkabinett einzelner Trödler wandern. Es handelt sich hier in der Regel um Kernseife, also ausgesalzene und nicht überfettete Seife. Und das ist ihr Geheimnis, denn ohne diese Überfettung ist es ein Leichtes, die Jahrzehnte unbeschadet zu überstehen. Da aber die Lauge für die Rezepte früher nicht so genau berechnet wurde, findet man trotzdem manchmal Stücke, die gelbe Flecken aufweisen und verdächtig nach ranzigem und altem Fett riechen.

Die ersten Versuche, mithilfe von Asche und Fett so etwas wie Seife herzustellen, finden sich viele tausend Jahre vor Christus. Die entstandenen Seifen wurden aber nicht zur Reinigung verwendet, sondern dienten als Heilmittel. Der reinigende Effekt wurde erst lange Zeit später von den Römern entdeckt. Dennoch dauerte es noch bis zur ersten Dekade nach Christus, bis schließlich die Araber auf die Idee kamen, Fette mit Lauge zu vermischen. So entstanden die ersten „modernen" Seifen, wie wir sie heute kennen.

Dennoch war der Seife in Europa noch lange nicht der endgültige Durchbruch vergönnt. Im Mittelalter geriet sie im Zuge der großen Seuchen wie Pest und Cholera sogar in Verruf. Es dauerte bis ins 17. Jahrhundert, bis die Seife wieder salonfähig und vor allem bezahlbar wurde, denn erst jetzt kannte man die Technik, das zum Verseifen notwendige Soda künstlich herzustellen.

Die Seifenherstellung fand damals unter abenteuerlichen Bedingungen statt. Tierabfälle und Knochenreste wurden in großen Kesseln stundenlang mit Soda gekocht. Heute werden zum Glück nur noch selten Tierfette zur Herstellung von Naturseife verwendet. Obwohl auch diese Rohstoffe ihre Berechtigung haben. Wer nicht vegetarisch oder vegan lebt, kann mit Schweineschmalz oder anderem tierischen Fett gute Seifen mit hervorragenden Eigenschaften herstellen.

Traditionelle Seifenherstellung in Aleppo und Marseille

Dank der Erfindung eines neuen Verfahrens fand im Syrien des 8. Jahrhunderts eine große Tradition des Seifensiedens ihren Anfang. Bis heute wird dort traditionell die berühmte Alepposeife hergestellt. Die Fertigkeit der Seifenproduktion wird seit damals von Generation zu Generation weitergegeben. Die Alepposeife ist eine Olivenölseife, die mit Lorbeeröl angereichert wird. Große Mengen Olivenöl werden mit Soda gekocht, bis das Olivenöl in Natriumsalz und Glyzerin zerfällt. Die Seife wird also ausgesalzen.

Nach Zugabe des Lorbeeröls wird die Masse gewaschen und zum Trocknen ausgestrichen. Sie kennen vielleicht die grünen quadratischen Seifenstücke, die typisch sind für diese Seife aus Syrien. Meist wird sie in 200-Gramm-Quadern verkauft und viele schwören auf diese kaum schäumende und noch dazu ungewöhnlich duftende Seife. Ihre Haltbarkeit ist enorm, da sie nicht überfettet ist. Sie kommt erst nach einer langen Zeit der Lagerung in den Verkauf und findet seit Jahren auch in Europa viele Anhänger.

Die Alepposeife ist der Vorläufer der Seife aus Marseille – „Savon de Marseille". Schon früh wurde in der südfranzösischen Stadt die traditionelle Herstellungsweise von Seife nach dem Vorbild aus Syrien eingeführt. Der erste urkundlich erwähnte Seifensieder in Marseille findet sich im Jahre 1371. Marseille entwickelte sich zur führenden mediterranen Seifenmetropole und zählte zur Blütezeit über 100 Seifenfabriken.

Die „Savon de Marseille" ist, wie die Alepposeife, eine ausgesalzene Seife, die ohne Duftstoffe auskommt. Hier verzichtet man allerdings auf die Zugabe von Lorbeeröl. Wer beide Seifenarten kennt, weiß, dass sie sich optisch gleichen und so ist ihnen ihre Verwandtschaft schon anzusehen. Ob Sie ein Liebhaber dieser Seifen werden, entscheiden Sie am besten selbst. Die eher unwillig schäumenden Stücke sind nicht jedermanns Sache. Aber wer sie mag, der kommt nicht mehr von ihnen los. Probieren Sie es einfach aus und vergleichen Sie diese Seifen doch einmal mit ihren selbst hergestellten Naturseifen.

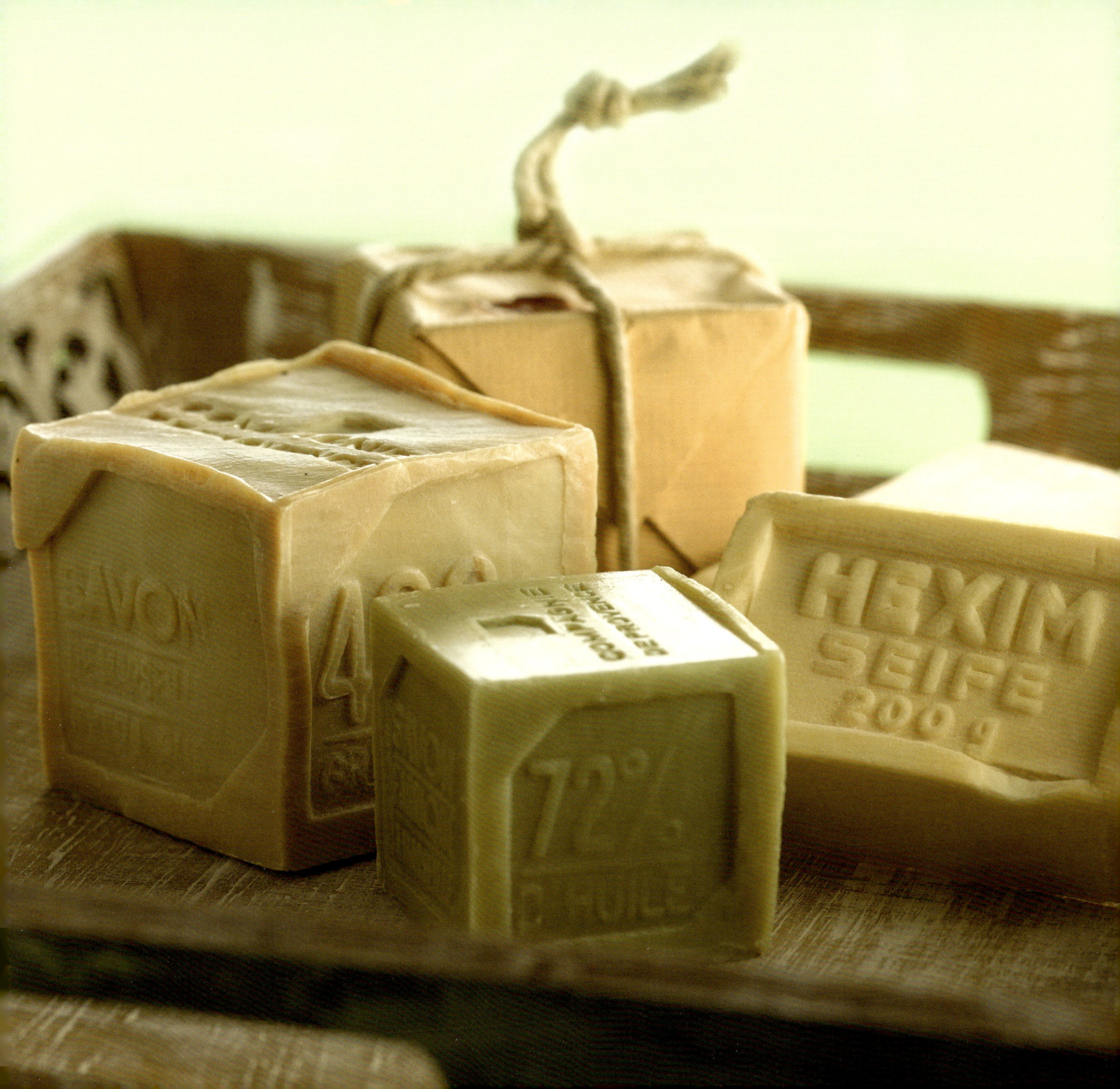
HEXIM
SEIFE
200 g
72%

Die moderne Art Seife herzustellen

Naturseife hat heute längst ihr staubiges Ökoimage verloren und die Seifenstücke müssen nicht immer nur braun sein. Mit selbst gefertigter Naturseife in herrlichen Farben und Formen, mit unwiderstehlichen Düften und einzigartigen Pflegeeigenschaften bekommt man schon morgens gute Laune im Bad.

Moderne Naturseife wird nicht mehr gekocht und ausgesalzen. Heute wird ein schonendes Kaltrührverfahren angewandt. Auf dieser Methode basieren auch die Anleitungen und Rezepte, die ich Ihnen in diesem Buch vorstelle. Wie aus dem Begriff schon deutlich wird, werden die Rohstoffe der Seife bei diesem Verfahren nur so weit erwärmt, wie nötig, also „kalt" verarbeitet.

Die Vorteile liegen auf der Hand: Die Inhaltsstoffe werden schonend behandelt und können dadurch ihre Eigenschaften weitestgehend beibehalten. Außerdem spart dieses Verfahren gegenüber dem Sieden viel Zeit und Mühe. Es ist eine unkomplizierte Methode und die Zutaten für den ersten Versuch sind überwiegend im Supermarkt erhältlich. Es ist also fürs Erste nicht nötig, dass Sie spezielle Geräte anschaffen oder viel Geld investieren.

Die kaltgerührte Naturseife besteht grob gesagt aus Ölen und Fetten, die mit einer starken Natronlauge verseift werden. Dabei wird das Rezept immer so berechnet, dass ein Teil der verwendeten Öle und Fette unverseift erhalten bleibt und somit die Seife die Haut rückfetten und pflegen kann. Dieses im fertigen Seifenstück enthaltene Überschussfett unterscheidet die moderne Naturseife von der früher hergestellten Kernseife. Die Seife wird heute überfettet. Das Augenmerk liegt also weniger auf der reinen Funktionalität der Seife, sondern vielmehr auf dem Wunsch, ein luxuriöses Mittel zur Körperpflege herzustellen.

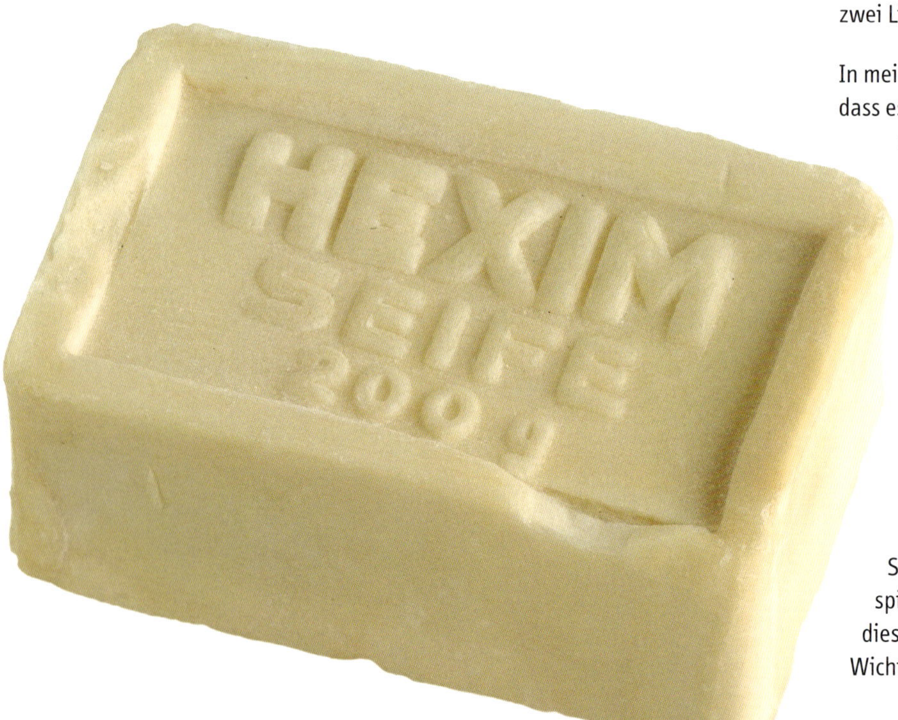

Ein Kennzeichen moderner Naturseife ist außerdem, dass beim Kaltrührverfahren das natürliche Glyzerin, welches beim Verseifungsvorgang entsteht, erhalten bleibt. Dies ist der Grund, warum Naturseife weicher ist als industriell hergestellte Seife, der das Glyzerin entzogen wird. Doch auch wenn immer wieder zu lesen ist, dass das Glyzerin in der Naturseife die Haut pflegt, ist dies leider nicht ganz richtig. Glyzerin ist wasserlöslich und wird daher beim Waschen mit weggespült.

Die Pflegewirkung der Naturseife resultiert aus den sorgsam zusammengestellten Rohstoffen. Eine pflegende Seife sollte eine Überfettung von mindestens 6 % aufweisen – nach oben sind kaum Grenzen gesetzt. Viele arbeiten gerne im Bereich von 10 %. Allerdings gilt nicht, je höher die Überfettung, desto besser die Seife. Ein Nachteil sehr stark überfetteter Seifen ist zum Beispiel, dass sie weniger schäumen und gerne die Abflussrohre verstopfen, weil sich das Fett darin ablagert. Wenn Sie also gerne sehr stark überfettete Seifen benutzen, reinigen Sie die Rohre von Zeit zu Zeit, indem Sie ein oder zwei Liter kochendes Wasser durchlaufen lassen.

In meinen Jahren als Seifensiederin bin ich zu der Überzeugung gekommen, dass es viele perfekte Seifenrezepte gibt, da jeder etwas anderes als vollkommen empfindet. Die einzig wahre Mischung, von der jeder gleichermaßen angetan ist, ist vermutlich ein Ideal, das man nicht erreichen kann. Man muss einfach selbst herausfinden, was man mag und was nicht. Daher mein Rat: Experimentieren Sie und probieren Sie die verschiedensten Rezepte aus! Genau darin besteht der Reiz dieses himmlischen Hobbys. Jeder empfindet einzelne Rezepturen anders. Es ist eine subjektive Entscheidung, ob man ein Anhänger von Milchseifen ist oder ob man fürs Gesicht lieber auf Salzseife zurückgreift. Es gibt in diesem Bereich keine pauschalen Aussagen, die auf alle Benutzer übertragbar sind. Deshalb kann man sich über bestimmte Seifensorten auch nicht streiten. Jeder findet für sich seinen heiligen Gral.

Sie können viele feine Zutaten in eine Seife einarbeiten, wie zum Beispiel verschiedene Milchsorten, Honig, Kräuter, Tee, Obst oder Seide. Ob diese Ingredienzien eine messbare Pflegewirkung haben, sei dahingestellt. Wichtig ist, dass Sie die Wirkung subjektiv auf Ihrer Haut spüren. Bei manchen Zusätzen ist es lediglich unser Kopf, der uns die Seife als besonders luxuriös empfinden lässt, bei anderen Zusätzen wird dies hingegen übereinstimmend von allen Seifenbenutzern empfunden. Wie einzelne Zutaten wirken, können Sie für sich am besten herausfinden, indem Sie seifeln, seifeln, seifeln ...

Seifesieden als Hobby

Die vielen Möglichkeiten des Kaltrührverfahrens, mit Düften, Farben und Formen zu spielen, haben aus der Seifenherstellung ein interessantes und spannendes Hobby gemacht. Wundern Sie sich nicht, wenn es schon bald zur Sucht wird und Sie beim Einkauf im Supermarkt plötzlich durch die Regalreihen flanieren und die verschiedensten Verpackungen auf ihre Form überprüfen. Sicherlich wird auch das Ölregal eine magische Anziehungskraft entwickeln und Sie werden mit Freude davor stehen, wenn Sie wieder eine neue Sorte entdeckt haben. Das Gewürzregal wird wie ein Paradies für Sie sein – und selbst bei den Backzutaten werden Sie fündig werden: Anissterne, Vanillestangen, Safran und Zuckerperlen eröffnen ganz neue Möglichkeiten für die Gestaltung und Verfeinerung Ihrer selbst gemachten Seifenstücke.

Sogar den Baumarkt werden Sie mit völlig neuen Augen betrachten, wenn Sie auf einmal in fast jedem Regal etwas Brauchbares für Ihr Hobby finden. In einer Kunststoff-Dachrinne werden Sie in Zukunft vermutlich eine Seifenblockform sehen – und der Maurerspatel ist wie gemacht, um damit Seife zu schneiden. Es wird nicht lange dauern, dann werden Sie auch die Asialäden Ihrer Umgebung abklappern und entzückt aufschreien, wenn Sie dort Reiskeimöl oder Tapiokaperlen in allen nur erdenklichen Farben finden.

Wenn Sie das Seifenfieber gepackt hat, werden Sie an nichts anderes mehr denken können. Selbst die überreifen Bananen oder Avocadofrüchte in Ihrem Obstkorb werden Ihnen kein schlechtes Gewissen mehr bereiten. Sie wandern ab jetzt einfach in die nächste Seife. Und wenn in Ihrem Einkaufszentrum ein hölzernes Schuhregal im Angebot ist, dann kann ich Ihnen nur raten: Schlagen Sie zu, denn ein besseres Seifentrockenregal werden Sie kaum finden!

Wie Sie sehen, können Sie die Welt völlig neu entdecken. Es gibt fast nichts, was man nicht zum Seifemachen gebrauchen kann. Wenn das Fieber Sie erst einmal gepackt hat, lässt es Sie nicht mehr los. Und sagen Sie hinterher nicht, ich hätte Sie nicht gewarnt.

Seifen-Tauschring

Um in den Genuss möglichst vieler verschiedener handgefertigter Naturseifen zu kommen, ohne zu Hause selbst Berge produzieren zu müssen, gründen Sie am besten mit Gleichgesinnten einen Tauschring. Sobald Sie einige Ihrer Freunde und Freundinnen mit dem Seifenvirus infiziert haben, kann es losgehen: Sammeln Sie Wünsche und Ideen, die jeder von Ihnen in einer Seife umgesetzt haben möchte. Das können bestimmte Fette sein, Farbideen, Marmorierungseffekte, Düfte oder Milchzusätze. Jeder von Ihnen stellt nun eine Seife her. Nach der angemessenen Lagerzeit von ca. 4–6 Wochen tauschen Sie die Seifen untereinander aus. So haben Sie nun von Ihrer selbst hergestellten Seife nur noch eine übersichtliche Menge, dafür können Sie ein paar andere unbekannte Sorten ausprobieren, ohne von jeder Sorte direkt eine große Menge herstellen zu müssen. Der Vorteil: Sie können problemlos austesten, welche Macharten, Milchsorten oder Seifenzusätze Ihnen am besten gefallen, und diese Sorten anschließend in der Herstellung perfektionieren.

Gut zu wissen

1. Ist Seife schlecht für die Haut?

Seife macht den Säureschutzmantel kaputt – ein weit verbreitetes Vorurteil, welches man überall lesen kann und immer wieder zu hören bekommt. Fakt ist: Seife ist nicht schlecht für die Haut. Naturseife liegt in einem pH-Wertbereich von 9–10, ist also alkalisch. Das macht der Haut nichts aus, weil sie ab einem gewissen Alter in der Lage ist, ihren eigenen pH-Wert schnell wieder herzustellen.

Durch die Seife wird erst einmal alles abgewaschen, was wir auch abwaschen wollen: Schmutz, Staub, Talg, abgestorbene Hautschuppen. Dies ist bei der Seife nicht anders als bei Duschgel oder anderen Reinigungsmitteln. Die Talgschicht der Haut erneuert sich in kurzer Zeit. Das Märchen, dass pH-neutrale Waschsubstanzen besser für die Haut seien, hält sich leider seit der cleveren Markteinführung dieser Produkte. Probieren Sie Naturseife doch einmal aus und lassen Sie sich überzeugen: Oft ist es nicht einmal mehr nötig, die trockenen Hände nach dem Waschen einzucremen.

Trotzdem gilt: Naturseife ist nichts für Babyhaut. Da ist auch die Qualität bzw. die Auswahl der Inhaltsstoffe ohne Bedeutung. Die Haut von Babys ist nicht in der Lage, ihren pH-Wert schnell genug wieder herzustellen. Eigentlich reicht für Babys reines Wasser. Wer dennoch nicht auf Pflegeprodukte verzichten möchte, greift hier besser auf die einschlägig angebotenen Babypflegeprodukte zurück – auf keinen Fall aber auf Naturseife.

2. Ist Flüssigseife nicht viel praktischer als Seifenstücke?

Flüssigseife ist keine Seife im eigentlichen Sinne. Sie besteht hauptsächlich aus Tensiden, also schäumenden Waschsubstanzen. Diese trocknen die Haut aus und haben keine rückfettenden Eigenschaften. Flüssigseife ist eigentlich nichts anderes als Duschgel.

3. Sind Seifenstücke nicht unhygienisch?

Seife ist alles andere als unhygienisch. Da sie einen relativ hohen pH-Wert hat, haben Keime kaum eine Chance, auf ihr zu wachsen. Also, keine Angst vor den Seifenstücken am Waschbeckenrand. Fürchten Sie sich eher vor verkrusteten Flüssigseifenspendern.

4. Hat Seife auch eine therapeutische Wirkung?

Nein. Seife ist Seife, nicht mehr und nicht weniger. Es ist ein Pflegeprodukt, welches von der Haut wieder abgewaschen wird. Es ist nicht in der Lage, die Haut so zu pflegen, wie es vielleicht eine Creme kann. Seife kann kein Hautbild verfeinern, sie kann keine Cellulite zum Verschwinden bringen und sie schützt auch nicht vor Akne oder Neurodermitis. Genauso wenig kann sie solche Hautkrankheiten heilen. Viele Seifenanbieter werben mit solchen Versprechen. Lassen Sie sich nicht beirren.

5. Was ist, wenn ich allergisch bin?

Gerade wenn Sie gegen viele Stoffe allergisch sind, ist dieses Hobby eine gute Gelegenheit, eigene unbedenkliche Pflegeprodukte herzustellen. Sie wissen genau, was drin ist, und können die Eigenschaften beeinflussen. Lassen Sie einfach den Duft weg, wenn Sie allergisch auf die meisten Duftstoffe reagieren. Sind Sie Nussallergiker, vermeiden Sie Nussöle in Ihren Seifen. Wer seine Kosmetika selbst herstellt, hat die beste Voraussetzung, sich wirklich etwas Gutes zu tun.

6. Warum ist Naturseife so teuer, wenn ich sie kaufe?

Der Preis von Naturseife resultiert aus der in Europa gültigen Kosmetikverordnung. Anbieter von kosmetischen Produkten – zu denen Seife zählt – müssen sich an Gesetze halten, die zum Teil sehr hohe Kosten verursachen. So erklärt es sich, dass ein Stück handgefertigte Naturseife selbstverständlich teurer ist als ein industriell in Massenproduktion gefertigtes Stück oder ein Stück Seife aus Asien. Schon von daher ist dieses Hobby reinstes Gold wert.

7. Muss ich viel Geld investieren für dieses Hobby?

Im Prinzip erst einmal nicht. Aber es kommt natürlich auch darauf an, wie sich Ihr Hobby entwickelt. Im Grunde genommen halten sich die Kosten in Grenzen, wenn man Seife für den Eigengebrauch herstellt und ab und an einen Block fertigt. Die meisten Fette sind im Supermarkt erhältlich, ein paar Düfte sind erschwinglich. Sollten Sie der Seifensucht verfallen und in kürzester Zeit in die Garage umziehen müssen, weil Ihnen die heimische Küche zu klein wird, dann ändert sich die Situation natürlich. Aber vielleicht können Sie Ihre Seife bei Freunden und Bekannten gegen Rohstoffe tauschen. Gibst du mir einen Liter Olivenöl, bekommst du von mir zwei Stücke Seife. Verkaufen dürfen Sie Ihre Seife nicht, da diese Tätigkeit der Kosmetikverordnung unterliegt. Aber gegen ein Tauschgeschäft im Freundeskreis ist nichts einzuwenden.

8. In Seifenläden gibt es oft lustige, transparente Seifenstücke zu kaufen. Kann ich diese auch selber machen?

Natürlich. Es handelt sich hierbei um Glyzerinseifen. Die Grundmasse dafür kann man entweder selbst herstellen, indem selbst gefertigte Naturseife in einem aufwendigen Verfahren mithilfe von Alkohol und Glyzerin „entfärbt“ wird, bis daraus Transparentseife entsteht. Oder Sie können zum Beispiel in Bastelgeschäften Transparentseifenmasse in kleinen Töpfen kaufen und zu Hause einschmelzen, färben und beduften.

Ich selbst würde diese Bastelseifen allerdings nicht empfehlen, da es sich hier nicht um Seife im eigentlichen Sinn handelt, sondern um eine Tensidmischung. Man könnte Transparentseifen daher auch als festes Duschgel bezeichnen. Sie sind nicht überfettet und einfach nur hübsch anzuschauen. Pflegende Substanzen beinhalten sie in den meisten Fällen nicht. Wenn es allerdings mehr um die Originalität und Optik geht als um die Pflegewirkung, dann kann man selbstverständlich mit diesen Produkten gut arbeiten. Mittlerweile gibt es aber auch viele Shops im Internet, die Transparentseifenmasse mit verträglicheren Inhaltsstoffen anbieten.

Das Schöne an der Seifenherstellung mit dieser Art Seifenmasse ist, dass sie sich auch für Kinder sehr gut eignet. Anders als beim Anfertigen der Naturseife wird nicht mit gefährlichen Substanzen wie Natriumhydroxid gearbeitet, sodass die Kleinen in das Hobby miteinbezogen werden können.

9. Ich trau mich einfach nicht!

Sie sind eher der Typ, der erst einmal anderen über die Schulter schauen möchte, bevor er sich an den Seifentopf wagt? Fragen Sie in den Volkshochschulen in Ihrer Umgebung nach, ob dort Seifenkurse angeboten werden. Wenn Sie auf diesem Wege keine Mitstreiter finden, loggen Sie sich in die einschlägigen Foren im Internet ein. Hier finden Sie jede Menge Hobbyseifensiederinnen. Ich bin sicher, dass auch bei Ihnen um die Ecke eine Seifensiederin wohnt. Die Seifensiedergemeinde ist ein kontaktfreudiges Völkchen, es findet sich mit Sicherheit jemand, mit dem Sie einen Seifennachmittag verbringen können.

10. Hilfe, ich sitze auf einem Seifenberg!

Sie haben zu viel Seife, weil Sie einfach zu viele Ideen haben und diese immer sofort umsetzen möchten? Wie schon beschrieben, freuen sich Ihre Bekannten und Verwandten bestimmt über ein paar dieser kleinen Luxusstücke. Eine andere Lösung ist das Reduzieren der Seifenmenge bei der Herstellung. Stellen Sie immer nur kleine Chargen her. Wenn Sie eine grammgenaue Waage haben, spricht nichts dagegen, mit einer Fettmenge von 500 g zu arbeiten. So hält sich die Seifenflut in Grenzen.

Ansonsten gilt ganz einfach: Verbrauchen Sie Ihre Seife! Seife ist nicht nur zum Händewaschen da, sondern auch ein toller Ersatz für Duschgel. Putzen Sie Ihre Holzböden mit Seife, schrubben Sie die Edelstahlspüle damit, raspeln Sie Ihre Seife und fertigen Sie damit ein Milchbadepulver an. Auch Duschsmoothies und Peelings lassen sich mit Seifenraspeln leicht herstellen. Rezepte dafür finden Sie zum Beispiel im Internet. Im Kapitel „Weitere nützliche Links“ auf Seite 107 habe ich ein paar interessante Adressen für Sie zusammengestellt.

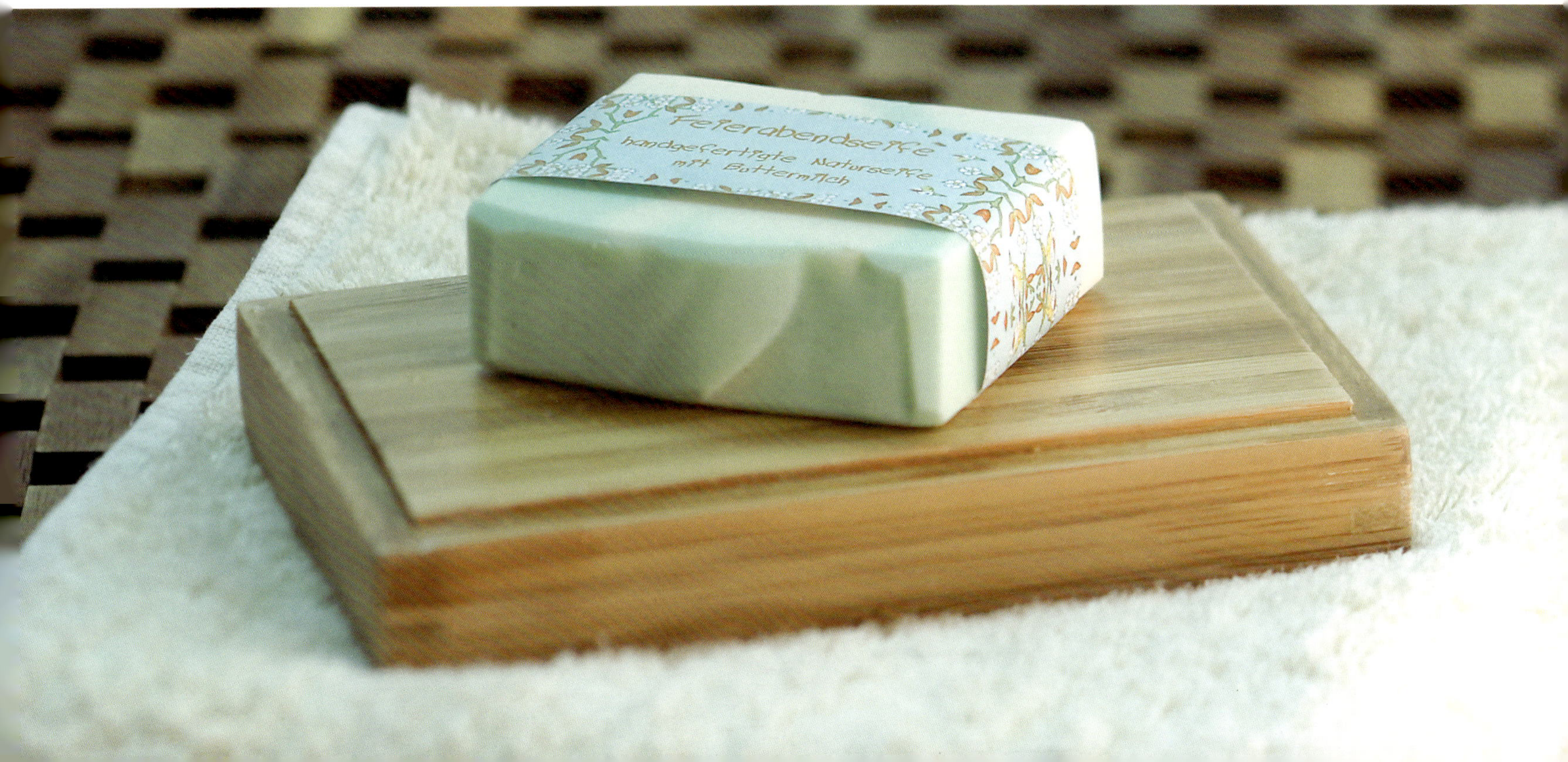

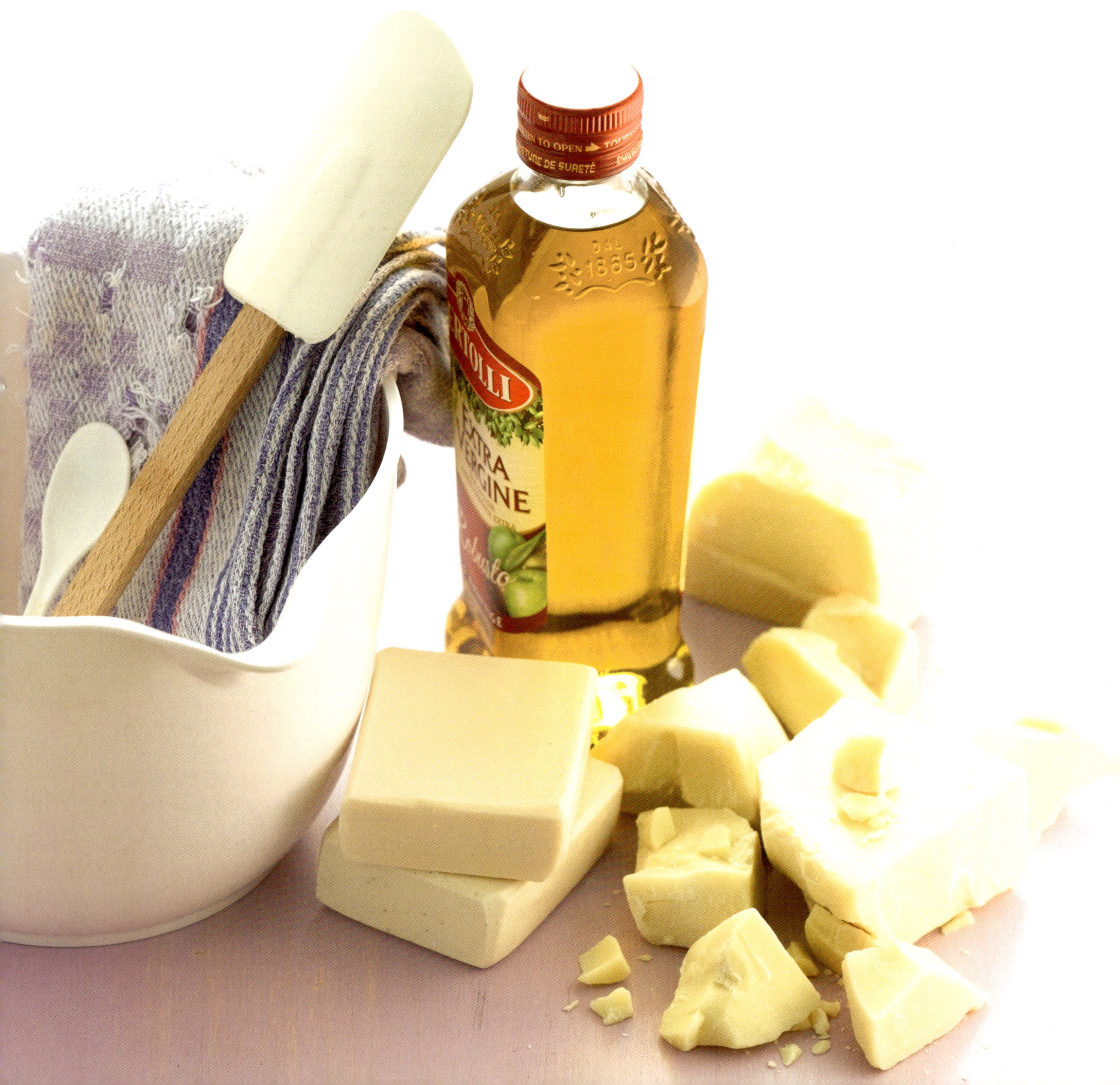
DAL 1865
EXTRA VERGINE

Grundlagen

Bevor ich beginne, die eigentliche Herstellung von Naturseife zu erklären, sollten Sie zuerst etwas über die Grundbegriffe, Hilfsmittel und Zutaten erfahren. Ob Seife am Stiel oder Küsschentest, Gelphase oder Seifenleim – im Jargon der Seifensieder gibt es einige Fachbegriffe, die Sie kennen sollten. Da beim Kaltrührverfahren mit Natriumhydroxid, einem ätzenden Gefahrstoff, gearbeitet wird, sollten Sie auch den Punkt zu den Sicherheitshinweisen auf Seite 17 aufmerksam lesen. Danach können Sie dann ganz in die Welt der Farben und Düfte eintauchen und sich in Gedanken dem Genuss hingeben. Seife ist etwas Sinnliches – das kann man schon beim Lesen der Zutaten, Duftstoffe und Zusätze erleben.

Grundbegriffe

Natriumhydroxid

Hierbei handelt es sich um einen weißen, kristallinen Feststoff (Gefahrstoff: ätzend!). Seine chemische Formel lautet NaOH. Diese Formel wird auch als Abkürzung in meinen Rezepten verwendet. NaOH löst sich mit Wasser zur stark alkalisch reagierenden Natronlauge auf. Es ist ein stark hygroskopischer Stoff, das heißt, er bindet schnell Wasser aus der Luft. Daher sollten Sie NaOH immer fest verschlossen lagern und darauf achten, dass es möglichst wenig mit Sauerstoff in Kontakt kommt. Wenn sich das NaOH zu stark mit Wasser verbindet, verliert es an Wirkkraft und irgendwann können Sie damit keine Seife mehr herstellen. Beachten Sie beim Umgang mit NaOH außerdem unbedingt die Sicherheitsregeln auf Seite 17!

NaOH als Pulver kann man kaum noch kaufen, weil die Staubgefahr zu groß ist. Üblich sind heute Mikroperlen oder Pellets. NaOH ist zum Beispiel ein wesentlicher Bestandteil von Abflussreinigern. Andere Namen, unter denen die Chemikalie bekannt ist, sind Ätznatron, Ätzsoda, kaustisches Soda, Natriumoxidhydrat, Natronhydrat oder Seifenstein. In wässriger Lösung wird es als Natronlauge bezeichnet.

Titandioxid

Titandioxid ist ein weißes Pigment. Es hat das höchste Deckvermögen aller weißen Pigmente und ein hervorragendes Aufhellungsvermögen. Es ist sowohl thermisch als auch chemisch stabil und – was für die Naturseife mindestens ebenso wichtig ist – ungiftig. So wird es unter der Kennzeichnung E 171 als Lebensmittelzusatzstoff verwendet und ist beispielsweise in Zahnpasta und Hustenbonbons anzutreffen. Auch in der Ölmalerei findet es teilweise Verwendung. Sie werden es in vielen Rezepten, in denen Seife eingefärbt wird oder schlicht einen schönen hellen Farbton haben soll, als Zusatzstoff finden. Sie können es aber auch einfach weglassen. Die Seife wird sich dadurch in ihren Eigenschaften nicht verändern.

Dispergieren

Manche Ingredienzien, die als Zusatzstoffe der Seife zugegeben werden, sind nicht löslich. Dazu zählen zum Beispiel Titandioxid und medizinische Pflanzenkohle. Diese Farbpigmente müssen Sie, um sie für die Seife nutzen zu können, vor dem Einsatz mit Öl oder einer anderen Flüssigkeit dispergieren, das heißt einweichen. Dazu werden sie mit etwas Öl oder Flüssigkeit vermischt, damit sie keine Farbpünktchen in der fertigen Seife bilden. Auch die verschiedenen Tonerden und Lavaerde sollten dispergiert werden.

Überfettung (ÜF)

Fertige Naturseife enthält immer einen bestimmten Anteil an Fett, der nicht verseift wird. Dadurch kann die Seife die Haut pflegen und rückfetten. Die Größe dieses Fettanteils wird durch den sogenannten Überfettungsgrad festgelegt. Für eine pflegende Seife wähle ich gerne einen Überfettungsgrad von ca. 7–10 %, je nach Anwendung der Seife. Die Überfettung wird mithilfe der Verseifungszahlen der verwendeten Öle und Fette berechnet (siehe hierzu Seite 26/27). Jedes Fett hat einen spezifischen Wert. Sie finden daher ab Seite 102 eine Liste verschiedener Öle und Fette und ihrer Verseifungszahl.

Seifenleim

Nachdem Sie beim Anfertigen der Seife die Lauge zu den geschmolzenen Fetten gegeben haben, entsteht eine gelbliche, dickflüssige Masse – der Seifenleim. Er wird auch Seifenbrei oder Rohseife genannt. Bei dieser Masse ist nach wie vor Vorsicht geboten. Der Seifenleim ist noch sehr scharf und brennt auf der Haut. Wenn Sie ein paar Spritzer abgekommen, die Haut am besten gleich mit viel Wasser abspülen.

Gelphase

Ihre Seife wird im Zuge des Verseifungsprozesses – wenn sie will – eine Gelphase durchleben. Sie erkennen dies daran, dass der frisch in die Form gegebene Seifenleim nach einiger Zeit sehr warm wird und ein vaselineartiges Stadium erreicht. Er verflüssigt sich fast. Diese Gelphase können wir unterstützen, indem wir die Seife isolieren (siehe nächster Punkt). Die Gelphase tritt meist bei Seifen in Blockformen auf, da die Seife dort eine bessere Voraussetzung hat, um Wärme zu entwickeln. In Einzelförmchen ist es schwieriger, eine Gelphase herbeizuführen.

Eine Gelphase ist nicht zwingend notwendig, damit Ihre Seife gelingt. Für manche Zusätze, wie zum Beispiel Farbstoffe (vor allem Pflanzenfarben), ist sie allerdings wichtig, damit überhaupt ein Farbergebnis erzielt wird. Ansonsten hat die Gelphase den Effekt, dass die Seife schneller fest wird sowie weniger schmierig und dadurch ergiebiger ist.

Isolieren

Eine Seife zu „isolieren“ bedeutet, dass die Seifenform einpackt und warm gehalten wird, um damit eine Gelphase zu erzwingen. Im Seifensiederjargon spricht man auch davon, die Seife „schlafen zu legen“. Es reicht, die Form in eine alte Decke oder in alte Handtücher einzuwickeln. Bei Stapelchipsdosen ist dies meist nicht notwendig, da durch den Plastiküberzug im Inneren schon eine Isolierung stattfindet. Eine große Holzblockform kann man auch mit einem großen Müllbeutel überziehen, um sie zu isolieren. Eine Alternative ist bei kleineren Formen die Backofenmethode: Erzwingen Sie die Gelphase einfach, indem Sie die Seife für kurze Zeit bei etwa 50 °C in den Backofen schieben.

Wenn man eine Seife isoliert, sollte man ab und zu nachschauen, ob sie nicht zu heiß wird, denn dann kann sich der Seifenleim trennen. Wenn also die Form zu heiß ist, um sie mit bloßen Händen noch anfassen zu können, sollte man sie sofort wieder auspacken. Meist reicht es völlig aus, die Gelphase „anzuschubsen“. Wenn sie einmal in Gang ist, wird sie sich weiter ausbreiten. Meist findet sie übrigens nur im Inneren der Seife statt und erreicht nicht die äußeren Ecken. Dies sieht man an einem etwas dunkleren Kern in der Mitte der Seifenstücke. Manchmal ist jedoch mit keiner Decke der Welt eine Gelphase herbeizuführen. Verzweifeln Sie nicht daran: Die Seife gelingt auch ohne zu gelen.

Sodaasche

Sodaasche ist ein weißer, pulverförmiger Belag, der sich auf der Seifenoberfläche absetzt. Sie bildet sich auf der Seife, wenn die Verseifung noch nicht abgeschlossen ist und die noch nicht fertige Seife zu früh mit Sauerstoff in Verbindung kommt. Seifen ohne Gelphase neigen eher zur Sodaaschenbildung. Sodaasche ist ein rein optisches Problem. Wie Sie dennoch Abhilfe schaffen können, erfahren Sie im Kapitel „Troubleshooting“ ab Seite 36.

Seife am Stiel

Manchmal kommt es nach der Zugabe des Parfümöls dazu, dass der Seifenleim beim Rühren mit dem Stabmixer im Topf erstarrt und sich der Mixer kaum noch herausnehmen lässt. Im Seifensiederjargon spricht man dann von „Seife am Stiel“. Wie dieses Phänomen entsteht und wie Sie Ihre Seife evtl. dennoch retten können, erfahren Sie im Kapitel „Troubleshooting“ ab Seite 36.

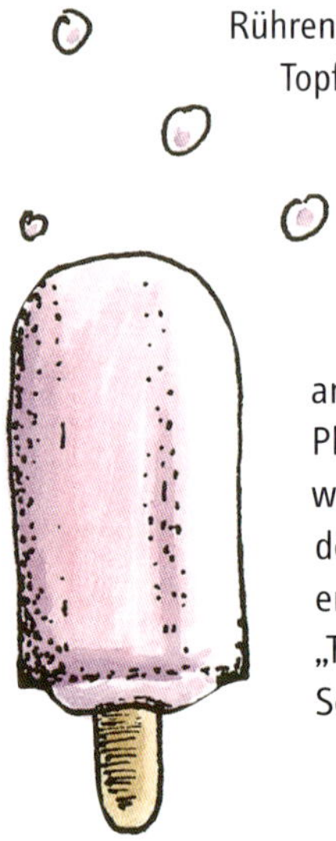

Küsschentest

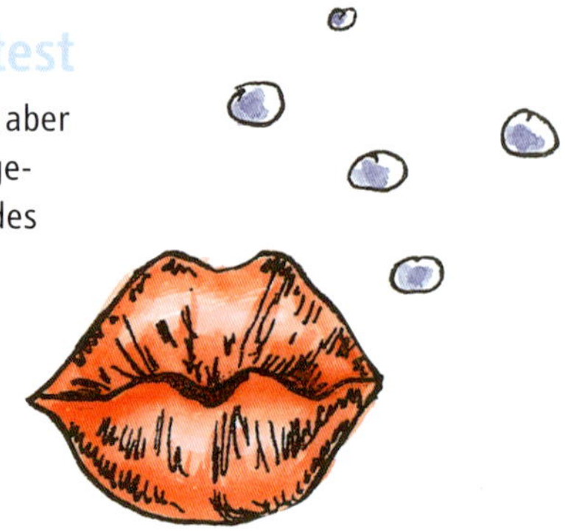

Klingt schön, ist aber nicht immer angenehm: Mithilfe des Küsschentests kann man einerseits überprüfen, ob die Verseifung abgeschlossen ist, andererseits kann man damit herausfinden, ob Flüssigkeiten, die der Seife entweichen oder in ihr zum Vorschein kommen, NaOH enthalten bzw. unbedenklich sind.

Beim Küsschentest wird die Substanz der Seife bzw. der Flüssigkeit mit der Zungenspitze getestet. Dazu wird die Zunge entweder direkt an die Seife gehalten (das sieht dann aus wie ein Kuss, daher der Name) oder wir nehmen etwas von der Seife mit der Fingerspitze auf und lecken vorsichtig daran. Schmeckt es einfach nur widerlich, parfümig oder seifig, ist es Seife. Brizzelt und brennt es auf der Zunge, dann haben Sie etwas NaOH-haltiges erwischt. Entweder ist die Seife also noch nicht fertig oder die Flüssigkeit enthält NaOH. Alternativ kann man den Test mit einem pH-Teststreifen durchführen.

Sicherheitshinweise

Seife wird aus Fetten und Lauge hergestellt. Während des Herstellungsprozesses werden die Fette mithilfe einer starken Natronlauge verseift. Sie arbeiten also mit einer Chemikalie, mit Natriumhydroxid. Im weiteren Verlauf des Buches spreche ich abgekürzt von NaOH.

NaOH ist ein Gefahrstoff und stark ätzend. In Verbindung mit Flüssigkeit entsteht die Natronlauge, die wir für das Verseifen der Fette benötigen. Für das Anrühren der Lauge gibt es Sicherheitsregeln, die unbedingt einzuhalten sind.

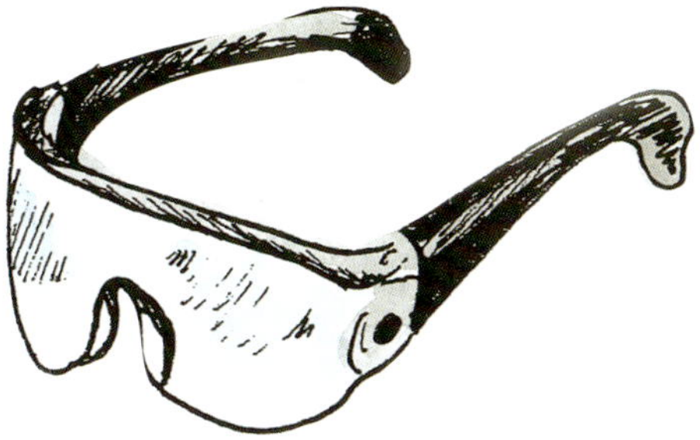

! Arbeiten Sie immer mit einer Schutzbrille

! Arbeiten Sie immer mit Schutzhandschuhen

! Arbeiten Sie nur in Schutz- bzw. Arbeitskleidung

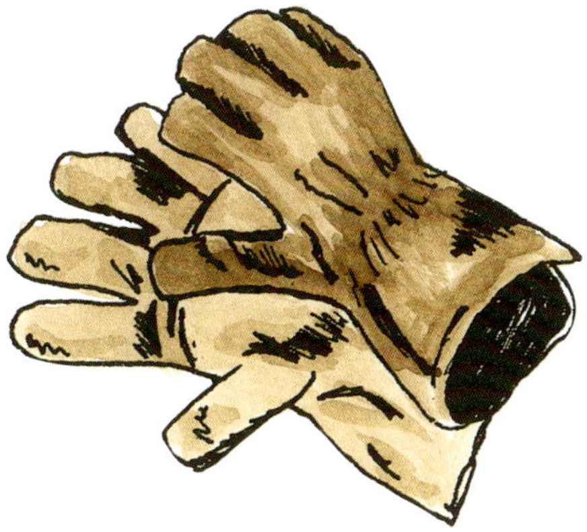

! Kinder und Haustiere haben während Ihrer Arbeit in der Küche nichts zu suchen

! Sorgen Sie stets für Frischluftzufuhr

! Lassen Sie die fertig angerührte Lauge niemals ungekennzeichnet stehen

! Der NaOH-Behälter darf niemals ungekennzeichnet in der Küche stehen. Von Kindern fern halten, bei Verschlucken droht Lebensgefahr.

Sollte Lauge auf die Haut spritzen, spülen Sie diese sofort und lange mit viel kaltem Wasser ab. Oft wird die Neutralisierung mithilfe von Essig empfohlen. Das kann bei Lauge auf dem Arbeitsplatz sinnvoll sein, auf der Haut bereitet der Essig in Verbindung mit einer verätzten Hautstelle jedoch nur Schmerzen. Hier reicht es, mit viel Wasser nachzuspülen. Bei Kontakt mit großen Mengen sollten Sie unbedingt einen Arzt aufsuchen. Bei Augenkontakt das Auge ebenfalls mit viel Wasser ausspülen und sofort den Arzt aufsuchen. Bei Verschlucken sofort den Notarzt verständigen, hier kann Lebensgefahr drohen!

Rühren Sie die Lauge nicht in einem alten Marmeladenglas an. Die Natronlauge ist stark ätzend und greift jedes Glas an – es sei denn, es handelt sich um ein spezielles Sicherheitsglas. Wenn Sie kein Laborglas zur Hand haben, benutzen Sie am besten ein altes Plastikgefäß und stellen dieses zum Anrühren der Lauge in die Spüle. So kann die Lauge sicher abfließen, wenn das Gefäß Risse bekommen sollte. Die Anschaffung eines Becherglases aus Sicherheitsglas ist jedoch nicht sehr teuer. Und damit sind Sie eigentlich immer auf der sicheren Seite.

Beim Anrühren der Lauge können außerdem Dämpfe entstehen. Sie sollten daher am besten unter der Dunstabzugshaube, am offenen Fenster oder im Freien arbeiten – so vermeiden Sie das Einatmen dieser Dämpfe. Um der Entstehung der Dämpfe entgegenzuwirken, empfehle ich außerdem das Arbeiten mit Eiswürfeln. Näheres hierzu erläutere ich Ihnen beim Grundrezept ab Seite 29.

In meinen Kursen empfehle immer, mit Respekt vor NaOH zu arbeiten. Haben Sie Respekt, keine Angst – solange Sie verantwortungsvoll mit dieser Chemikalie umgehen und die Sicherheitsregeln beachten, werden Sie sicher Spaß an der Seifenherstellung haben. Sollten Sie dennoch Bedenken haben, bietet sich vielleicht die Teilnahme an einem Seifenkurs an der Volkshochschule an. Diese werden in einigen Städten angeboten – und sie sind ideal, um in dieses Hobby reinzuschnuppern, wenn man sich den ersten Versuch nicht allein zutraut.

Hilfsmittel

Richten Sie vor Beginn alle Arbeitsutensilien, Gerätschaften und Zutaten zusammen. Während der Herstellung ist keine Zeit, um noch schnell ein paar Kleinigkeiten zusammenzusuchen. Denken Sie daran: Eine gute Vorbereitung ist die halbe Seife.

Schutzbrille

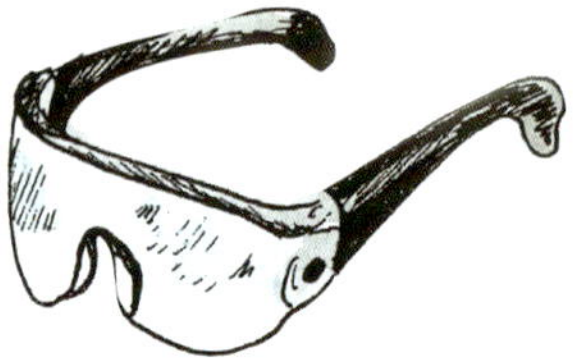

Sie ist das wichtigste Arbeitsutensil. Arbeiten ohne Schutzbrille ist verantwortungslos und gefährlich. Preiswerte Schutzbrillen gibt es in jedem Baumarkt. Behalten Sie sie auf, bis die Seife in der Form ist. Denn auch der Seifenleim ist noch ätzend.

Schutzhandschuhe

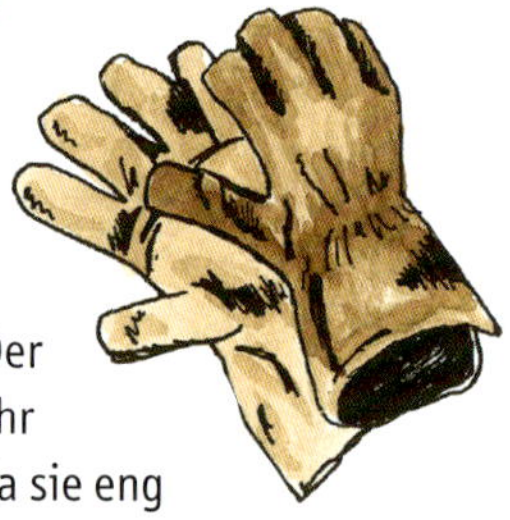

Ein Paar Haushaltshandschuhe reichen völlig aus. Wer will, kann Latex-Einmalhandschuhe benutzen. Der Vorteil hier: Man hat mehr Gefühl in den Händen, da sie eng anliegen und sich den Fingern besser anpassen.

Stabmixer

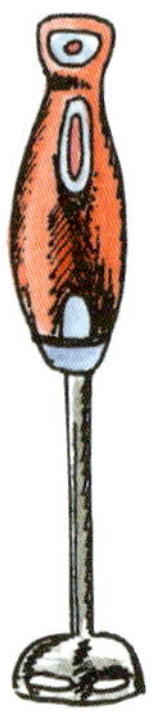

Das Arbeiten mit einem Stabmixer erspart Ihnen stundenlanges Rühren mit dem Kochlöffel. Achten Sie darauf, dass der Fuß – sollte er nicht aus Kunststoff sein – aus Edelstahl ist. Alle anderen Metalle reagieren mit der Seife und umgekehrt. Steht in der Artikelbeschreibung nur „Fuß aus Metall" können Sie davon ausgehen, dass es sich nicht um Edelstahl handelt. Sehr praktisch sind Stabmixer, deren Fuß abnehmbar und somit gut in der Spülmaschine zu reinigen ist.

Tipp: Schauen Sie sich auf dem Flohmarkt um, ein preiswerter ausrangierter Stabmixer reicht aus.

Der Topf

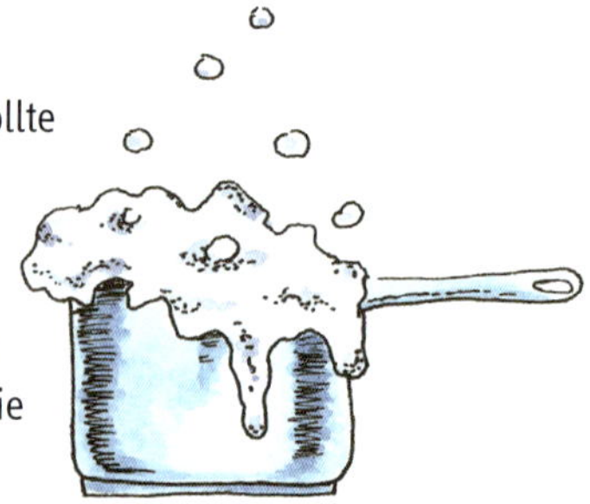

Der Seifentopf sollte aus Email oder Edelstahl sein. Andere Metallarten sind ungeeignet, da die Lauge und auch die Seifenmasse damit reagieren. Sowohl der Topf wird Schaden nehmen als auch Ihre Seife. Ein ausrangierter Topf vom Dachboden oder Flohmarkt reicht völlig aus. Er sollte ungefähr 2,5 Liter fassen. Nehmen Sie weder einen zu kleinen, noch einen zu großen oder einen sehr flachen Topf, da Sie in der Seifenmasse mit einem Stabmixer arbeiten und die Spritzgefahr sonst zu groß ist.

Gefäß zum Anrühren der Lauge

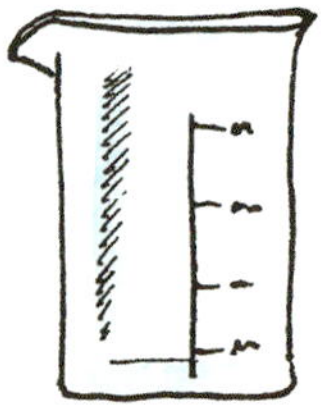

Hier ist ein Plastikgefäß dienlich, welches unbedingt hitzebeständig sein muss. Bei der Herstellung der Lauge kann es zu großer Hitzeentwicklung kommen. Achten Sie deshalb auf entsprechendes Material. Ein ausrangierter Messbecher oder eine kleine Rührschüssel leisten gute Dienste. Testen Sie jedoch zuvor mit kochendem Wasser, ob das Material die Hitze aushält.

Arbeiten Sie beim Anrühren der Lauge außerdem immer in der Spüle, damit bei einer Beschädigung des Gefäßes kein Schaden angerichtet werden kann. Denn so kann die Lauge im Zweifelsfalle im Abfluss verschwinden. Wer dieses Hobby auf die Dauer ausüben möchte, für den lohnt sich die Anschaffung eines Becherglases aus Laborglas.

Gefäß zum Abwiegen des Natriumhydroxids

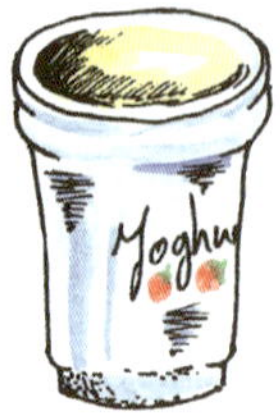

Hierzu reicht eine ausrangierte Frischhaltedose oder ein alter Joghurtbecher aus.

Teigschaber

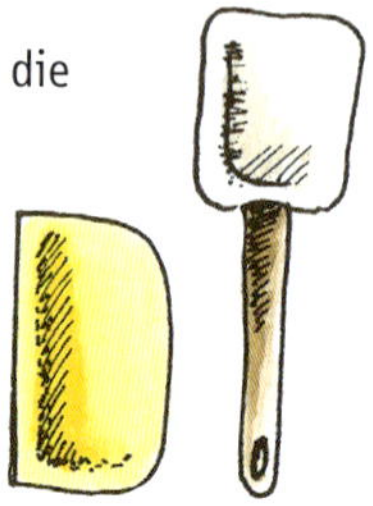

Ein Teigschaber ist hilfreich, um die Seifenreste aus dem Topf in die Form zu überführen. Sie verschwenden so keine Seifenmasse und haben weniger Reste im Topf, die Sie mühsam abspülen müssen.

Waage

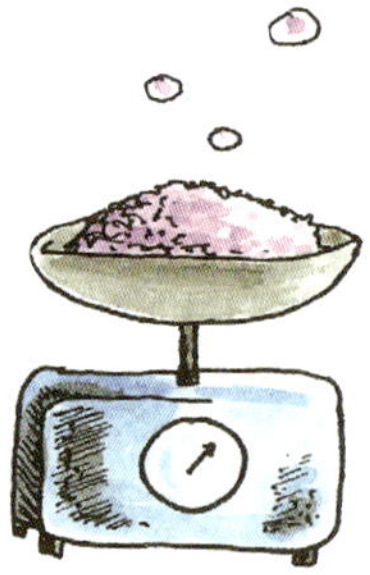

Eine grammgenaue digitale Küchenwaage ist zum Abwiegen des Natriumhydroxids unabdingbar. Sie müssen so präzise wie möglich arbeiten, daher wäre eine analoge Küchenwaage schlicht nicht genau genug und würde zu Wiegefehlern führen, die den errechneten Überfettungsgrad verfälschen. Auch eine Taschenfeinwaage kann bei kleinen Mengen von Vorteil sein.

Küchenrollen

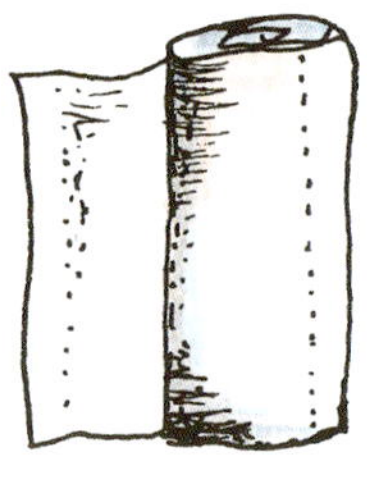

Mit Küchenpapier wischen Sie den Seifentopf aus, bevor Sie ihn spülen. Rohseife ist sehr fettig, je mehr Sie davon vor dem Spülgang entfernen, desto weniger kann in Ihren Abflussrohren kleben bleiben oder die Gänge der Spülmaschine verstopfen.

Gerätschaften zum Anrühren der Farbpigmente

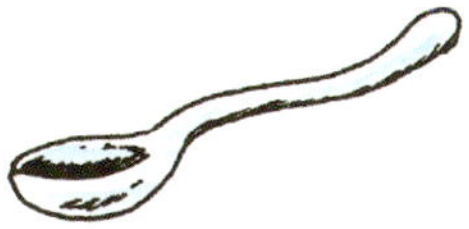

Hier können Sie mit Joghurtbechern arbeiten. Außerdem benötigen Sie ein paar alte Löffel, zum Beispiel alte Eierlöffel, die nicht mehr in der Küchenschublade gebraucht werden. Hilfreich ist außerdem eine Kunststoffpipette. Mit dieser können Sie die angerührten Farbstoffe aufnehmen und nach und nach sauber in den Seifenleim dosieren.

Rührschüsseln

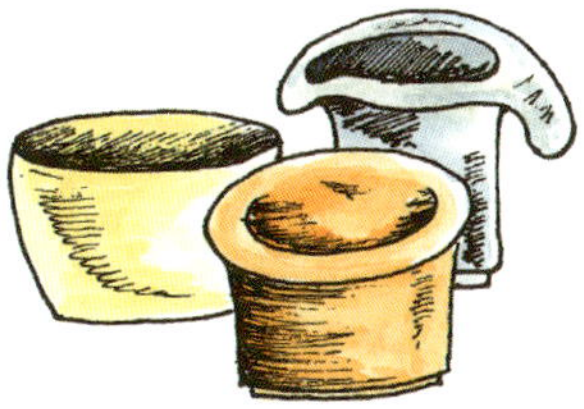

Wenn Sie eine Seife mit mehreren Farben herstellen wollen, brauchen Sie zum Teilen der Seifenmasse kleine Plastik- oder Edelstahlschüsseln. Preiswerte Schüsselsets gibt es in vielen Haushaltsläden.

Alte Handtücher bzw. Decke

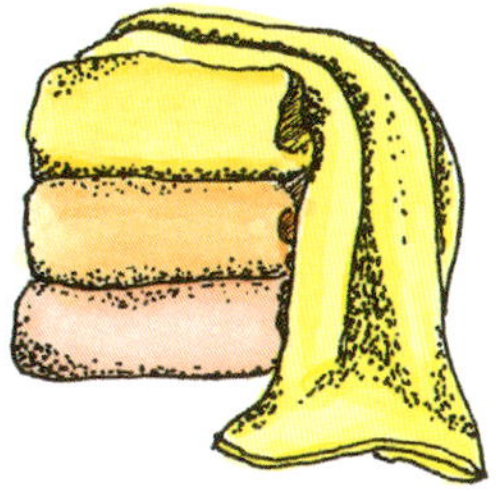

Um die Seife nach dem Einformen zu isolieren, ist eine alte Decke nützlich. Handtücher mit Löchern, die schon immer ausrangiert werden wollten, leisten hier auch gute Dienste.

Formen

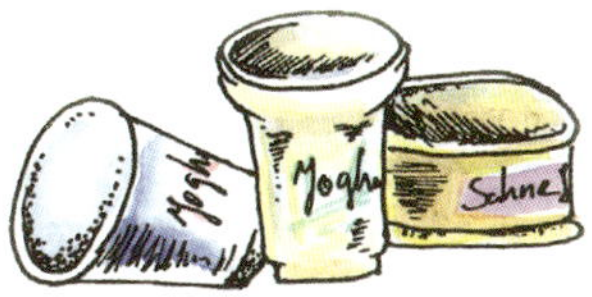

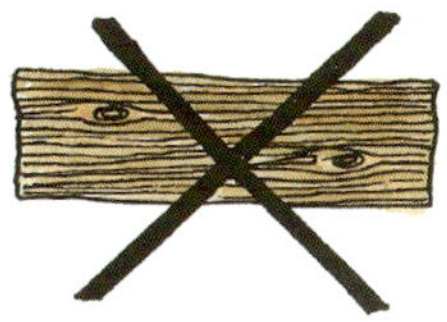

Am Anfang reichen gereinigte Dosen von Eisgroßpackungen, Stapelchipsdosen, ausrangierte Frischhaltedosen etc. aus. Wichtig ist, dass es sich weder um Metall- noch um unbeschichtete Holzformen handelt. Rohseife greift das Holz an, das Metallproblem habe ich bereits in diesem Buch erwähnt. Stapelchipsdosen haben zwar innen eine Aluschicht, diese ist aber mit einer Plastikfolie überzogen, sodass Sie ohne Gefahr den Seifenleim einfüllen können.

Im Bastelfachhandel, aber auch in einschlägigen Zubehörshops im Internet finden Sie eine reichliche Auswahl an speziellen Seifenformen. Sowohl Einzelförmchen als auch Holzblockformen (entweder mit Folie auszulegen oder aus beschichtetem Holz hergestellt) sind zu haben. Auch Dividorformen, in denen der Seifenbrei mit Scheidewänden schon geteilt wird, sodass die fertige Seife anschließend nicht mehr geschnitten werden muss, kann man erwerben. Sie werden diese Formen später in den Anleitungsfotos sehen. In den von mir aufgelisteten Links im Kapitel „Weitere nützliche Links" (Seite 107) gibt es auch eine Anleitung zum Selberbauen einer Holzblockform, wie Sie sie auf den Schrittbildern einiger Seifenrezepte sehen können. Diese Blockform fasst Seifenmasse hergestellt aus 1600 g Fettmenge. Daraus gewinnen Sie ca. 18 Seifenstücke à 100 g.

Seifenstempel

In einigen der Rezeptideen sehen Sie die Benutzung von Seifenstempeln. Ich benutze dafür von Seifensiederkolleginnen selbst hergestellte Stempel aus Fimo®. Mit geschickten Fingern können Sie solche Stempel selbst anfertigen. Andere, die so ungeschickt sind wie ich, können Seifenstempel auch fertig kaufen (siehe Kapitel „Bezugsquellen" ab Seite 106). Alternativ kann auch jedes andere Utensil als Stempel dienen: Haarspangen, Keksausstecher, Weihnachtsbaumschmuck oder Legosteine. Auch in Ihrem Haushalt gibt es mit Sicherheit einen Seifenstempel, den Sie nur noch nie wahrgenommen haben.

Besonders schön sieht es aus, wenn Sie die Stempelmotive farblich hervorheben. Verwenden Sie dazu zum Beispiel Micapulver. Das sind glitzernde Farbpigmentpulver, auch Perlglanzpigmente genannt. Meistens ist dieses Pulver silber- oder goldfarben, es gibt es aber auch in vielen anderen Farben. Micapulver wird eigentlich zur Herstellung dekorativer Kosmetik verwendet.

Hinweis: Die Stempel der in diesem Buch gezeigten Motive wurden, bis auf das Motiv von Seite 50-53, von Sabine Bradatsch gefertigt.

Die Zutaten

Die Menge und Art der Zutaten richtet sich nach dem jeweiligen Rezept. Im Kapitel „Rezepte und Gestaltungsideen“ finden Sie ab Seite 40 verschiedenste Rezepturen. Danach richtet sich Ihr Einkaufszettel. Die meisten Fette und Öle sind im Supermarkt erhältlich, NaOH können Sie über verschiedene Internetshops beziehen oder in der Apotheke Ihres Vertrauens. Verlangen Sie NaOH technischer Qualität, dieses unterscheidet sich preislich erheblich von NaOH analytischer Qualität und ist völlig ausreichend für die Seifenherstellung. Vergleichen Sie auch die Preise, indem Sie mehrere Apotheken telefonisch anfragen. Das kann durchaus lohnend sein.

Besondere oder ausgefallenere Fette und Öle sind nur in wenigen Supermärkten erhältlich. Reiskeimöl und Mandelöl zum Beispiel finden Sie überwiegend in Asialäden. Viele exotische Öle sind in Bioläden vorrätig. Babassuöl, Jojobaöl sowie Shea- und Kakaobutter hingegen findet man meist nur im Internet. Hier gibt es viele Anbieter, die sich auf Seifensiederzubehör und -rohstoffe spezialisiert haben. Dort sind auch Kosmetikpigmente, Duftöle und viele andere Zusatzstoffe und Gerätschaften erhältlich (siehe auch Kapitel „Bezugsquellen“ ab Seite 106).

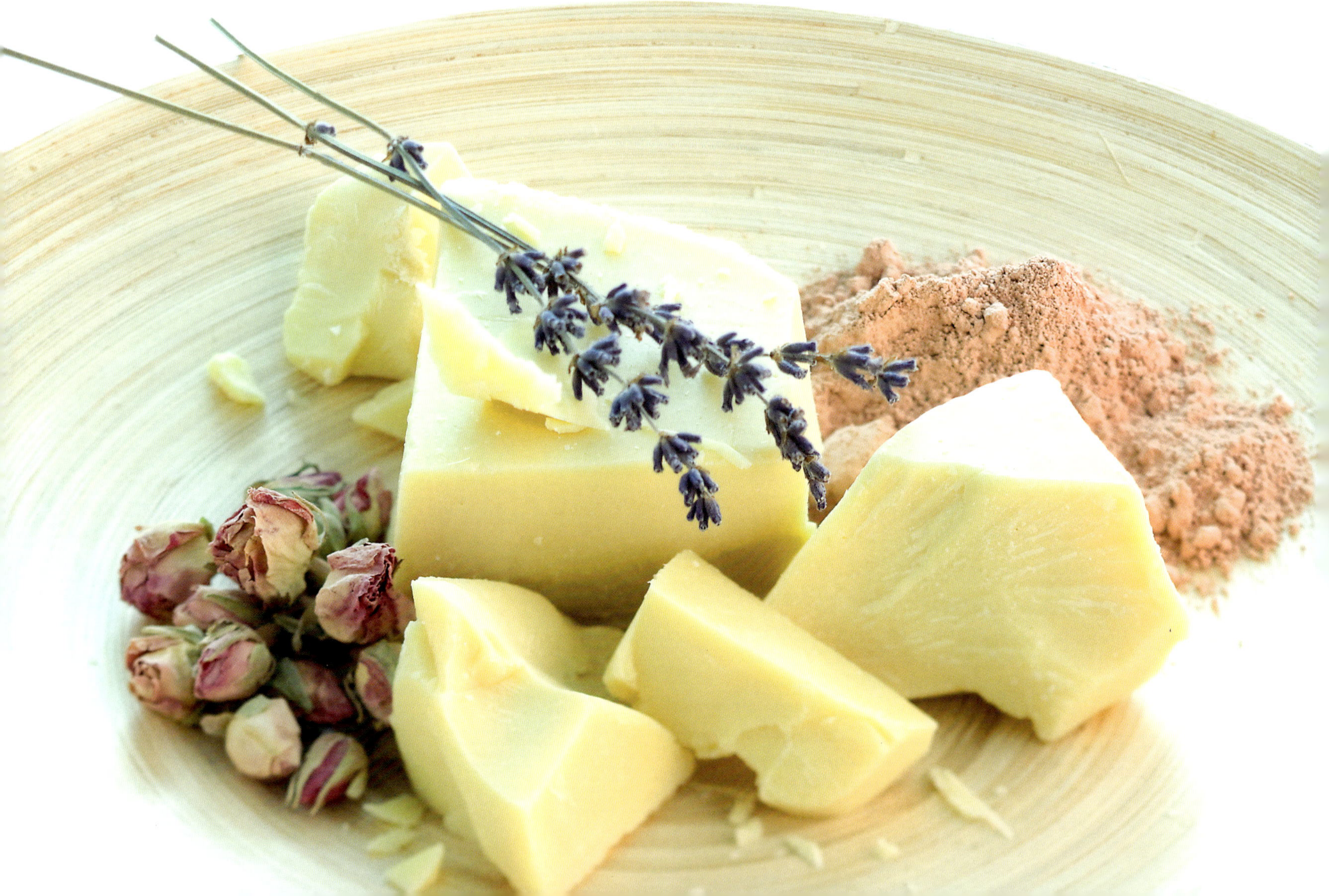

Die wichtigsten Öle und Fette

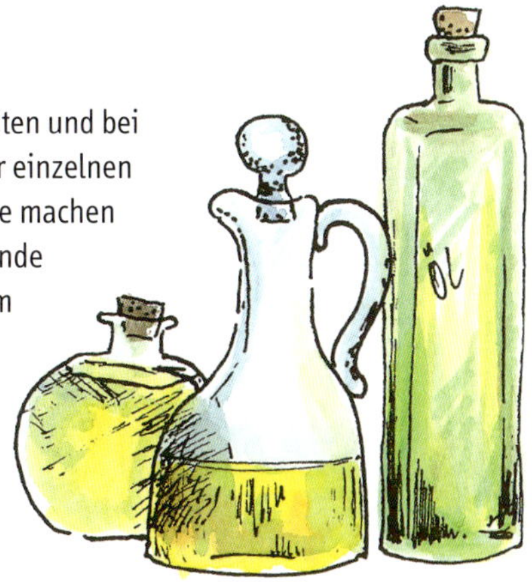

Eine kleine Übersicht über die wichtigsten Fette und Öle soll Ihnen einen Vorgeschmack geben, mit welchen Rohstoffen Sie arbeiten und bei der Kreation eigener Seifen spielen können. Damit Ihre Eigenkreationen von Erfolg gekrönt werden, müssen Sie bei der Wahl der einzelnen Fette oder Öle allerdings ein paar Spielregeln beachten – denn nicht alle haben die gleichen Eigenschaften. Manche Fette und Öle machen die Seife besonders hart, andere werden schnell ranzig, wieder andere schäumen besonders schön oder haben besonders pflegende Eigenschaften. Im Prinzip kommt es bei den Ölen und Fetten schlicht auf die richtige Menge an. Manche Öle müssen eher sparsam dosiert werden, da größere Mengen schnell zu viel des Guten sind.

Wenn Sie selbst ein Seifenrezept zusammenstellen möchten, sollten Sie daher darauf achten, dass Ihre Fettmasse ungefähr zu 50 % aus festen und zu 50 % aus flüssigen Fetten besteht. Außerdem sollten Sie sich die einzelnen Fette hinsichtlich ihrer Schaumeigenschaft ansehen – nicht dass Ihre Seifenkreation am Ende beim Waschen keinen Schaum bildet! Im hinteren Teil des Buches (ab Seite 102) finden Sie eine alphabetische Liste der für die Seifenherstellung interessanten Öle und Fette. Neben einer Kurzbeschreibung ist dort die jeweilige spezifische Verseifungszahl angegeben. Diese Liste wird bei Ihren eigenen Seifenkreationen ein wichtiges Nachschlagewerk für Sie sein.

Aprikosenkernöl

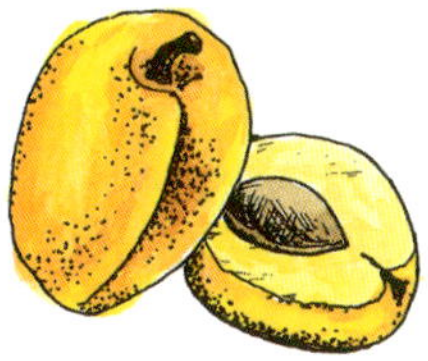

Ein sehr teures Öl, das aber besonders wertvoll ist und sich daher wundervoll für luxuriöse Naturseifen eignet. Die Eigenschaften entfalten sich schon bei geringer Einsatzmenge (10 %).

Distelöl

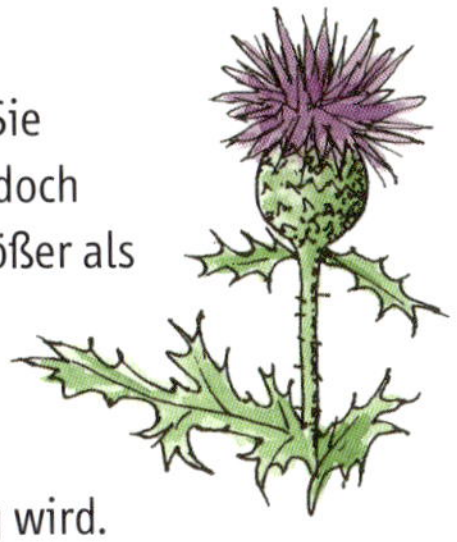

Ein sehr hautpflegendes Öl. Sie sollten bei Ihren Rezepten jedoch keinen Anteil wählen, der größer als 10 % ist. Das Öl ist nicht sehr lange haltbar und vergrößert daher die Gefahr, dass Ihre Seife schnell ranzig wird.

Jojobaöl

Jojobaöl ist eigentlich kein Öl, sondern ein Wachs in flüssiger Form. Es ist enorm hautpflegend und der Einsatz in der Seife lohnt sich, denn es ist fast unverseifbar. Das bedeutet, dass der größte Teil dieses Rohstoffes die Verseifung überlebt und die Haut später pflegen kann. Jojobaöl ist nahezu unbegrenzt haltbar. Eine Einsatzkonzentration von 2–3 % reicht völlig aus.

Kakaobutter

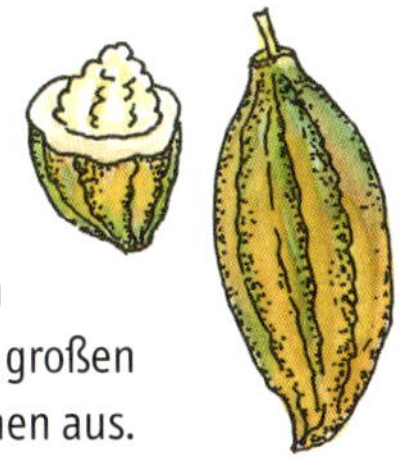

Dies ist ein Fett, dass dafür sorgt, dass die Seife hart wird. Da es aber oft als hautaustrocknend empfunden wird, sollten Sie es nicht in zu großen Mengen einsetzen. 10 % reichen aus. Fragen Sie Ihren Konditor, ob er Ihnen bei der nächsten Bestellung ein paar hundert Gramm überlässt. Ansonsten ist dieses Fett leider nur im Internet zu beziehen.

Kokosfett

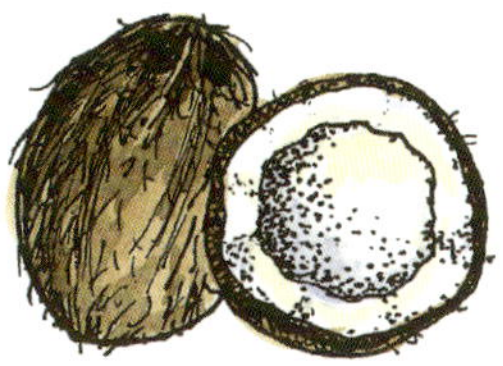

Kokosfett oder Kokosnussöl ist ein hervorragendes Schaumfett und in fast allen meinen Rezepten enthalten. Im Supermarkt finden Sie es unter dem Markennamen Palmin. Mit viel Glück können Sie auch günstigere silberne Kokosfettwürfel im Kühlregal finden. Aber Vorsicht, auch hier gilt: Weniger ist manchmal mehr. In zu hoher Einsatzkonzentration wirkt Kokosfett hautaustrocknend. Ich empfehle daher höchstens einen Anteil von 25–30 % der Fettmenge.

Kürbiskernöl

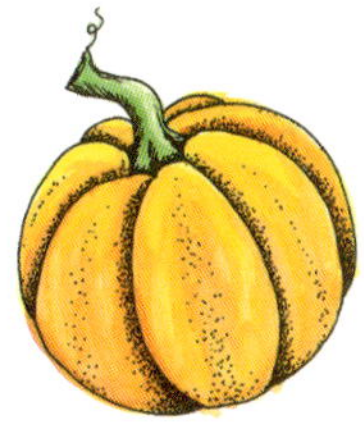

Das Öl hat einen typischen Eigengeruch, der aber im Laufe der Zeit in der Seife verschwindet. Auch die Farbe der Seife verblasst leider bei Lichteinwirkung. Das Öl ist aber sehr hautpflegend.

Mandelöl

Ein sehr schönes, hautpflegendes Öl, das in vielen Asialäden und auch einigen Supermärkten angeboten wird.

Olivenöl

Das Öl zählt aufgrund seiner Jodzahl zu den harten Fetten, das heißt es macht die Seife hart. Wer auf Palmöl verzichten möchte, sollte den Olivenölanteil in der Seife erhöhen, wenn andere feste Fette zu kostspielig erscheinen. Auch günstiges Tresterolivenöl kann verwendet werden.

Palmöl

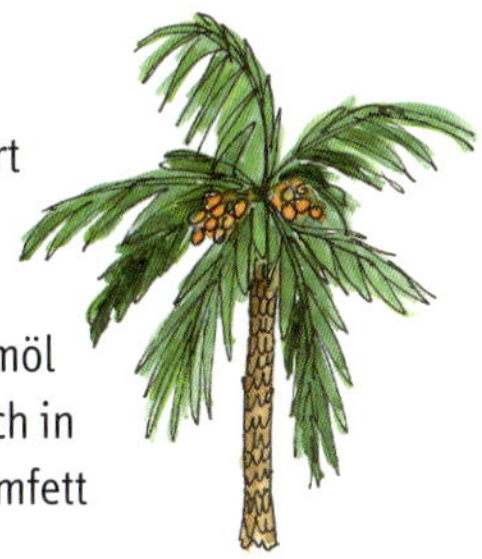

Ein günstiges Fett, das die Seife hart werden lässt. Im Handel ist es unter dem Markennamen Cremana erhältlich. Rotes, unraffiniertes Palmöl kann man im Asialaden kaufen. Auch in Fettstangen (Fritierstangen) ist Palmfett zusammen mit Rapsöl enthalten. Wer eine Fettstange in Ermangelung von reinem Palmfett nutzt, sollte diese Menge Fett als „Macadamianussöl“ in den Seifenrechner eingeben. Diese Verseifungszahl hat sich für die Fettstangen als geeignet erwiesen.

Rapsöl

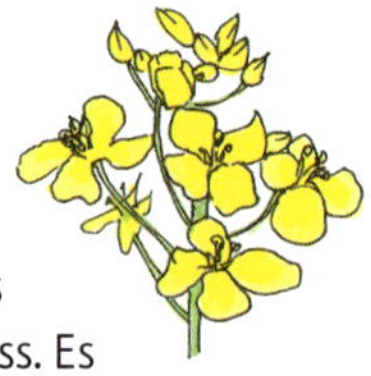

Rapsöl ist ein günstiges und hervorragend geeignetes Fett für die Seifenherstellung. Außerdem ist es ein heimisches Produkt, das nicht importiert werden muss. Es entfallen also weite Transportwege, durch die die Umwelt belastet wird.

Reiskeimöl

Sie finden Reiskeimöl in einigen wenigen Asialäden unter den Namen Rice Bran Oil oder Reisöl. In der Seife verwendet, macht es einen schönen cremigen Schaum und es pflegt die Haut spürbar.

Sonnenblumenöl

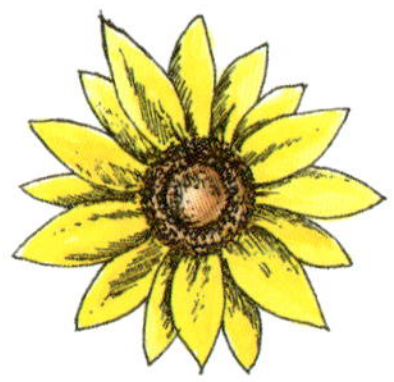

In einer Konzentration von nicht mehr als 10 % in der Seife macht es eine schöne milde Seife. Verwenden Sie mehr, kann die Seife schneller ranzig werden, außerdem macht das Öl die Seife weich.

Traubenkernöl

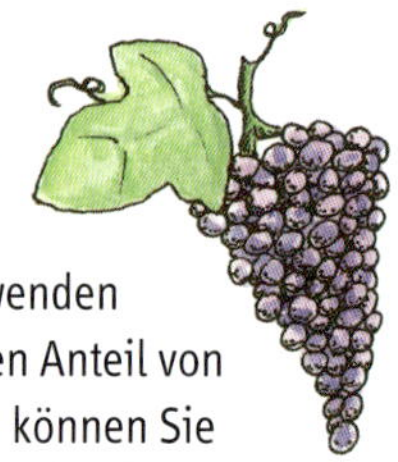

Leider ist auch dies ein Öl, das sich bei größerer Konzentration in der Seife als „Schnellranzer“ entpuppt hat. Verwenden Sie daher am besten auch hiervon einen Anteil von maximal 10 % in der Fettmenge. Dann können Sie seine sehr guten Pflegeeigenschaften optimal nutzen.

Walnussöl

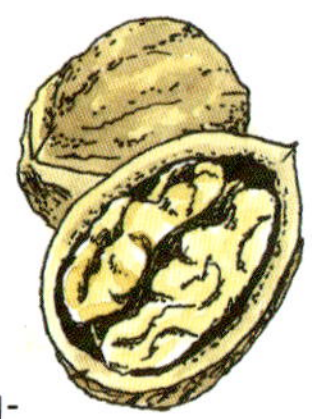

Leider ist dieses Öl nicht lange haltbar. In der Seife sollte es deshalb in einer Konzentration von höchstens 10 % eingesetzt werden, da sie ansonsten schnell ranzig wird. Dafür hat Walnussöl sehr gute Schaumeigenschaften und ist sehr aromatisch.

Duftstoffe

Es gibt verschiedene Möglichkeiten, eine Seife zu beduften. Zum einen die unbeduftete Variante, bei der sich der Duft allein durch die Zusammensetzung der Fette ergibt. Nussöle zum Beispiel sind sehr aromatisch. Wenn man sie überwiegend in der Rezeptur einsetzt, kommen sie im fertigen Seifenstück dezent zur Geltung. Unraffiniertes Babassuöl zum Beispiel duftet dezent nach Vanille.

Unbeduftete Seifen sind ideal für Allergiker oder Kinder. Auch Seifen, die auf der Gesichtshaut Einsatz finden, stelle ich ohne Duft her. Aber Vorsicht: Eine Seife, die nur aus Nussölen besteht oder einen hohen Anteil dieser beinhaltet (dazu zählt auch das Babassuöl) ist nichts für Nussallergiker!

Möchte man dem Rezept Duftöle zufügen, wählt man zwischen ätherischen Ölen und Parfümölen. Ätherische Öle werden durch Destillation oder Extraktion aus Pflanzenteilen gewonnen. Hier bietet sich die Möglichkeit, die Regeln der Aromatherapie gezielt einzusetzen. Parfümöle hingegen sind synthetisch hergestellt. Dafür bieten sie eine größere Duftpalette. Bei bestimmten Düften muss man daher zwangsläufig auf ätherische Öle verzichten und auf Parfümöle ausweichen. So gibt es zum Beispiel leider keine ätherischen Öle mit Erdbeer-, Schokoladen- oder Babypuderduft. Auch ist der ätherische Rosenduft in der Seife nicht wirklich finanzierbar, sodass hier auf Geraniumöl oder die synthetische Alternative ausgewichen werden muss.

Was die Einsatzkonzentration angeht, kann man eine Faustregel von ca. 30 g Duft auf 1 kg Fettmasse nennen. Probieren Sie aus, ob Ihnen diese Beduftung zu intensiv ist, und stimmen Sie die Düfte auf Ihre Ansprüche ab. In meinen Rezepten mache ich lediglich Vorschläge zur Beduftung, die Qual der Wahl haben im Endeffekt aber Sie selbst.

Für welche Art und welche Intensität des Duftes Sie sich auch immer entscheiden, eines muss Ihnen beim Beduften Ihrer Seifen bewusst sein: Duftstoffe beinhalten Allergene. Wer empfindlich auf bestimmte Stoffe reagiert oder über Unverträglichkeiten informiert ist, sollte sich immer vorher erkundigen, ob der Duftstoff, den er wählt, in diese Kategorie fällt. Man kann auch die Verträglichkeit der fertigen Seife direkt auf der Haut testen, bevor man sie benutzt, indem man ein wenig der Seife auf die Innenseite des Unterarms streicht und dort für eine Weile belässt. Hat die Haut nach dem Abwaschen nicht reagiert, kann die Seife benutzt werden.

Mittlerweile bringen diverse Hersteller von Duftölen immer mehr Produkte ohne für Allergiker bedenkliche Bestandteile auf den Markt. Es gibt eine Reihe von Parfümölen, die so eine schöne Alternative darstellen. Ob ein Duft allergenfrei ist, steht in der Produktbeschreibung auf jeden Fall dabei. Sollten Sie Zweifel haben, kontaktieren Sie den Verkäufer oder Hersteller. In den meisten Fällen wird hier schnell und freundlich Auskunft erteilt.

Der Nachteil der Verwendung von Duftölen ist, dass sie zu einem gewissen Teil aus Alkohol bestehen. Alkohol bringt den Seifenleim schnell zum Andicken, sodass man sich beeilen muss, damit man ihn in die Form füllt, bevor die Masse erstarrt. Manche Duftöle dicken eher an, andere gar nicht. Die Eigenschaften der jeweiligen Düfte kann man im Internet in verschiedenen Seifensiederforen recherchieren. Prinzipiell empfehle ich, Düfte immer als Letztes kurz vor dem Einformen der Seife zum Seifenleim zu geben. So kann man im Falle von „Seife am Stiel“ noch schnell handeln und die Seife in die Form spachteln.

Hier einige Beispiele für die „Nebenwirkungen" der beliebtesten Düfte, die auf die Produkte fast aller Hersteller zutreffen:

* Vanille- und Schokodüfte färben Seife fast immer braun bis dunkelbraun, wenn nicht der Zusatz „non discolouring – nicht verfärbend" darauf steht.
* Ätherisches Nelken- und Sandelholzöl dickt den Seifenleim sofort an.
* Manche Rosenparfümöle können dazu führen, dass der Seifenleim schnell andickt.
* Obst- und vor allem Zitrusdüfte halten sich teilweise nur kurz in der Seife und sind leider sehr flüchtig.

Bei vielen Anbietern von Parfümölen stehen die Eigenschaften in der Artikelbeschreibung dabei. Es lohnt sich also, diese durchzulesen, bevor man mit dem Sieden beginnt. So können Sie Überraschungen im Topf vermeiden.

Zuletzt möchte ich noch auf eine dritte Art von Duftölen hinweisen, von der auf jeden Fall abzusehen ist! Es gibt neben den ätherischen Ölen und den Parfümölen auch Duftöle, die nicht ausdrücklich für kosmetische Zwecke zugelassen sind, zum Beispiel Duftlampenöle. Auf manchen Duftölfläschchen kann man sogar ausdrücklich den Hinweis finden, dass sie nicht für kosmetische Anwendungen geeignet sind. Bei diesen Ölen sind nicht nur allergische Reaktionen vorprogrammiert, sondern auch die Zerstörung der Seife. Schauen Sie also unbedingt auf das Etikett, bevor Sie ein Duftöl kaufen.

Hinweise: Testen Sie Duftöle nie pur auf der Haut. Sie sind nur in hoch verdünnter Version verträglich!

Ätherische Öle und Parfümöle sind heute in vielen Geschäften erhältlich – auch in Bioläden. Da die Duftstoffe aber nur in Kleinstmengen angeboten werden, ist der Preis oft entsprechend höher als bei größeren Mengen. Diese können bei Bedarf zum Beispiel über das Internet bezogen werden.

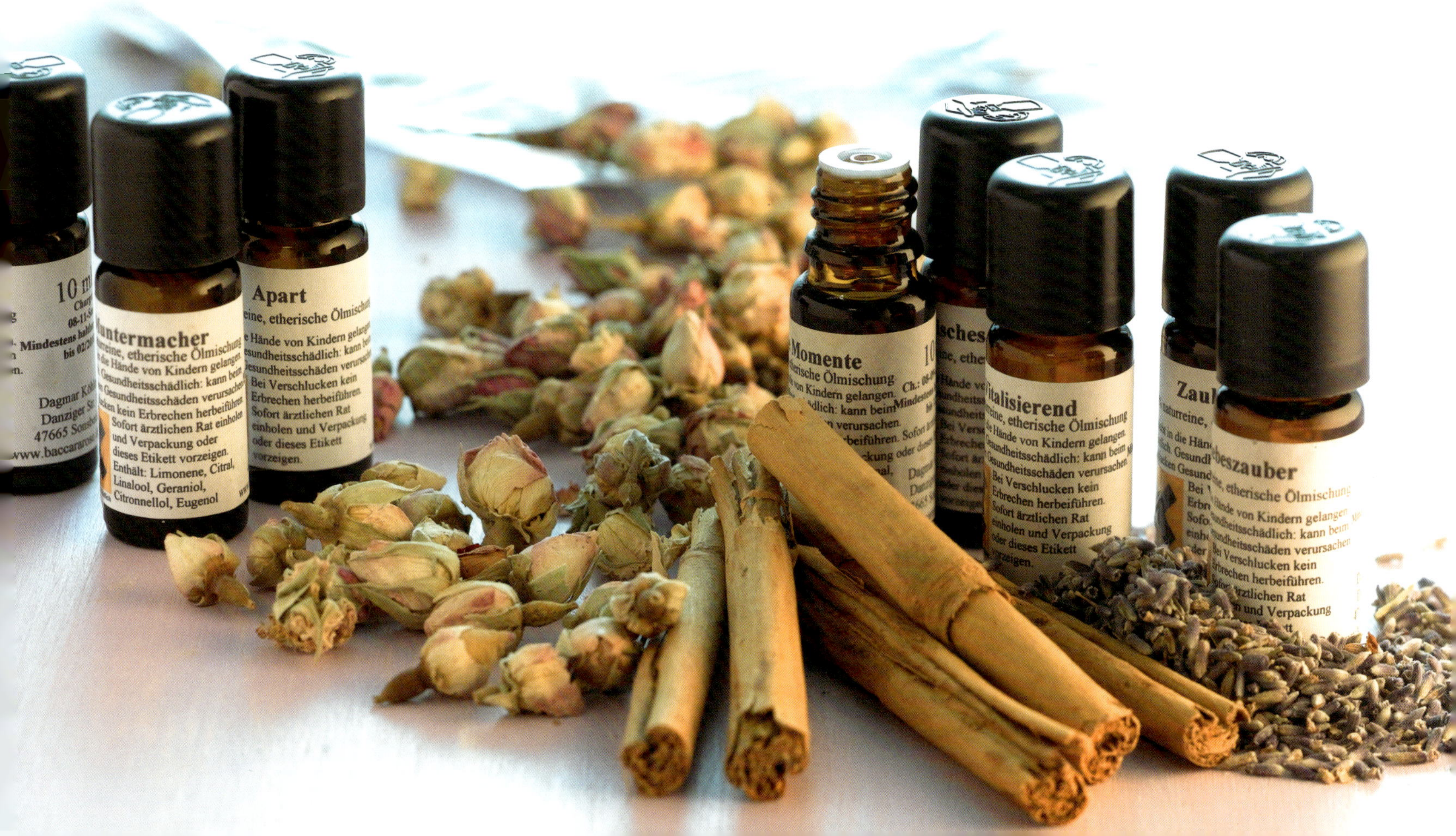

Farbstoffe

Es gibt verschiedene Stoffe, die zum Einfärben der Seifen geeignet sind. Im Wesentlichen handelt es sich hier um Öle, Pflanzenfarben, Tonerden und Kosmetikpigmente. Hier ein kurzer Überblick.

Färben mit Ölen

Die Färbung der Seife kann allein durch die Wahl der Fette beeinflusst werden. Ein hoher Olivenölanteil macht die Seife gelbgrünlich. Rohes Avocadoöl verleiht ihr einen satten Grünton. Unraffiniertes Palmöl lässt sie orange erscheinen. Leider sind diese Farben nicht lichtecht und verändern sich im Laufe des Seifenlebens. Auch mit Sanddornfruchtfleischöl – welches leider nicht gerade günstig ist – kann man ein schönes Orange erzielen.

Färben mit Pflanzen

Blaukraut, Safran, Ringelblumenblüten, Annatto, Paprika, Indigo, Petersilie, Kakaopulver – es gibt fast nichts im Lebensmittel- und Pflanzenbereich, was nicht in eine Seife eingearbeitet werden kann. Die meisten der natürlichen Farben benötigen allerdings eine Gelphase, um zum Vorschein zu kommen. Und Vorsicht bei Kakaopulver: Dosieren Sie dieses nur sehr behutsam. Es blutet beim Waschen aus und hemmt die Schaumbildung.

Färben mit Tonerden

Tonerden sind in vielen Farben erhältlich. Mit ihnen lässt sich ein dezentes, lichtechtes Farbergebnis erzielen. Auch hier kann eine Gelphase das Farbergebnis positiv beeinflussen. Die Tonerde muss vor dem Einrühren dispergiert werden (siehe Seite 15).

Färben mit Kosmetikpigmenten

Es gibt eine Vielzahl von Farben, die speziell für die Seifensiederei hergestellt werden. Das Farbspektrum ist immens und lädt zu vielen Experimenten ein. Alle pulverförmigen Seifenfarben müssen vorher in ein wenig Wasser oder Öl (je nach Löslichkeit) angerührt werden, damit sie in der Seife keine Klümpchen bilden. Fertige Pigmentpasten werden in Braunglasflaschen geliefert und müssen nur noch mit Wasser verdünnt werden. So können sie tropfenweise dem Seifenleim zugefügt werden. Mittlerweile gibt es auch fertig angerührte, flüssige Seifenfarben, die in dem hohen pH-Bereich unserer Seifenmasse Bestand haben.

Im Allgemeinen ist festzuhalten, dass die Dosierung der Pigmente vorsichtig zu erfolgen hat. Gerade die wasserlöslichen Farbstoffe neigen bei Überdosierung später dazu, im Waschbecken farbige Rinnsale zu erzeugen. Man spricht dann von einem Ausbluten der Seife.

Färben mit Pflanzenkohle

Um Seife schwarz zu färben, empfehle ich medizinische Pflanzenkohle. Einfach einen gehäuften Teelöffel auf 1 kg Fettmenge in etwas Öl dispergieren und vor der Duftzugabe zum Seifenleim geben.

Färben mit Titandioxid

Für die Aufhellung der Seifenmasse nimmt man, wie bereits auf Seite 15 erwähnt, Titandioxid. Auch dies ist nicht löslich, sondern kann lediglich dispergiert werden. Dies ist zu empfehlen, da sich sonst in der Seife hässliche weiße Pünktchen bilden. Ich rühre einen Teelöffel Titandioxid auf 1 kg Fettmasse in die erkaltende Lauge und gebe dann alles zusammen in die Fettmischung. Wenn Sie sich nicht ganz sicher sind, ob das NaOH rückstandslos aufgelöst ist, sollten Sie vor der Titandioxid-Zugabe die Lauge durch ein engmaschiges Plastik- oder Edelstahlsieb schütten.

Das Titandioxid kann den Seifenleim allerdings nur dann wirklich aufhellen, wenn helle Fette verwendet werden. Bei einem hohen Olivenölanteil zum Beispiel ist der Seifenleim von Anfang an gelbgrünlich, sodass das Titandioxid hier keinen wirklich durchschlagenden Erfolg bringt.

Zusatzstoffe

Neben den Grundzutaten, wie Fette und Öle, sowie den Duft- und Farbstoffen können Sie Ihre Seife mit weiteren Zusätzen verfeinern, sodass echte Pflegebomben oder Luxusstücke daraus werden.

Seide

Ein paar Fäden Naturseide in der Lauge aufgelöst machen die Seife zu einem Stück Luxus. In den einschlägigen Shops ist Seide auch in Pulverform erhältlich, welches in Öl oder in Wasser dispergiert wird. Die Verarbeitung des Pulvers ist natürlich einfacher als das Auflösen von Seidenfäden. Doch Vorsicht: Seide heizt die Seife auf, verzichten Sie auf eine Isolierung, damit sich der Seifenleim in der Form nicht trennt.

Honig

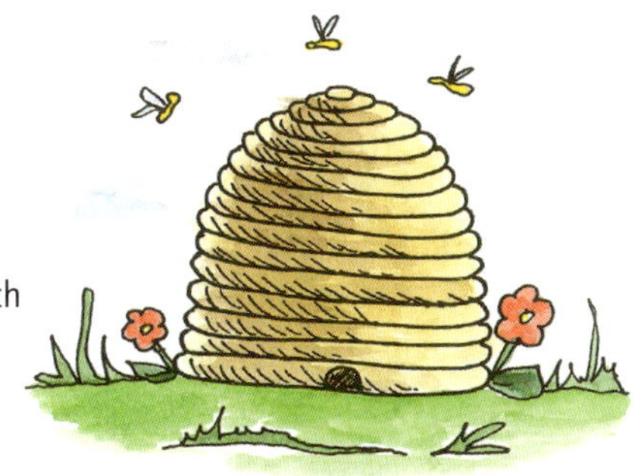

Rühren Sie die gewünschte Menge Honig (ca. 1 EL pro kg Fettmasse) zum Schluss in den Seifenleim. Bedenken Sie, dass der Honig die Seife etwas nachdunkeln lässt. Auch Honig heizt die Seife auf, verzichten Sie daher auf eine Isolierung.

Peelingzusätze

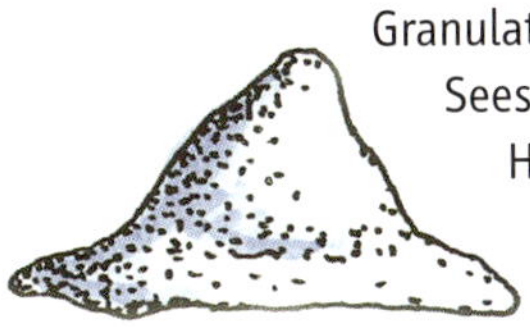

Haferflocken, Kaffeesatz, fein gemahlene Nüsse, Mandelkern-Olivenstein-Granulat, Kokosflocken, Sägemehl, gemahlener Blaumohn, Seesand und Quarzsand eignen sich als Peelingzusätze. Haferflocken zum Beispiel ergeben ein sanftes Peeling. Blaumohn hingegen ist sehr stark und sollte mit äußerster Vorsicht dosiert werden. Rühren Sie generell nur geringe Mengen in den fertigen Seifenleim. Mit „gering" meine ich höchstens einen halben Teelöffel auf 1 kg Fettmasse. Weniger empfindliche Peelingfreunde können auch Tapiokaperlen (in verschiedenen Farben im Asialaden erhältlich) verwenden.

Obst und Gemüse

Püriertes Obst (zum Beispiel Banane) oder Gemüse (zum Beispiel Avocado oder Gurke) kann dem fertigen Seifenleim zugefügt werden. Es macht die Seife cremig und sorgt für ein schönes Hautgefühl.

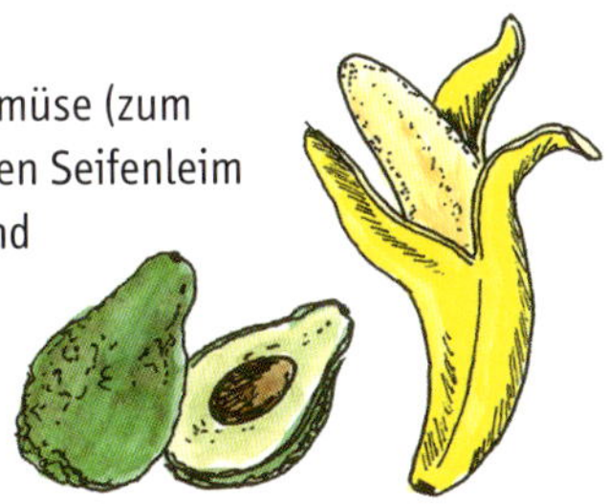

Kräuter

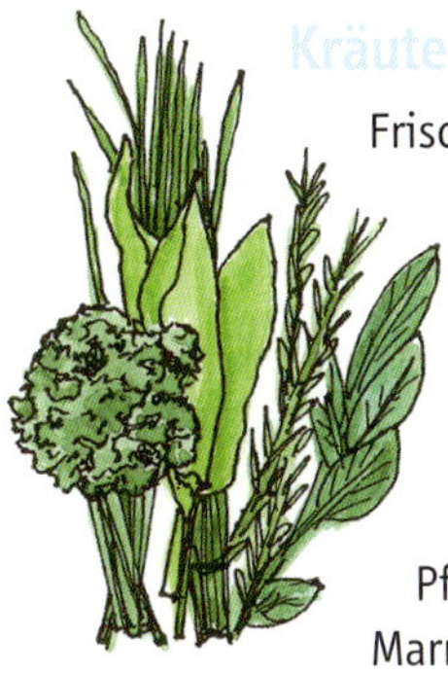

Frisch oder getrocknet – Kräuter können in jeder Form der Seife zugegeben werden. Jedoch werden alle Blüten und Blätter durch die Verseifung braun – mit Ausnahme der Ringelblumenblüten, deren zartes Gelb erhalten bleibt. Möchten Sie die dekorativen Farben anderer Blüten, wie zum Beispiel von Rosen oder Lavendel, erhalten, dann nutzen Sie die getrockneten Pflanzen einfach als Dekoration auf der Seife (siehe Marmorierte Rosenseife, Seite 43).

Zucker

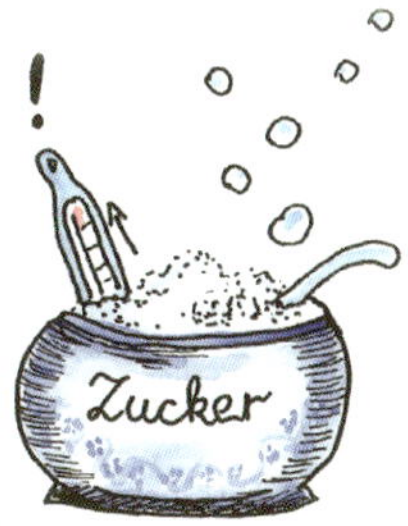

Wenn Sie Seife lieben, die richtig toll schäumt, dann können Sie Zucker in den Seifenleim geben. Verwenden Sie 10 % Zucker (auf die Gesamtfettmenge gerechnet) und rühren Sie ihn ins Laugenwasser. Danach einfach die Lauge mit dem Zuckerwasser anrühren. Zucker heizt allerdings die Seife auf, deshalb sollten Sie sie nur vorsichtig bis gar nicht isolieren.

Salz

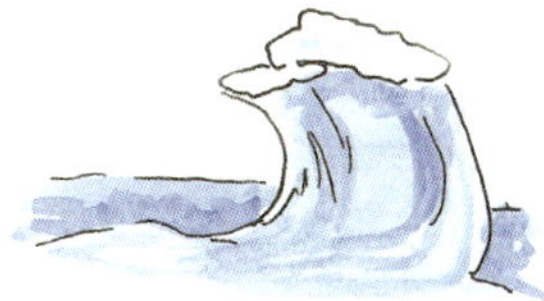

In kleinen Mengen der Seife zugefügt hilft es, diese schneller hart werden zu lassen. In großen Mengen ergibt es eine Salzseife (siehe Rezept auf Seite 67).

Schokolade

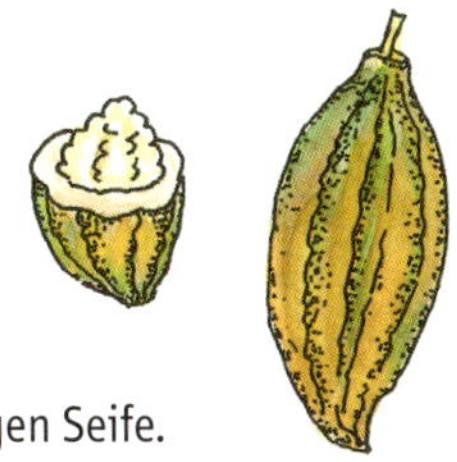

Schokolade kann mit den festen Fetten zusammen geschmolzen werden. Ich empfehle weiße Schokolade, da die braune leider auch die Seife braun färbt und beim Waschen ausblutet. Schokolade hat allerdings die gleiche Wirkung wie Kakao: Sie hemmt bis zu einem gewissen Grad die Schaumbildung der fertigen Seife.

Vanille

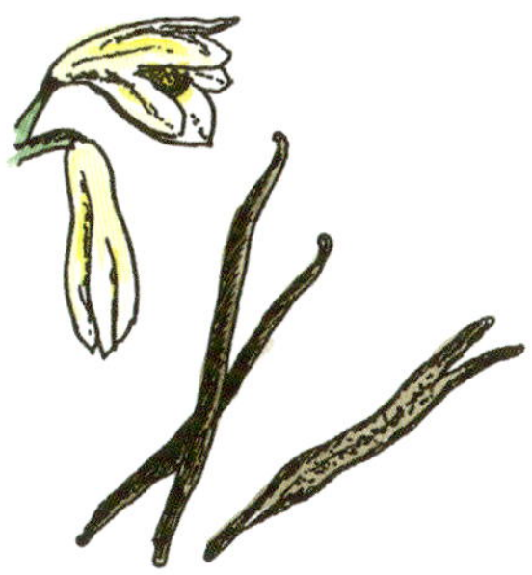

Kratzen Sie eine Vanilleschote aus und geben Sie das Mark in den fertigen Seifenleim. Der Duft kommt leider nicht durch, aber die Vanillepünktchen sehen einfach raffiniert und lecker aus. Ein nicht färbender Vanilleduft kann den Duft in die Seife bringen – und ein entsprechender Name macht die Seife zu einem kuscheligen Badespaß.

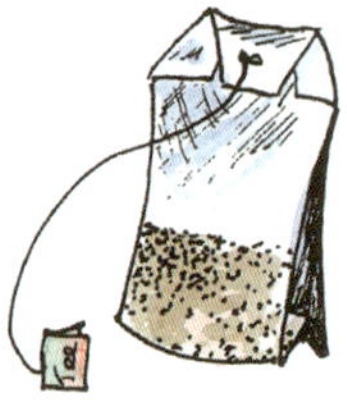

Tee

Die Flüssigkeit zum Anrühren der Lauge kann mit Tee ersetzt werden. Ein starker Kamillentee oder ein Früchtetee kann dienlich sein, allerdings werden diese Seifen braun.

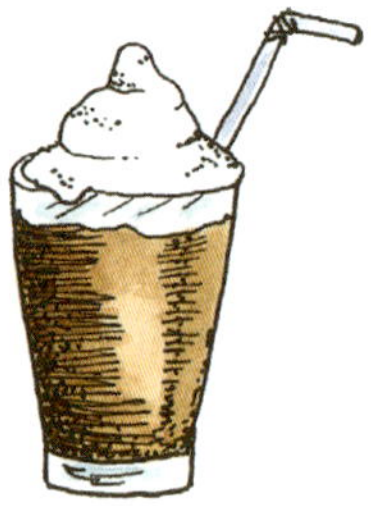

Kaffee

Für eine Kaffeeseife benutze ich starken, abgekühlten Kaffee zum Anrühren der Lauge. Kaffeeseife sieht nicht nur schön braun aus, sondern duftet auch deutlich nach diesem leckeren Heißgetränk.

Milchprodukte

Es gibt verschiedene Möglichkeiten, eine Milchseife herzustellen:

1 Rühren Sie die Lauge mit gefrorenen Milcheiswürfeln an. Die Reaktionswärme des NaOH bringt die Milcheiswürfel langsam zum Schmelzen. Rühren Sie sehr lange, damit Sie sichergehen können, dass das NaOH wirklich vollständig aufgelöst wird. Dies kann man leider aufgrund der eingetrübten Farbe der Lauge nicht optisch kontrollieren. Und lassen Sie die „Milchlauge“ nicht abkühlen, da sonst das Milchfett sofort in der Lauge verseift.

2 Arbeiten Sie mit Milchpulver, zum Beispiel mit Ziegen-, Schaf-, Butter- oder Stutenmilchpulver sowie Molke- und Joghurtpulver. Das Milchpulver einfach mit ein wenig Wasser anrühren und dem fertigen Seifenleim zufügen.

3 Nutzen Sie fertige Milchprodukte wie Mascarpone, Quark oder Joghurt, um aus Ihrer Seife eine cremige Pflegebombe zu machen. Ca. 1–2 Esslöffel auf 1 kg Fettmasse in den Seifenleim rühren.

Bei allen Methoden berechne ich das Fett der Milch nicht mit ein, sondern wähle einfach eine etwas geringere Überfettung von ca. 7–8 %. Von der Verwendung von Sahne rate ich ab. Bei der Verseifung von Milchseifen entsteht in der Regel ein unangenehmer Ammoniakgeruch, der meist aber wieder verfliegt. Bei Sahneseifen hält er sich jedoch erstaunlich lange.

Ob Milchseifen eine Gelphase durchleben dürfen oder nicht, ist Geschmackssache. Manch einer berichtet von Ammoniakgerüchen nach der Gelphase, andere wiederum nehmen dies nicht so wahr. Probieren Sie es aus. Sollte Ihre Seife nach Ammoniak riechen, weil es der Milch zu warm wurde, strafen Sie sie ein paar Wochen mit Nichtbeachtung. Der Geruch wird von allein verschwinden. Wollen Sie die Gelphase aufgrund einer leidvollen Erfahrung auf alle Fälle vermeiden, stellen Sie die frisch eingeformte Seife einfach für 24 Stunden in den Tiefkühler.

Berechnung des Überfettungsgrades

Jedem Fett ist eine sogenannte Verseifungszahl zugeordnet. Diese Zahl gibt an, wie viel Gramm NaOH pro Gramm Fett benötigt wird, um dieses Fett vollständig zu verseifen. Wenn Sie sich an der Verseifungszahl orientieren, sollten Sie sich zuvor immer vergewissern, dass es sich um die Zahl für die Verseifung mit NaOH handelt. KaOH (Kaliumhydroxid) ist auch zur Verseifung geeignet (notwendig zum Beispiel für die Flüssigseifenherstellung) und hat wieder andere Verseifungszahlen. In diesem Buch finden Sie jedoch nur die Zahlen für die Seifenherstellung mit NaOH.

Für die Berechnung, wie viel Gramm NaOH Sie für ein bestimmtes Rezept benötigen, gibt es mehrere Methoden. So bietet das Internet zum Beispiel diverse Seifenrechner an, mit deren Hilfe Sie die richtige Mengen berechnen können (siehe hierzu auch „Weitere nützliche Links“ auf Seite 107). Diese Rechner sparen Ihnen viel Zeit und Arbeit – und sie sind sehr zuverlässig.

Dennoch möchte ich Ihnen hier auch eine händische Methode zeigen, damit Sie verstehen, wie diese Rechner arbeiten und was es mit den Verseifungszahlen und dem Überfettungsgrad auf sich hat. Dadurch bekommen Sie ein besseres Verständnis für den Verseifungsprozess.

Beispiel 1

Fettmenge: 1000 g Rapsöl

Verseifungszahl: 0,1354

Sie möchten eine Seife aus 1000 g Rapsöl herstellen. Dazu rechnen Sie wie folgt: Sie nehmen das Gewicht der Fettmenge und multiplizieren es mit der Verseifungszahl (1000 g x 0,1354). Sie benötigen also 135,4 g NaOH, um das gesamte Rapsöl vollständig zu verseifen. Diese Seife ist nicht überfettet und eignet sich nur als Putzseife.

Beispiel 2

Bei meinem Grundrezept von Seite 29 sieht die Rechnung so aus:

Fettmenge

300 g Palmöl	(Verseifungszahl 0,1405)
250 g Kokosöl	(Verseifungszahl 0,1830)
250 g Rapsöl	(Verseifungszahl 0,1354)
200 g Olivenöl	(Verseifungszahl 0,1345)

Daraus ergibt sich folgende Berechnung:

300 g x 0,1405 = 42,15 g

250 g x 0,1830 = 45,75 g

250 g x 0,1354 = 33,85 g

200 g x 0,1345 = 26,90 g

Summe 148,65 g

Sie brauchen also abgerundet 148 g NaOH, um die Fettmasse zu 100 % zu verseifen.

Wie schon in den einleitenden Kapiteln beschrieben, ist das Ziel bei der Herstellung von Naturseife allerdings nicht die 100-prozentige Verseifung der Fette. Ein gewisser Anteil der Fette und Öle soll vielmehr unverseift in der Seife erhalten bleiben, damit sie ihre pflegende Wirkung entfalten können. Daher runden Sie die Summe im Zweifelsfall immer ab, damit Sie einen höheren Überfettungsgrad erhalten. Das ist sinnvoll, da Sie vermutlich mit einer normalen Haushaltswaage arbeiten, die keine Kommastellen anzeigen kann. So bleiben Sie auch bei geringeren Überfettungsgraden immer im sicheren Bereich.

Als Nächstes wird der Überfettungsgrad festgelegt. Angenommen, Sie möchten eine Überfettung von 8 % haben. Dann müssen Sie die errechnete NaOH-Menge um 8 % reduzieren. Bei unserer Beispielrechnung (Grundrezept) ergibt sich daraus Folgendes:

148 g x 8 : 100 = 11,84 g

Diese Menge an NaOH ziehen wir nun von der zuvor berechneten Menge ab.

148 g – 11,84 g = 136,16 g

Um also eine Seife mit einer Überfettung von 8 % herzustellen, benötigen Sie bei unserem Grundrezept abgerundet 136 g NaOH. Es ist wichtig, diese Menge genauestens abzuwiegen. Ein paar Gramm mehr oder weniger bringen die gewünschte Überfettung in völlig andere Bereiche und beeinflussen die Qualität der Seife. Bei zu geringer Überfettung ist die Seife zu scharf und wenig pflegend, bei zu hoher Überfettung kann sie schneller anfangen ranzig zu werden.

Allerdings ist eine „zu hohe" Überfettung Geschmackssache. 10–15 % sind durchaus üblich und Sie müssen ausprobieren, ob Ihre Haut diese Seife als angenehmer empfindet. Bedenken Sie jedoch, dass eine sehr hohe Überfettung auf Kosten der Schaumbildung gehen kann. Auch ist die Höhe des Überfettungsgrades nicht unbedingt ein Garant für mehr Pflege. Allein durch die Auswahl der verwendeten Fette kann man die Pflegeeigenschaften der Seife beeinflussen, auch ohne über die 10 %-Hürde gehen zu müssen.

Zuletzt bleibt noch die Frage, in wie viel Wasser bzw. Flüssigkeit das NaOH angerührt werden muss. Als Faustregel gilt hier ein Drittel der Fettmenge. Im konkreten Rechenbeispiel (Grundrezept) ist dies also ein Drittel von 1 kg Fettmenge, also etwa 333 g Wasser. Beim Abwiegen des Wassers kommt es im Gegensatz zum NaOH nicht auf ein paar Gramm an. So sind im Grundrezept auf Seite 29 zum Beispiel 340 g Wasser angegeben. In manchen Fällen ist es sogar ratsam, die Wassermenge zu erhöhen, um länger flüssig arbeiten zu können, zum Beispiel bei aufwendigen Marmorierungen. Die genaue Wassermenge als Anhaltspunkt nennen Ihnen die Seifenrechner im Internet.

Gründe für eine Wasserreduktion oder Erhöhung der Flüssigkeitsmenge

Gründe für eine Wasserreduktion können sein:

* Zugabe von Milchprodukten.
* Zugabe von Milchpulver, das mit einem Teil der Flüssigkeitsmenge im Vorfeld angerührt wird.
* Hoher Olivenölanteil in der Seife. Auch hier kann die Wassermenge reduziert werden, damit die Seife schneller hart wird.

Gründe für eine Erhöhung der Flüssigkeitsmenge:

* Sie möchten die Seife mit vielen Farben aufwendig marmorieren. Um länger mit wirklich flüssigem Seifenleim arbeiten zu können, ist es sinnvoll, die Wassermenge um ca. 10–15 % zu erhöhen.
* Ein erhöhter Anteil von Sheabutter in der Seife führt zu einem vorschnellen Andicken des Seifenleims, auch hier kann eine höhere Flüssigkeitsmenge helfen.
* Bei Einsatz eines Parfümöls, von dem bekannt ist, dass es Seife schneller andicken lässt, kann eine höhere Flüssigkeitsmenge helfen, das Andicken hinauszuzögern.

Hinweis: **Bedenken Sie bitte, dass ein großer Teil der eingesetzten Flüssigkeit auch wieder verdunsten muss. Je mehr Flüssigkeit im Rezept, desto länger muss die Seife lagern, um wirklich hart zu werden.**

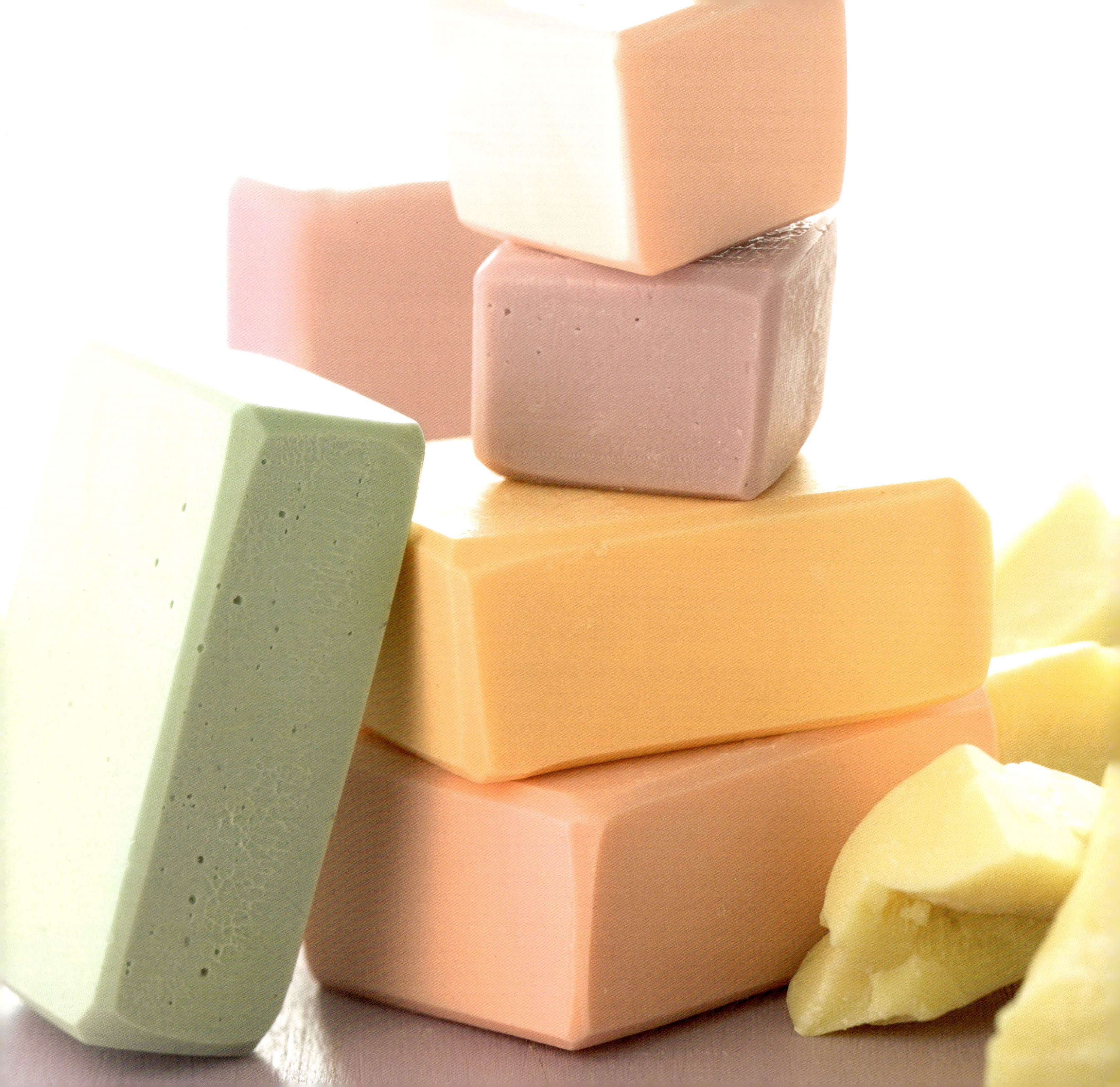

Das Grundrezept

Lernen Sie nun, wie eine Naturseife im Kaltrührverfahren hergestellt wird. Ich zeige Ihnen Schritt für Schritt, wie Sie die Fette vorbereiten, die Lauge anrühren und schließlich beides miteinander vermengen und in die Seifenform füllen. Beim Grundrezept habe ich bewusst auf Zusatzstoffe verzichtet, damit der Ablauf so einfach wie möglich gehalten wird. Dennoch gehe ich, wo es sinnvoll ist, auch auf die Zugabe von Duft- oder Farbstoffen ein.

Neben einer guten Vorbereitung brauchen Sie vor allem Zeit. Wenn Sie erst einmal die Fette geschmolzen und die Lauge angerührt haben, sollten Sie Ihre Arbeit nicht mehr unterbrechen müssen – bis die Rohseife in der Form ist und Sie sie „schlafen legen". Dann können auch Sie sich eine Pause gönnen.

Beginnen Sie also zuerst mit der richtigen Vorbereitung und richten Sie die benötigten Töpfe, Schüsseln, Messbecher und Dosen sowie den Teigschaber, alte Löffel, eine Küchenrolle und ein paar alte Tücher hin. Bereiten Sie den Stabmixer vor und stellen Sie die Küchenwaage auf die Arbeitsfläche. Außerdem legen Sie Ihre Schutzbrille und Arbeitshandschuhe griffbereit und binden sich eine Schürze um. Ansonsten benötigen Sie natürlich das NaOH, die Fette und Öle sowie eine Seifenform. Sorgen Sie für Frischluftzufuhr und gehen Sie dann mit Ruhe und Bedacht ans Werk.

Hinweis: Lesen Sie sich am besten die Zubereitung des Grundrezeptes gut durch, bevor Sie mit dem Anfertigen Ihrer ersten eigenen Seife beginnen. Dann sind Sie optimal vorbereitet und kennen den Ablauf bereits, sodass Sie ohne Unterbrechung arbeiten können.

Zutaten

300 g Palmöl	200 g Olivenöl
250 g Kokosöl	340 g Wasser
250 g Rapsöl	136 g NaOH (Überfettung: 8 %)

Zubereitung

1 Zuerst sind die festen Fette an der Reihe. Nehmen Sie einen Topf, stellen Sie ihn auf die Waage und wiegen Sie das Kokosöl und das Palmöl ab.

2 Nun werden die festen Fette auf der Herdplatte langsam geschmolzen.

3 Stellen Sie den Topf anschließend wieder auf die Waage und wiegen Sie die flüssigen Fette (Rapsöl und Olivenöl) hinzu. Dadurch kühlt die Fettmischung bereits ein wenig ab, sodass Sie nicht mehr so lange warten müssen, bis Sie sie anschließend weiterverarbeiten können.

Achtung!

Der Topfboden darf nicht zu heiß sein, wenn Sie den Topf erneut auf die Waage stellen, sonst schmilzt evtl. das Plastik der Küchenwaage! Eine Küchenwaage mit Glasfläche ist daher empfehlenswert.

4 Sind alle Fette abgewogen, stellen Sie den Topf zum Abkühlen zur Seite. Das Fett sollte so weit abkühlen, dass sich der Topf bei Berührung lauwarm anfühlt und gut anzufassen ist. Wenn er noch zu warm zum Anfassen ist, ist auch das Fett noch zu warm, um mit dem Verseifen zu beginnen. Wenn Sie mit einem Thermometer arbeiten möchten, sollte die Fettmischung nicht mehr als 30–40 °C haben.

5 Während das Fett abkühlt, rühren Sie die Natronlauge an. Spätestens jetzt sollten Sie unbedingt die Arbeitshandschuhe anziehen und die Schutzbrille aufsetzen. Und beachten Sie bitte auf jeden Fall die Sicherheitshinweise von Seite 17!

6 Ich bevorzuge es, die Lauge mit einem Teil Eiswürfel anzurühren. Das hat den Vorteil, dass die Hitze, die durch das Anrühren entsteht, gemindert wird und die Lauge so schneller die optimale Arbeitstemperatur hat. Außerdem entstehen weniger Dämpfe. Es sollte aber trotzdem noch eine gewisse Reaktionswärme entstehen, das erleichtert das Auflösen der NaOH-Perlen. Nehmen Sie also für die Flüssigkeitsmenge 50 % Eis-

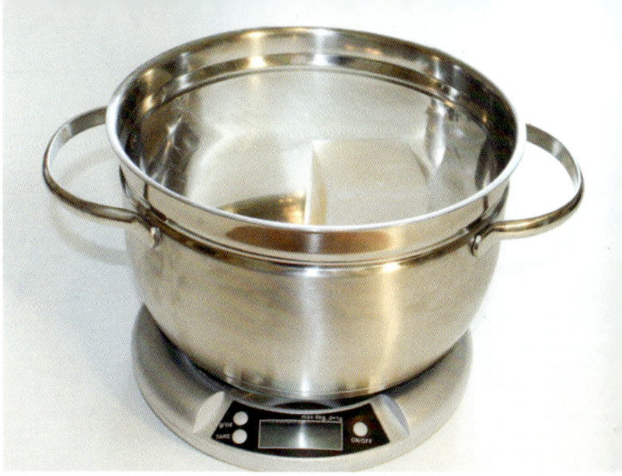

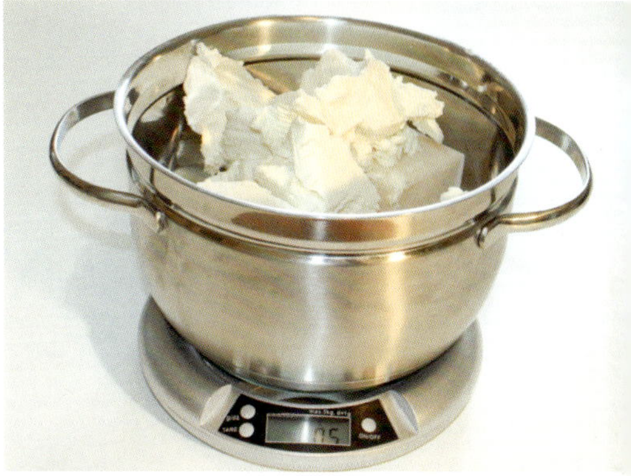

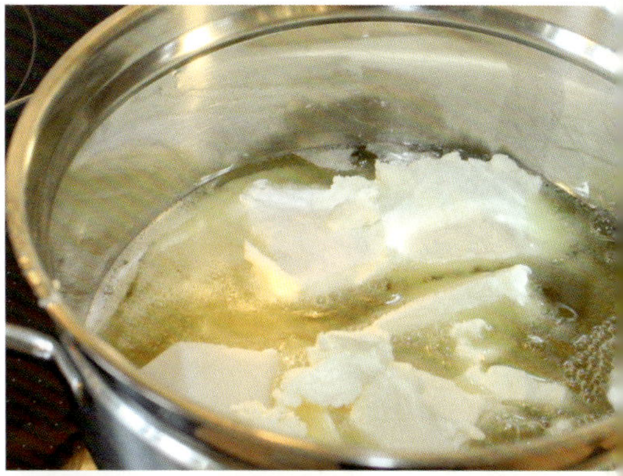

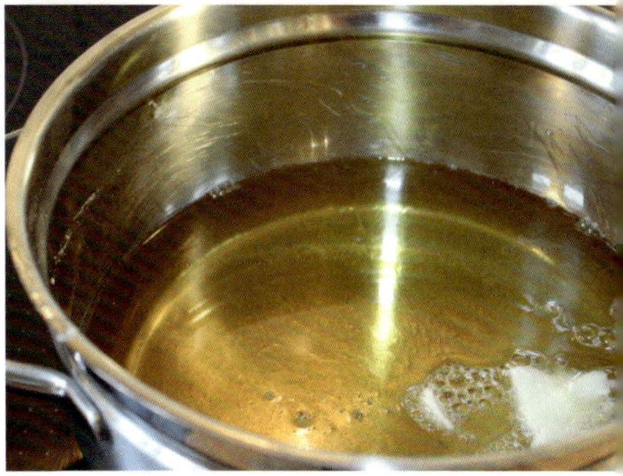

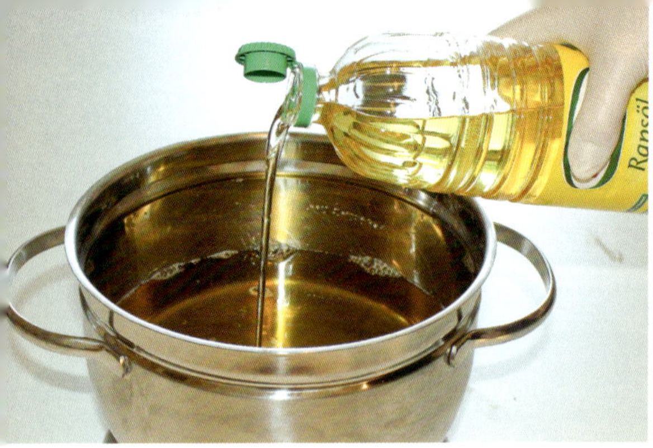

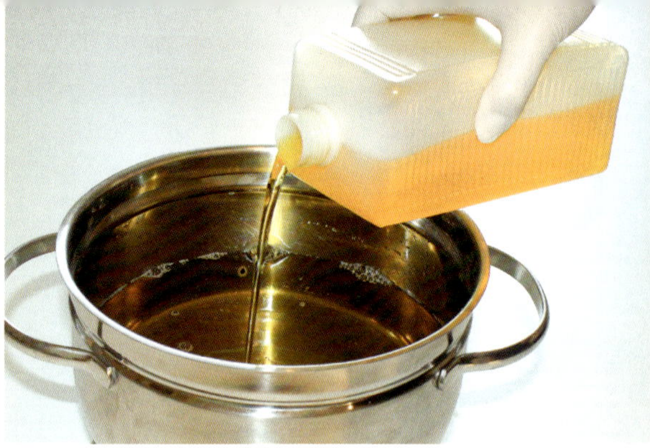

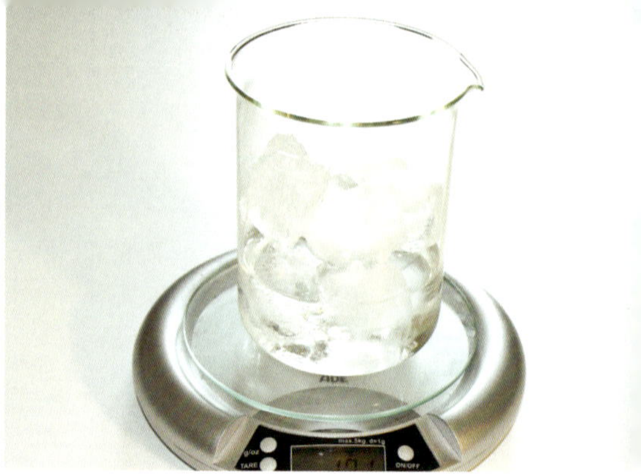

würfel und 50 % Wasser. Wiegen Sie am besten zuerst die benötigte Menge Eiswürfel ab und wiegen Sie dann so viel Wasser dazu, bis Sie das benötigte Gewicht erreicht haben. Das Gefäß anschließend zur Seite stellen. (Wenn keine Eiswürfel greifbar sind, füllen Sie das benötigte Flüssigkeitsvolumen in den Laugenbehälter und stellen Sie diesen mehrere Stunden im Kühlschrank kalt.)

Hinweis: Sollten Sie relativ junge Wasserrohre haben, die kein Blei enthalten, dann können Sie ohne Weiteres Leitungswasser für die Herstellung der Lauge verwenden. Sollten Sie in einem Altbau wohnen und sich nicht sicher sein, wann das Rohrsystem erneuert wurde, weichen Sie besser auf demineralisiertes bzw. destilliertes Wasser aus. Sie bekommen es in jedem Baumarkt und in größeren Supermärkten in 2,5-Liter-Kanistern. Metallpartikel, die sich aus alten Rohren ablösen können, lassen die Seife schnell ranzig werden.

7 Erst jetzt wiegen Sie die NaOH-Menge ab, um den Kontakt mit der Luft zu minimieren. So können Sie vermeiden, dass das NaOH länger offen herumsteht und Wasser aus der Luft zieht.

8 Lassen Sie das NaOH nun in die Flüssigkeit rieseln und rühren Sie dabei so lange, bis es aufgelöst ist. Die Eiswürfel werden sehr schnell schmelzen und die Flüssigkeit wird sich erwärmen. Rühren Sie ca. 2–3 Minuten und kontrollieren Sie dann, ob noch unaufgelöste NaOH-Teilchen vorhanden sind. Falls ja – weiter rühren. Sollte sich ein Teil des NaOH am Boden festsetzen und kristallisieren, rühren Sie ebenfalls weiter. Im Laufe des Vorganges wird sich der Belag wieder lösen und schließlich auflösen.

9 Ist die Flüssigkeit fast klar (sie wird im Laufe der Abkühlung erst richtig klar), stellen Sie sie zur Seite. Die Lauge sollte ebenfalls ungefähr Raumtemperatur haben, bevor Sie mit dem Verseifen der Fette beginnen.

Achtung!

Achten Sie darauf, dass niemand aus Ihrer Familie, ob Kind oder Haustier, den Behälter mit der Lauge erreichen kann, während Sie ihn zum Abkühlen beiseite stellen. Haben Sie immer ein Auge darauf. Die Natronlauge ist ein ätzender Gefahrstoff!

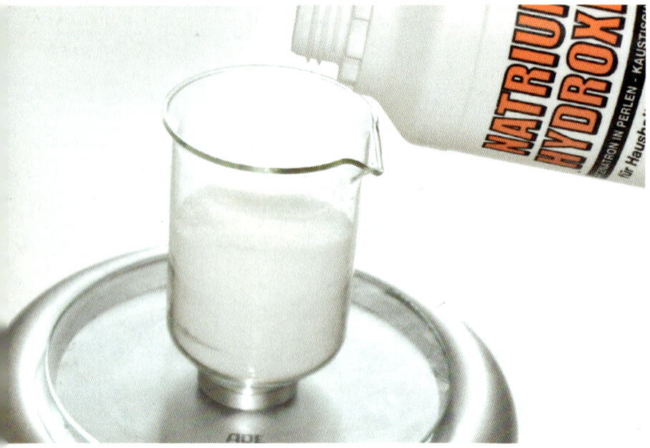

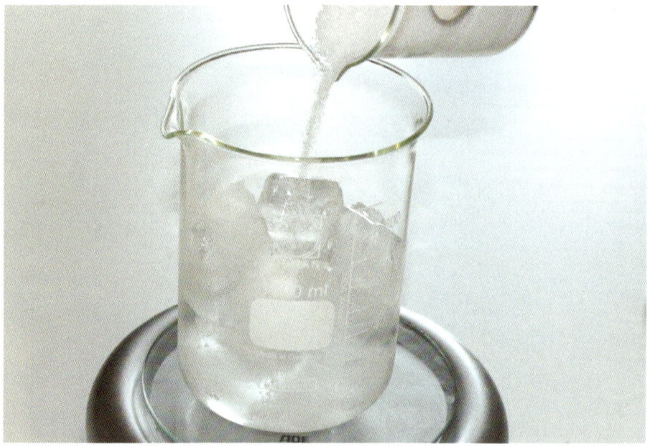

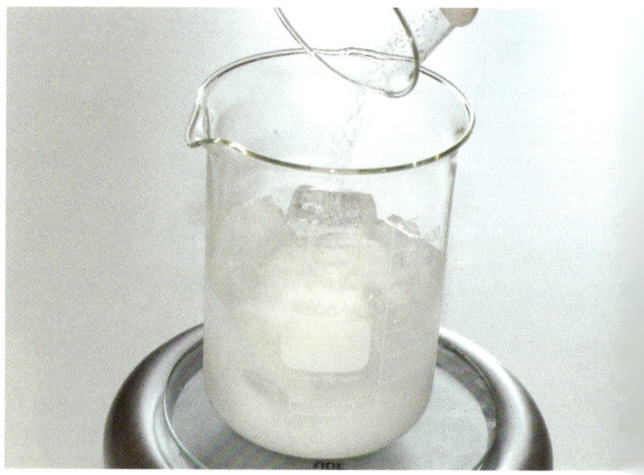

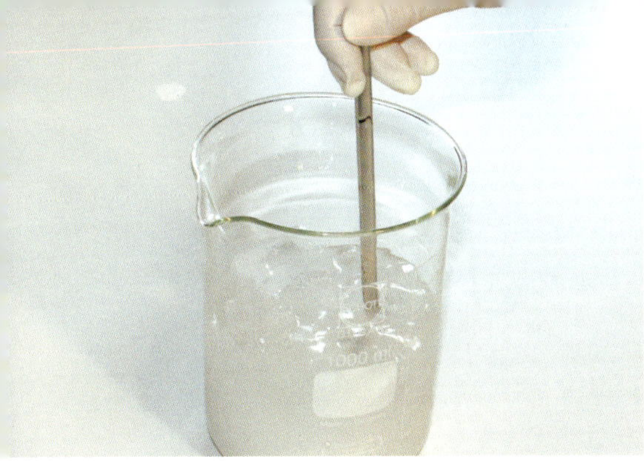

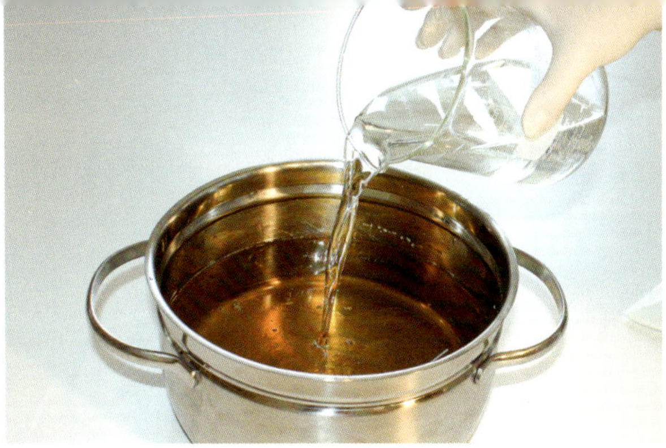

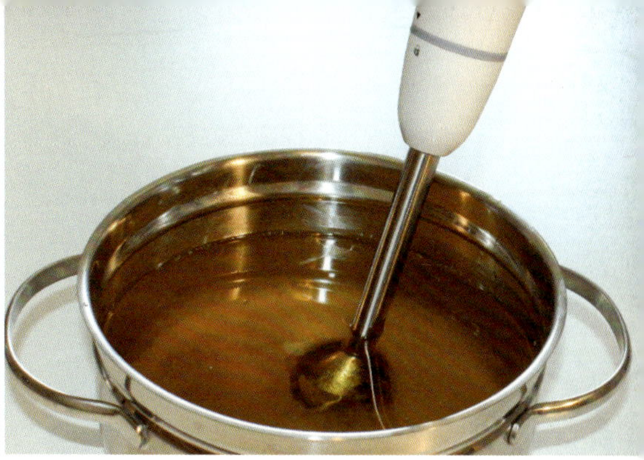

10 Während die Fettmischung und die Lauge auf die gewünschte Temperatur abkühlen, bereiten Sie alles Weitere vor. Decken Sie empfindliche Arbeitsflächen mit Zeitungspapier oder einer Wachstuchtischdecke ab. Gerade Echtholzarbeitsflächen werden von Rohseifespritzern beschädigt. Jetzt ist auch der richtige Zeitpunkt, um Duftstoffe abzumessen oder die gewünschten Pigmente anzurühren bzw. zu dispergieren.

11 Bevor Sie nun den nächsten Schritt machen, kontrollieren Sie am besten anhand der nachfolgenden Checkliste noch einmal, ob Sie alle benötigten Materialien und Hilfsmittel vorbereitet haben. Während der weiteren Herstellung der Seife haben Sie keine Zeit, vergessene Utensilien zusammenzusuchen.

* Sind die Fette abgekühlt?
* Ist die Lauge abgekühlt?
* Ist das Duftöl abgemessen und bereitgestellt?
* Sind die Pigmente angerührt und ebenfalls bereitgestellt?
* Sind eventuell benötigte Zusätze abgemessen und bereitgestellt?
* Ist die Form sauber vorbereitet?
* Ist der Stabmixer einsatzbereit?
* Trage ich Handschuhe, Schutzbrille, Schürze?

Wenn Sie alle Fragen mit Ja beantwortet haben, kann es losgehen. Ihre erste Seife ist nicht mehr weit!

12 Geben Sie vorsichtig und unter Vermeidung von Spritzern die Lauge zur Fettmischung in den Topf. Nehmen Sie den Stabmixer – schalten Sie ihn aber noch nicht ein – und rühren Sie vorsichtig um.

13 Erst jetzt den Stabmixer anschalten und die Lauge mit den flüssigen Fetten vermengen.

Achtung!
Niemals den Stabmixer anschalten und dann in die Seifenmasse tauchen!
Niemals den Stabmixer eingeschaltet aus der Seifenmasse nehmen!

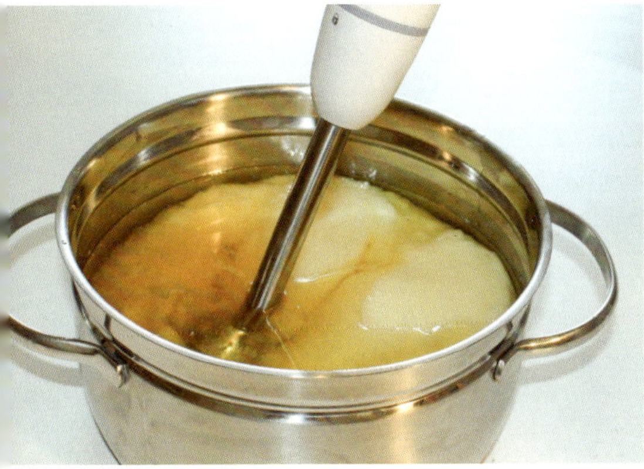

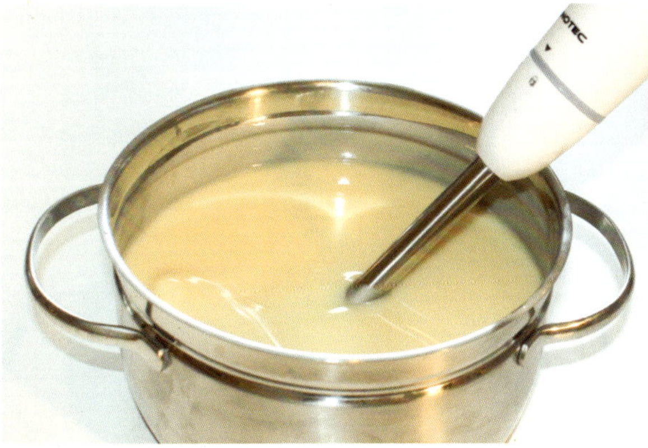

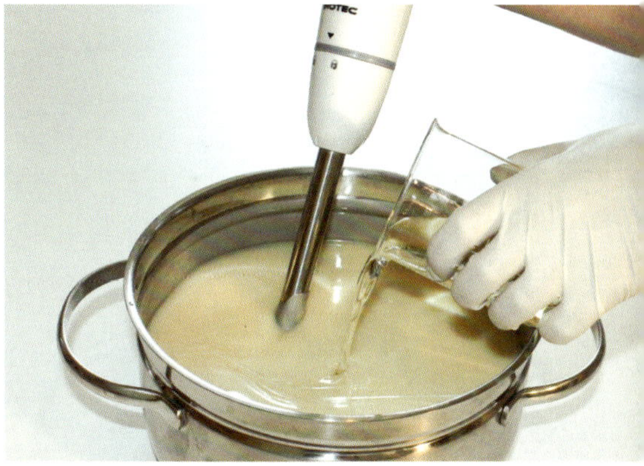

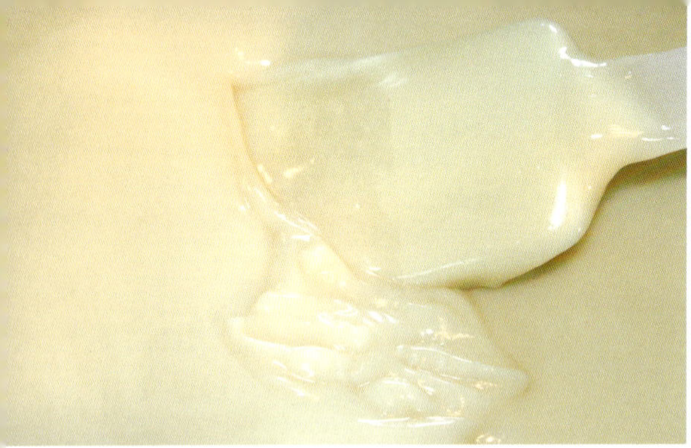
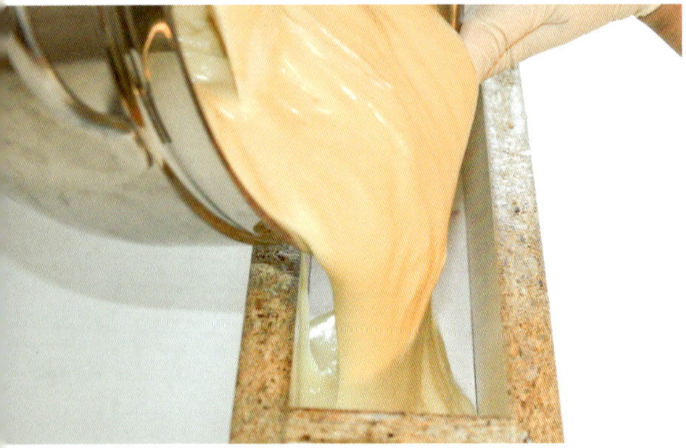
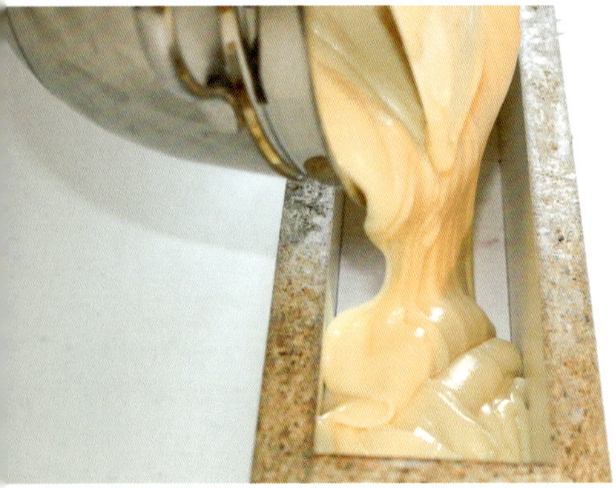
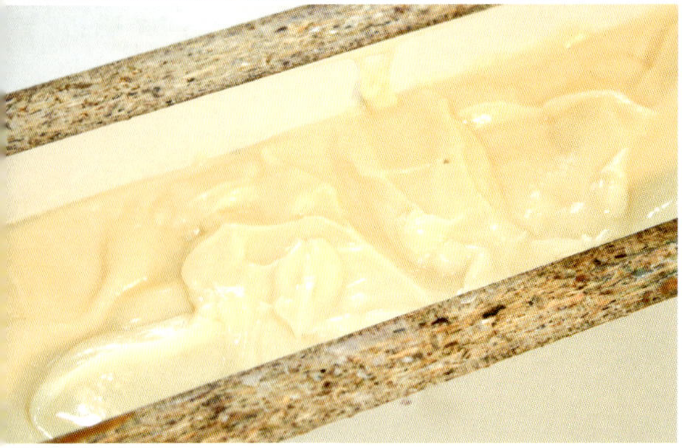

14 Die Lauge und die Fette vermischen sich nun und es entsteht eine helle Masse. Je länger Sie rühren, desto dicker wird diese Masse. Sie durchläuft dabei mehrere Stadien.

15 Als Erstes erreicht sie das sogenannte Kartoffelsuppenstadium: Die Masse ist etwas dicklich. Das ist der richtige Zeitpunkt, um je nach Wunsch die Farbe hinzuzufügen. Rühren Sie anschließend ein wenig weiter und fügen Sie dann evtl. den gewünschten Duftstoff hinzu. Für die Menge gibt es eine einfache Faustregel. So geht man etwa von 30 g Duft auf 1 kg Fettmasse aus – manche geben jedoch mehr, manche weniger zu. Dies ist reine Geschmacksache. Die Menge an Duft sollte jedoch nicht mehr als 5 % der Gesamtmenge (Fette + Wasser + NaOH) betragen.

16 Wenn Sie nun weiter rühren, dickt die Masse weiter an und sie erreicht das Puddingstadium (siehe Anleitungsfoto oben links): Die Masse hat sich merklich verdickt und vom Löffel tropfender Seifenleim bleibt auf der Oberfläche liegen – die Seife „zeichnet". Rühren Sie noch einmal per Hand mit dem Teigschaber um, damit auch die Masse vom Rand, wo eventuell der Stabmixer nicht richtig hinkommt, untergerührt wird.

17 Nun ist der Zeitpunkt gekommen, die Seife in die Form zu füllen. Kratzen Sie die Seifenmasse gründlich aus dem Topf in die Form. Jeder Rest ist zu schade, um ihn zu verschwenden. Außerdem erleichtern Sie sich so das Spülen der Geräte und Töpfe.

18 Luftbläschen, die durch den Stabmixer in die Seife geraten sind, können nun durch leichtes Aufklopfen der Form vernichtet werden. Zum Schluss decken Sie die Oberfläche mit einer Plastikfolie (zum Beispiel Frischhaltefolie oder aufgeschnittene Gefrierbeutel) ab, um die Bildung von Sodaasche zu vermeiden. Wenn Sie die Seife isolieren möchten, um eine Gelphase herbeizuführen, packen Sie sie anschließend in alte Tücher ein. Dann legen Sie Ihre Seife schlafen. Dazu stellen Sie sie für 24 Stunden an einen ruhigen Ort.

19 Am nächsten Tag prüfen Sie, ob die Seife abgekühlt ist. Dann können Sie die Seife ausformen. Sollte sie sich nicht gleich aus ihrer Form lösen lassen, frieren Sie sie einfach für ein paar Stunden ein. Nehmen Sie sie anschließend wieder heraus und lassen Sie sie für ca. 10 Minuten stehen. In dieser Zeit bildet sich zwischen der Seife und der Form Kondenswasser, welches die Seife aus der Form gleiten lässt.

20 Größere Blockstücke können nun geschnitten werden. Dann müssen die einzelnen Seifenstücke ca. 6–8 Wochen lagern und trocknen. In dieser Zeit brauchen sie einen trockenen Ort (Keller, Flur, Dachboden etc.), an dem sie liegen können. Die Seifenstücke verlieren in dieser Zeit einen Teil ihres Wassers, wodurch sie fester und ergiebiger werden. Außerdem fällt der pH-Wert von ca. 12 im Laufe der Trocknung auf ca. 9–10. Einen niedrigeren pH-Wert kann man mit Naturseife nicht erreichen, auch wenn manche Teststreifen dies anzeigen. Sie sind zu ungenau, um solch einen diffizilen Bereich messen zu können.

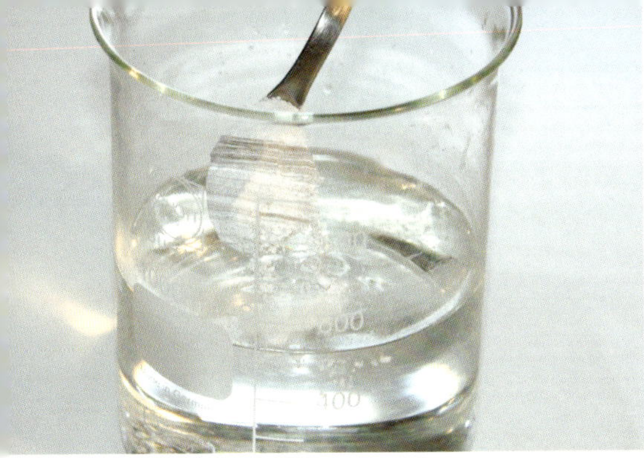
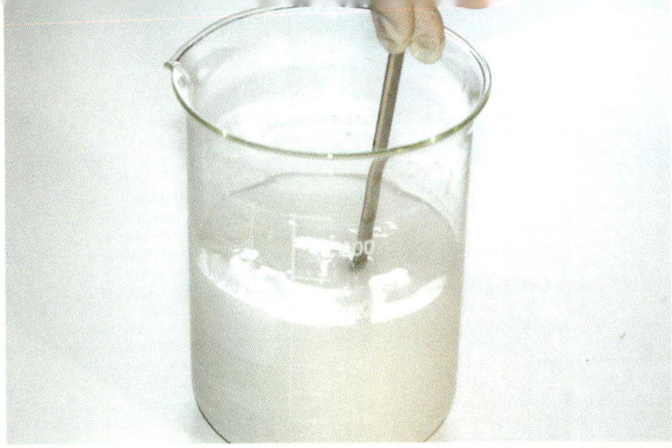
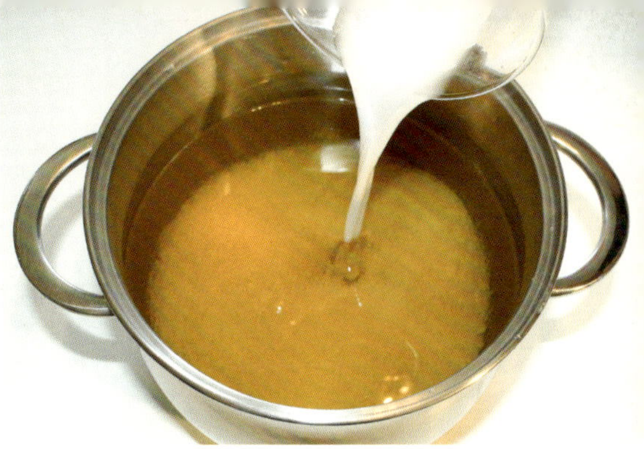

Seife mit Titandioxid

Eine Ausnahme bei der Herstellung sind Seifen, die mit Titandioxid gefärbt – bzw. aufgehellt werden. Hier verändert sich die Vorgehensweise ein wenig. Darum möchte ich hier kurz auf die Herstellung von Seife mit Titandioxid eingehen.

1 Die Fette werden wie bei der Grundanleitung beschrieben vorbereitet und zum Abkühlen zur Seite gestellt. Dann rühren Sie wie beschrieben die Natronlauge an und lassen diese abkühlen.

2 Geben Sie das Titandioxid mit einem Löffel in die Lauge und rühren Sie es gut ein.

3 Die transparente Lauge verfärbt sich und wird weiß.

4 Geben Sie anschließend die mit dem Pigment gefärbte Lauge zu den Fetten in den Topf und heben Sie sie wie bei der Grundanleitung beschrieben vorsichtig unter. Dann können Sie sie mit dem Stabmixer einrühren. Wie auf dem Schrittbild zu erkennen ist, ist die Rohseife deutlich heller als bei der Grundanleitung ohne Titandioxid.

5 Sobald das Kartoffelsuppenstadium erreicht ist, können Sie nach Wunsch Duftstoffe hinzugeben. Rühren Sie diese mit dem Stabmixer gut ein.

6 Danach wird die Seifenmasse in die Form gegossen, abgedeckt und schlafen gelegt.

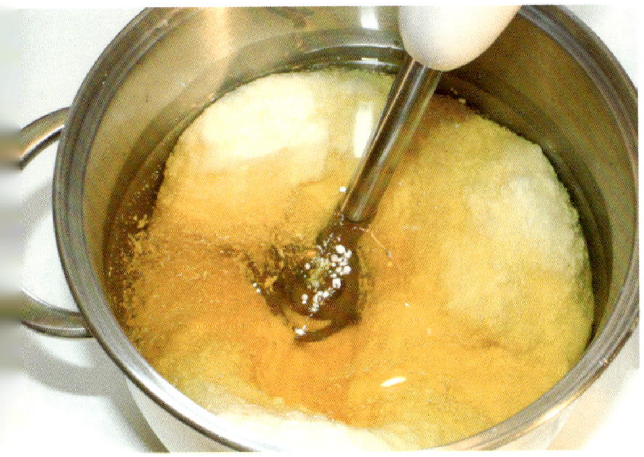
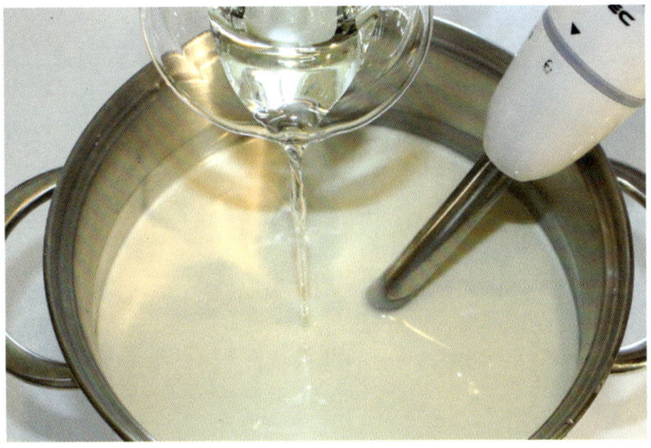
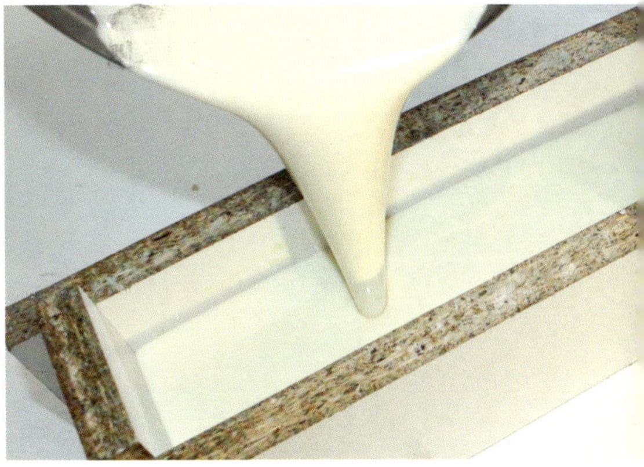

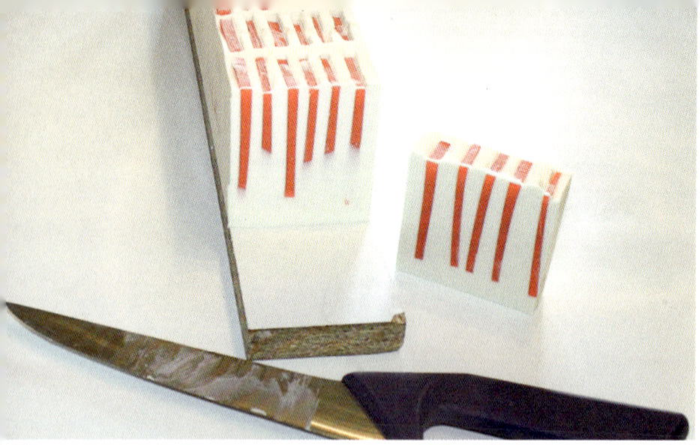

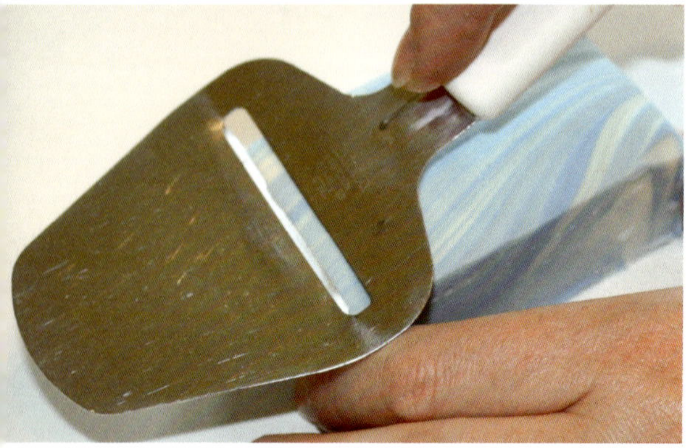

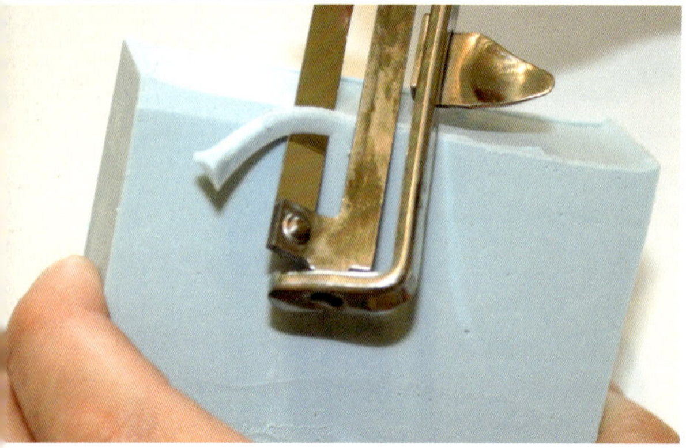

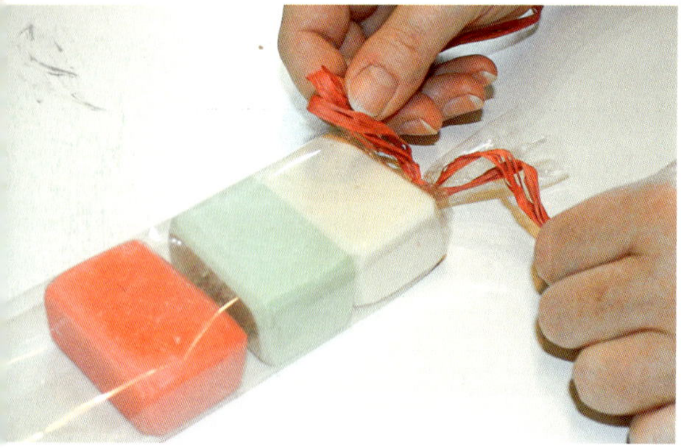

Lagerung und Verpackung

Nach dem Ausformen ist die Seife noch lange nicht fertig. Sinnvoll ist es, die sperrigen Blöcke zunächst in handliche Stücke zu schneiden. In dieser Größe sind sie später nicht nur benutzerfreundlich, sondern die frische Seife wird auch von allen Seiten von Luft umgeben. Schneiden Sie die ausgeformte Seife daher mit einem großen Messer in Scheiben. Die Flächen und Kanten können Sie anschließend gleich überarbeiten.

Für Flächen eignet sich ein Käsehobel. Damit können unebene Stellen begradigt werden. Für die Kanten eignet sich zum Verzieren und Nachschneiden ein Sparschäler. Durch das Nachschneiden bekommen glatte, langweilige Oberflächen und unschöne Schnittkanten einen individuellen Touch. Die Seifen sind nun nicht nur liebevoll von Hand gefertigt, sondern sehen auch so aus.

Wie bereits bei der Grundanleitung erwähnt, müssen die frischen Seifenstücke nach dem Ausformen noch ca. 6–8 Wochen reifen. Erst dann ist der Verseifungsprozess abgeschlossen.

Im Grunde handelt es sich bei diesem Reifeprozess schlicht um einen Trocknungsprozess. Die Seifenstücke verlieren in dieser Zeit sehr viel Wasser und werden dadurch härter und somit ergiebiger. Außerdem sinkt der pH-Wert.

Benutzen Sie die Seife daher nicht vor dem Ablauf der empfohlenen Lagerzeit. Ansonsten ist der pH-Wert noch zu hoch. Erst mit der richtigen Reife wird die Seife hautfreundlicher. Frische Seife trocknet die Haut aus und macht keine Freude. Empfindliche und sensible Haut leidet unter frischer Seife. Außerdem hat frische Seife noch einen so hohen Wasseranteil, dass sie sich ruck, zuck im Wasser auflöst und aufgebraucht ist. Es wäre schade um die ganze Arbeit, wenn sie sich so schnell im Abfluss verflüchtigen würde.

Während der Reifezeit können Sie die Seifenstücke nebeneinander in einen Karton oder auf ein Regal stellen. Wichtig ist, dass die Seife Luft bekommt, damit sie Wasser verlieren kann. Dies gilt übrigens nicht nur für die Reifezeit, sondern für die gesamte Lebenszeit der Seife. Naturseife möchte weder in eine luftdichte Dose gesperrt, noch hermetisch in Tüten eingewickelt werden. Sie braucht ihr Leben lang Luft zum atmen. Wenn sie diese nicht bekommt, kann sie schnell anfangen ranzig zu werden.

Normalerweise können Sie Seife gut bei Raumtemperatur lagern, oft bietet sich ein kühler Keller- oder Abstellraum an. Wenn Sie eine hoch überfettete Seife haben und befürchten, dass diese schnell ranzig wird, können Sie die Seifenstücke auch einfrieren. Das macht der Seife und ihren Bestandteilen nichts aus. Beginnt Ihre Seife im Sommer bei hohen Temperaturen zu schwitzen, das heißt sie ist wie beschlagen und wird etwas feucht und glitschig, dann trocknen Sie sie einfach öfters mit Küchenpapier ab. Am besten suchen Sie jedoch nach einem anderen, kühleren Lagerort und siedeln Ihr Seifendepot dorthin um.

Eine Möglichkeit, Naturseife zu verpacken, ist Zellglas, auch Zellophan genannt. Dieses Material ist luftdurchlässig und daher sehr gut für die Verpackung der Seifen geeignet. Fertige Zellophantütchen gibt es in kleinen Mengen zum Beispiel in Schreibwarenläden, in Abteilungen für Bürobedarf oder auch in manchen Drogeriemärkten und Bastelfachgeschäften zu kaufen. Darüber hinaus findet man im Internet viele Anbieter für Verpackungsmaterial, die auch Zellophanzuschnitte anbieten – oft aber nur in großen Mengen. Hier macht es Sinn, sich mit anderen Hobbyseifern bei einer Bestellung zusammenzutun.

Eine andere, sehr schöne Lösung, um Seife vor Schmutz und Staub zu schützen, ist Seidenpapier.

Wickeln Sie Ihre kostbaren Stücke doch einfach darin ein und legen Sie sie anschließend in ein schönes Pappschächtelchen. Diese Art der Verpackung kennt man auch von hochwertigen Seifenstücken aus gehobenen Pflegeserien, die zum Beispiel in Drogerien und Parfümläden verkauft werden.

Wie man Seife ansprechend verpackt, hängt von der Kreativität und Geschicklichkeit eines jeden ab. Hier ist wirklich alles möglich. Banderolen mit hübschen Bildern und kreativen Seifennamen haben sich bewährt und machen aus der Seife ein professionelles Geschenk. Banderolen kann man mithilfe von Bildbearbeitungsprogrammen am Computer erstellen, aber auch in Microsoft Word® sind einfache Banderolen möglich. Manchmal reicht es, einen liebevoll gestalteten Zettel an eine Zellophantüte zu hängen.

Wichtig ist, dass der Beschenkte weiß, was er bekommt. So sollten auf jedem Stück Seife, das weitergegeben wird, auf jeden Fall die Inhaltsstoffe, das Herstellungsdatum und vielleicht auch der Überfettungsgrad stehen. So kann jeder nachvollziehen, womit er sich da im Bad verwöhnt. Auch ist es sinnvoll, wenn man sich zu jeder Seife, die man neu herstellt, Notizen macht. Das erleichtert es später, eine besonders gelungene Seife nachzuarbeiten oder die Rezeptur zu verbessern. Machen Sie sich eine Liste, in der Sie all Ihre selbst hergestellten Seifen aufführen. Die nebenstehenden Angaben machen es Ihnen später leicht, bestimmte Seifen zu reproduzieren.

Sollten Sie viele Seifen herstellen und lagern, sind Sie irgendwann froh, auf diese Aufzeichnungen zurückgreifen zu können. Sollte einer Ihrer Schätze anfangen ranzig zu werden, können Sie zum Beispiel nach den Ursachen suchen. Welche Fette habe ich damals in hoher Menge eingesetzt, wie hoch war die Überfettung und wie alt ist die Seife eigentlich? Habe ich einen Fehler bei der Lagerung gemacht? All das wird Ihnen helfen, Ihre Erfahrungen zu sammeln und bei Ihren zukünftigen Kreationen sinnvoll anzuwenden.

* Name der Seife
* Herstellungsdatum
* Überfettungsgrad
* Verseifte Fette
* Name der Pigmente
* Zusätze
* verwendete Düfte

Geben Sie jeweils die eingesetzte Menge an.

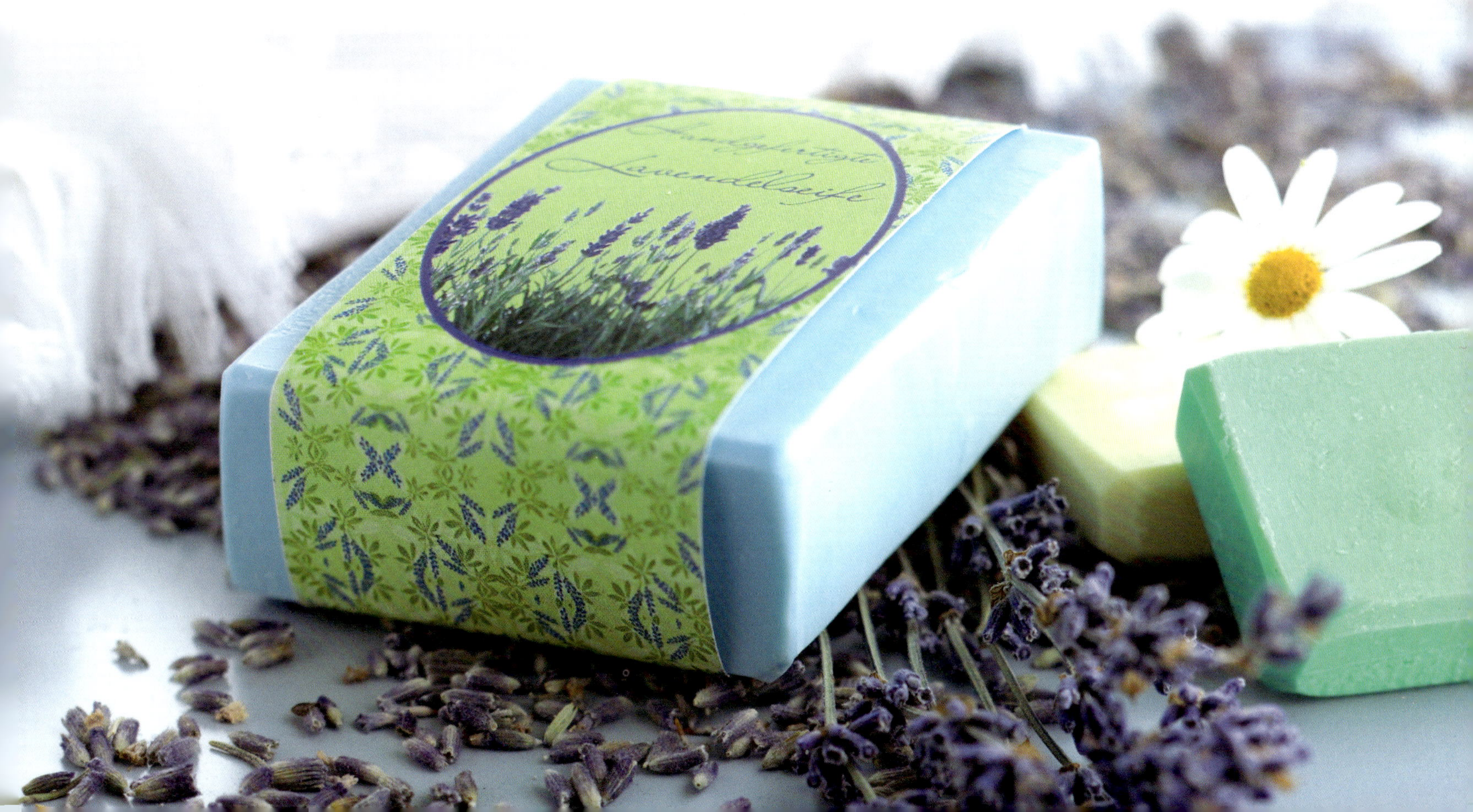

Troubleshooting

Selbst nach jahrelanger Erfahrung, was die Herstellung von Naturseife angeht, ist man nicht sicher vor ungeplanten Ereignissen. Die beste Vorbereitung schützt nicht davor, dass das Parfümöl den Seifenbrei zu Beton erstarren lässt oder die fertige Seife Öl ausschwitzt. Arbeiten Sie sorgfältig, rechnen Sie gewissenhaft die Rezepte aus, bereiten Sie ein ungestörtes Arbeiten vor und lesen Sie am besten vor der Herstellung aufmerksam dieses Kapitel. Denn hier erfahren Sie, wie Sie mit Überraschungen umgehen sollten.

Seife einschmelzen

Viele Fehler, die Ihnen beim Herstellen der Seife passieren können, können diese Maßnahme nach sich ziehen. Außerdem können Sie sie anwenden, wenn eine Seife mal nicht so geworden ist, wie Sie es sich vorgestellt haben (zu viel oder zu wenig Farbe oder eine misslungene Duftmischung, kleine Schönheitsfehler wie Luftlöcher oder braune Flecken).

Schneiden Sie die Seife in winzige Stücke oder schicken Sie sie zum Spazieren auf die Küchenreibe. Diese Seifenspäne geben Sie dann zusammen mit ein paar Milliliter Flüssigkeit (Milch oder Wasser) in einen Email- oder Edelstahltopf. Fügen Sie wirklich nur kleine Mengen Flüssigkeit hinzu, denn je mehr Flüssigkeit zugegeben wird, desto länger dauert es, bis die Seife wieder fest wird.

Stellen Sie den Topf bei ca. 70–80 °C in den Ofen. Rühren Sie die Masse regelmäßig um, bis alles geschmolzen ist und sich verbunden hat. Wenn die Masse homogen ist und sich noch gut rühren lässt, können Sie die Seife neu beduften und färben. Dann geben Sie sie wieder in eine Seifenform und lassen sie ruhen.

Seife aussalzen

Diese Methode ist notwendig, wenn Sie nach der Herstellung einer Seife festgestellt haben, dass ungelöste NaOH-Kristalle in ihr schlummern (zum Beispiel mithilfe des Küsschentests, siehe Seite 16). Oder wenn Sie Seifenreste haben, die Sie nicht mehr verwenden möchten, die zum Entsorgen aber eigentlich zu schade sind.

Durch das Aussalzen können Sie eine hervorragende Putzseife herstellen. Sie eignet sich zum Putzen aller Bodenbeläge und ist außerordentlich gut geeignet für Holzböden. Schrubben Sie Ihre Edelstahlspüle damit und reinigen Sie Ihre Pfannen. Probieren Sie es aus. Eine ausgesalzene Seife ist eine tolle Alternative zu chemischen Reinigungsmitteln und Sie können viel Geld sparen.

Um Ihre Seife auszusalzen gehen Sie wie folgt vor:

1 Geben Sie die klein geschnittene Seife mit viel Wasser (ca. 1 Teil Seife auf 3 Teile Wasser) in einen Email- oder Edelstahltopf und lassen Sie das Ganze aufkochen.

2 Rühren Sie die Masse ständig um, bis die Seife sich aufgelöst hat. Geben Sie Acht: Die Seife neigt dazu, sich schäumend aus dem Topf zu bewegen!

3 Wenn alles gelöst ist, geben Sie schöpflöffelweise einfaches Haushaltssalz dazu. Immer einen kleinen Schöpflöffel voll, dann wieder rühren.

4 Mit der Zeit setzt sich auf der Oberfläche eine Schicht ab. Wenn Sie merken, dass sich diese Schicht nicht mehr vergrößert und sich auch nicht mehr mit dem Rest der Flüssigkeit verbinden kann, lassen Sie den Topf eine kleine Weile zum Abkühlen stehen.

5 Schöpfen Sie die warme Schicht ab und geben Sie sie in einen Topf. Bei der übrig bleibenden Flüssigkeit handelt es sich um die sogenannte Unterlauge, deshalb unbedingt mit Schutzhandschuhen arbeiten.

6 Führen Sie dann das gleiche Procedere mit der abgeschöpften Masse noch einmal durch. Die ausgesalzene Seife wird so heller und Rückstände wie Kräuter und andere Zusätze werden entfernt. Sie werden feststellen, dass bei jedem Aussalzschritt die Flüssigkeit, die unten übrig bleibt, heller wird, da die abgeschöpfte Seife sauberer wird.

7 Zum Schluss schöpfen Sie die Schicht auf dem Salzwasser in eine Form und lassen sie erkalten. Die übrig gebliebene Flüssigkeit wird entsorgt. Die abgeschöpfte Putzseife ist quasi ewig haltbar und hat eine hervorragende Waschkraft.

Seife am Stiel

Beschreibung: Dieser Ausdruck bezeichnet das Phänomen, wenn der Seifenleim nach Zugabe des Duftes im Topf erstarrt und sich nicht mehr in die Form bringen lässt. Der Stabmixer bleibt in der Masse stecken.

Mögliche Ursachen: Sie haben ein Duftöl eingesetzt, das durch seinen hohen Alkoholgehalt die Seife zum schnellen Andicken bringt. Oder Sie haben sich bei der Rezepterstellung verrechnet und zu wenig Flüssigkeit für die Lauge abgewogen.

Lösung: Hier hilft nur die sogenannte Heißverseifung. Stellen Sie den Topf bei ca. 70 °C für ca. eine Stunde mit einem Deckel in den Backofen. Rühren Sie ab und zu um, um festzustellen, in welchem Stadium sich Ihre Seife befindet. Sie wird nach einiger Zeit in die Gelphase eintreten und somit eine weiche und vaselineartige Konsistenz annehmen. In diesem Stadium können Sie sie noch nachbeduften, da sich durch die Hitze im Ofen die Duftöle zum Teil verflüchtigt haben. Dann gießen Sie den Seifenleim in die Form und lassen ihn 24 Stunden ruhen. Dann können Sie Ihre Seife wie gewohnt ausformen.

Vermeiden des Problems: Lesen Sie gründlich die Artikelbeschreibung des Duftstoffanbieters. Viele Händler testen die Düfte, die sie anbieten, und stellen ihre Erfahrung zur Verfügung. Eine andere Möglichkeit ist, die einschlägigen Seifenforen im Internet zu durchforsten. Hier gibt es gesammelte Informationen über das Verhalten der Düfte. Ansonsten hilft nur das gewissenhafte und sorgfältige Abwiegen und Abmessen aller Rezeptbestandteile.

Der Seifenleim ist zu flüssig

Beschreibung: Sie rühren und rühren und die Seife dickt nicht an.

Mögliche Ursachen: Sie haben sich bei der Flüssigkeitsmenge verrechnet und zu viel Flüssigkeit verwendet. Es könnte auch an der Fettzusammenstellung liegen, manche Öle zählen zu den weichen Fetten und führen in größerer Menge zu diesem Problem. Manchmal ist aber auch einfach nur der Seifenkobold am Werk, sprich: Es gibt keine einleuchtende Erklärung.

Lösung: Auch hier haben Sie die Möglichkeit, die bei „Seife am Stiel" beschriebene Heißverseifung im Ofen durchzuführen. Oder Sie rühren in regelmäßigen Abständen weiter (ab und an braucht der Stabmixer eine Ruhepause, er ist nicht für den Dauereinsatz im Seifentopf konzipiert!). Vielleicht haben Sie Glück und der Seifenbrei dickt nach einer längeren Bearbeitungszeit noch an. Wenn er trotzdem noch richtig dünnflüssig ist, hilft nur der Backofen.

Wenn der Seifenleim nach längerem Rühren tatsächlich halbwegs angedickt ist, können Sie die Masse trotzdem in die Form geben. Es wird unter Umständen etwas länger als 24 Stunden dauern, bis Sie die Seife ausformen können, aber in der Regel wird eine Seife daraus entstehen. Geben Sie ihr einfach die Zeit, die sie dazu benötigt.

Vermeiden des Problems: Informieren Sie sich über die Eigenschaften der eingesetzten Fette. Auch eine Reduzierung der Flüssigkeitsmenge beim nächsten Mal kann helfen.

Die Seife „gerinnt" im Topf

Beschreibung: Die Seifenmasse flockt im Topf aus und scheint sich zu trennen.

Mögliche Ursachen: Der Grund hierfür können die Qualität des Duftöls sein, die Temperatur (zu warm gearbeitet?) oder aber einzelne Fette.

Lösung: Rühren Sie tapfer weiter, meistens verbinden sich die Flocken wieder zu einer homogenen Masse. Wenn nicht, besteht wieder die Möglichkeit, die unter „Seife am Stiel" beschriebene Heißverseifung durchzuführen. Rühren Sie im Ofen regelmäßig um und kontrollieren Sie, ob sich die Masse wieder verbindet. Sobald sie das tut, ab in die Form.

Vermeiden des Problems: Lassen Sie die Lauge und die Fette gut abkühlen, sodass beide in etwa die gleiche Temperatur haben, bevor Sie sie zusammengeben. Informieren Sie sich im Vorfeld über die Eigenschaften des verwendeten Duftöls.

Öl auf der fertigen Seife

Beschreibung: Sie wollen die Seife ausformen und entdecken, dass auf der Oberfläche eine Ölschicht steht.

Mögliche Ursachen: Sie haben einen sehr hohen Überfettungsgrad gewählt oder fetthaltige Zusätze verwendet (zum Beispiel Avocado oder Milchprodukte).

Lösung: Lassen Sie die Seife noch ein bis zwei Tage stehen, meist holt sie sich das Öl zurück und es zieht in die Seife ein. Sollte dies nicht passieren, fangen Sie das Öl in einem Behälter auf und wiegen Sie es ab. Reduzieren Sie nun die Fettmenge im Rezept um diese Ölmenge und rechnen Sie die Überfettung mithilfe des Seifenrechners neu aus. Haben Sie einen recht hohen Überfettungsgrad gewählt, kann es sein, dass die Menge des abgeschiedenen Öls der Seife nicht fehlt und die Überfettung noch immer bei einem Wert von 7–8 % liegt. Dann ist die Seife in Ordnung und kann verwendet werden.

Sollte zu viel Öl abgesondert worden sein (die Seife ist also nicht überfettet), schmelzen Sie die Seife mit dem abgesonderten Öl wieder ein. Geben Sie dabei ruhig noch einen Schluck zusätzliches Öl mit dazu, denn die Seife hat beim Ausformen zusätzlich Öl verloren. Es gilt: Lieber eine etwas höhere Überfettung als eine zu niedrige.

Vermeiden des Problems: Wenn Sie sehr fetthaltige Zusätze verwenden, wie Avocado oder Milchprodukte, wählen Sie für die Verseifung eine etwas geringere Überfettung.

Löcher in der Seife – gefüllt und ungefüllt

Beschreibung: Beim Aufschneiden der Seife entdecken Sie Luftlöcher. Manche sind mit einer Flüssigkeit gefüllt.

Mögliche Ursachen: Sind es leere Luftlöcher, sind diese wahrscheinlich beim Rühren mit dem Stabmixer entstanden. Diese Luftlöcher sind lediglich ein optisches Problem. Manchmal jedoch entdeckt man beim Aufschneiden des Seifenblocks mit Flüssigkeit gefüllte Löcher. Hier ist Vorsicht geboten! Es kann sich hier entweder um nicht richtig untergerührtes Duftöl handeln oder – im schlimmsten Fall – um Natronlauge. Dies können Sie entweder vorsichtig mithilfe des Küsschentests (siehe Seite 16) oder aber mithilfe eines pH-Teststreifens klären.

Lösung: Handelt es sich um die gefürchtete Lauge, ist die Seife leider ein Fall für das Wiedereinschmelzen (siehe vorherige Seiten). Auf keinen Fall dürfen Sie die Seife benutzen! Handelt es sich nur um Öl- oder Duftreste, die sich nicht mit der Seife verbunden haben, kann die Seife nach der Lagerung in Gebrauch genommen werden.

Vermeiden des Problems: Der Grund für Luftblasen mit Natronlauge kann eine zu hohe Temperatur während des Herstellungsprozesses sein. Auch wenn Sie kalt gearbeitet haben und Zusätze wie Seide oder Honig verwendet wurden, besteht diese Gefahr. Wenn Seife mit diesen Zusätzen isoliert wird, kann es passieren, dass diese Zusätze die Seife zu sehr aufheizen. Wenn Sie Zusätze wie Seide, Honig oder Milchprodukte in der Seife verwenden, die von sich aus aufheizen, sollten Sie die Seife nicht isolieren. Sonst können sich Luftblasen mit Natronlauge bilden. Ungefüllte oder harmlose Luftlöcher vermeiden Sie, indem Sie den Stabmixer während des Mixvorganges nie aus der Seife herausgucken lassen. So kann keine Luft in die Masse gelangen.

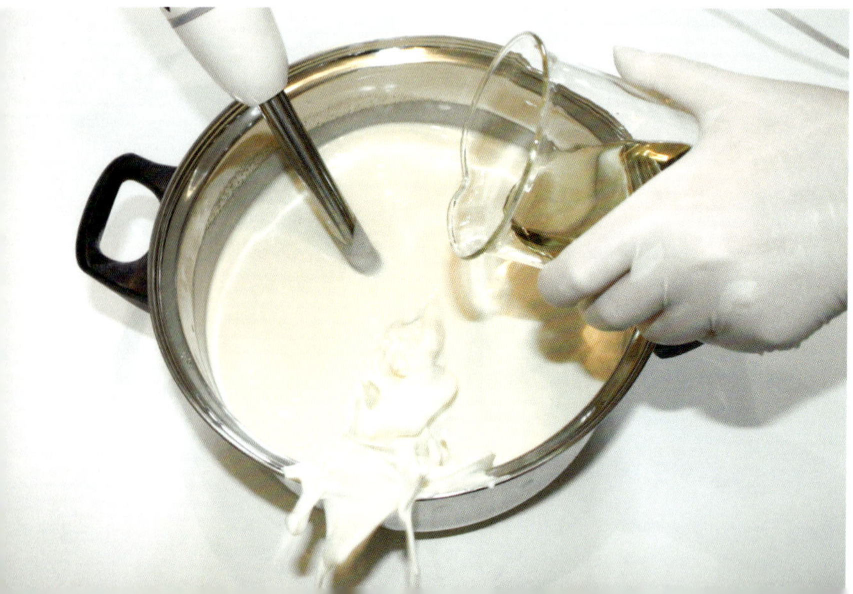

Braune Flecken in der Seife

Beschreibung: Die Seife ist geschnitten und steht zum Lagern und Trocknen im Regal. Nach ein paar Tagen stellen Sie fest, dass sie überall hässliche braune Flecken aufweist.

Mögliche Ursache: Dies ist meist ein Anzeichen dafür, dass das Parfümöl nicht gründlich genug untergerührt wurde.

Lösung: Sie können diesen optischen Makel akzeptieren oder die Seife einschmelzen (siehe vorherige Seiten).

Vermeiden des Problems: Rühren Sie das Duftöl sorgfältig unter, bis Sie ganz sicher sind, dass es vollständig in die Masse eingearbeitet ist.

Die Seife will nicht aus der Form

Beschreibung: Die Seife bleibt in der Form stecken. Kein Drücken, Klopfen und Schimpfen hilft.

Mögliche Ursachen: Der Flüssigkeitsanteil in der Seife ist evtl. zu hoch. Oder der Anteil weicher Fette ist zu hoch gewählt. Die Seife ist einfach zu weich, um aus der Form zu rutschen.

Lösung: Sollte die Seife auch nach mehreren Tagen nicht aus ihrer Form wollen, frieren Sie sie ein paar Stunden ein. Nehmen Sie sie wieder aus dem Gefrierschrank heraus und lassen Sie sie ein paar Minuten stehen. Es bildet sich Kondenswasser zwischen Seife und Form, dann sollte sie locker aus der Form flutschen.

Vermeiden des Problems: Reduzieren Sie bei diesem Rezept in Zukunft die Wassermenge. Bei der Verwendung von Einzelformen, die prinzipiell schwierig auszuformen sind, bietet sich auch an, einen kleinen Teil Kakaobutter mit ins Rezept einzubauen. Das macht die Seife schnell härter, sodass sie besser aus der Form kommt.

Ungelöstes NaOH in der fertigen Seife

Beschreibung: Beim Aufschneiden der Seife kommen Kristalle zum Vorschein, die keinen Zweifel daran lassen, dass sie der Familie des Natriumhydroxids angehören.

Mögliche Ursache: Sie haben das NaOH nicht lange genug gerührt und es sind ungelöste Körnchen mit der Lauge in die Seife gelangt.

Lösung: Es gibt nur noch zwei Möglichkeiten für diese Seife: Ab in die Tonne oder aussalzen und als Putzseife verwenden.

Vermeiden des Problems: Rühren Sie die Lauge gewissenhaft an, nehmen Sie sich die Zeit. Gießen Sie die fertige Lauge zur Kontrolle durch ein engmaschiges Plastiksieb in die Fettmischung, um mögliche Kristalle zurück zu halten.

Ranzige Seife

Beschreibung: Ranzige Seife erkennen Sie an gelben Flecken, die sich im Laufe der Zeit auf der Seife ausbreiten. Zusätzlich entsteht ein typischer Ranzgeruch.

Mögliche Ursachen: Die Lagerung der Seife spielt für dieses Problem eine große Rolle. Auch bestimmte Fettsorten gelten als Schnellranzer.

Lösung: Schneiden Sie die Flecken ab und brauchen Sie die Seife rasch auf. Eine weitere Möglichkeit ist das Aussalzen (siehe vorherige Seiten).

Vermeiden des Problems: Lagern Sie die Seife dunkel und kühl an einem luftigen Ort. Packen Sie sie niemals luftdicht ein und bringen Sie sie nicht mit Metall in Berührung (einzige Ausnahme: Edelstahl). Achtung: Auch Schleifenbänder mit einem Drahteinsatz bringen die damit in Berührung gekommenen Seifenstücke zum Ranzen!

Achten Sie bei der Rezeptur Ihrer Seifen außerdem darauf, dass Sie die nachfolgend aufgeführten Fette nur in kleinen Mengen verwenden (nicht mehr als 10 % der gesamten Fettmenge): Sonnenblumenöl, Distelöl, Traubenkernöl, Hanföl, Leinöl, Maiskeimöl, Arganöl. Diese Fette gehören zu den „Schnellranzern“.

Sodaasche

Beschreibung: Auf Ihrer Seife hat sich eine weiße, pulvrige Schicht abgesetzt.

Mögliche Ursachen: Die Seife ist zu schnell vor Beendigung des Verseifungsprozesses mit Sauerstoff in Berührung gekommen. Evtl. führt auch ein hoher Olivenölanteil zu Sodaaschebildung. Es ist nicht genau erwiesen, warum immer wieder Sodaasche entsteht oder eben auch nicht entsteht.

Lösung: Schneiden oder waschen Sie die Stellen ab. Es handelt sich nur um ein optisches Problem.

Vermeiden des Problems: Decken Sie die Seife in der Form mit einer Plastikfolie ab, damit sie während des Verseifungsprozesses nicht zu früh mit Sauerstoff in Verbindung kommen kann. Seife, die keine Gelphase durchlebt hat, einfach 1–2 Tage länger in der Form lassen.

Die Seife blutet aus

Beschreibung: Beim Benutzen der Seife blutet die Seife aus, das heißt der Schaum ist farbig und es bilden sich farbige Rinnsale im Waschbecken.

Mögliche Ursache: Sie haben das Farbpigment zu hoch dosiert. Dies passiert besonders gern bei folgenden Farben: Blütenorange, Dark Pink, Brilliantrosa, Kakaopulver, Rosenrot. Aber auch bei allen anderen wasserlöslichen Pigmenten kann die Seife ausbluten.

Lösung: Raspeln oder schnipseln Sie die Seife in kleine Stücke und geben Sie diese als Konfetti in eine neue Kreation. Oder schmelzen Sie die Seife ein und verdünnen Sie sie mit einer neuen Charge. Zur Not können Sie sie auch aussalzen. Da die Seife aber eigentlich in Ordnung ist, halte ich dies eher für eine zu drastische Maßnahme.

Vermeiden des Problems: Setzen Sie die Pigmente mit größter Vorsicht ein und geben Sie sie nur tropfenweise zum Seifenleim, bis das Ergebnis zufriedenstellend ist. Weniger ist hier mehr! Sie können die erforderliche Pigmentmenge auch reduzieren, indem Sie eine Gelphase erzwingen. Dadurch wird so manches Farbergebnis intensiviert. Wenn Sie weiterhin Probleme mit der Dosierung haben, weichen Sie auf Pflanzenfarben aus. Hier ist allerdings eine Gelphase meist zwingend notwendig, um ein farbintensives Ergebnis zu erzielen.

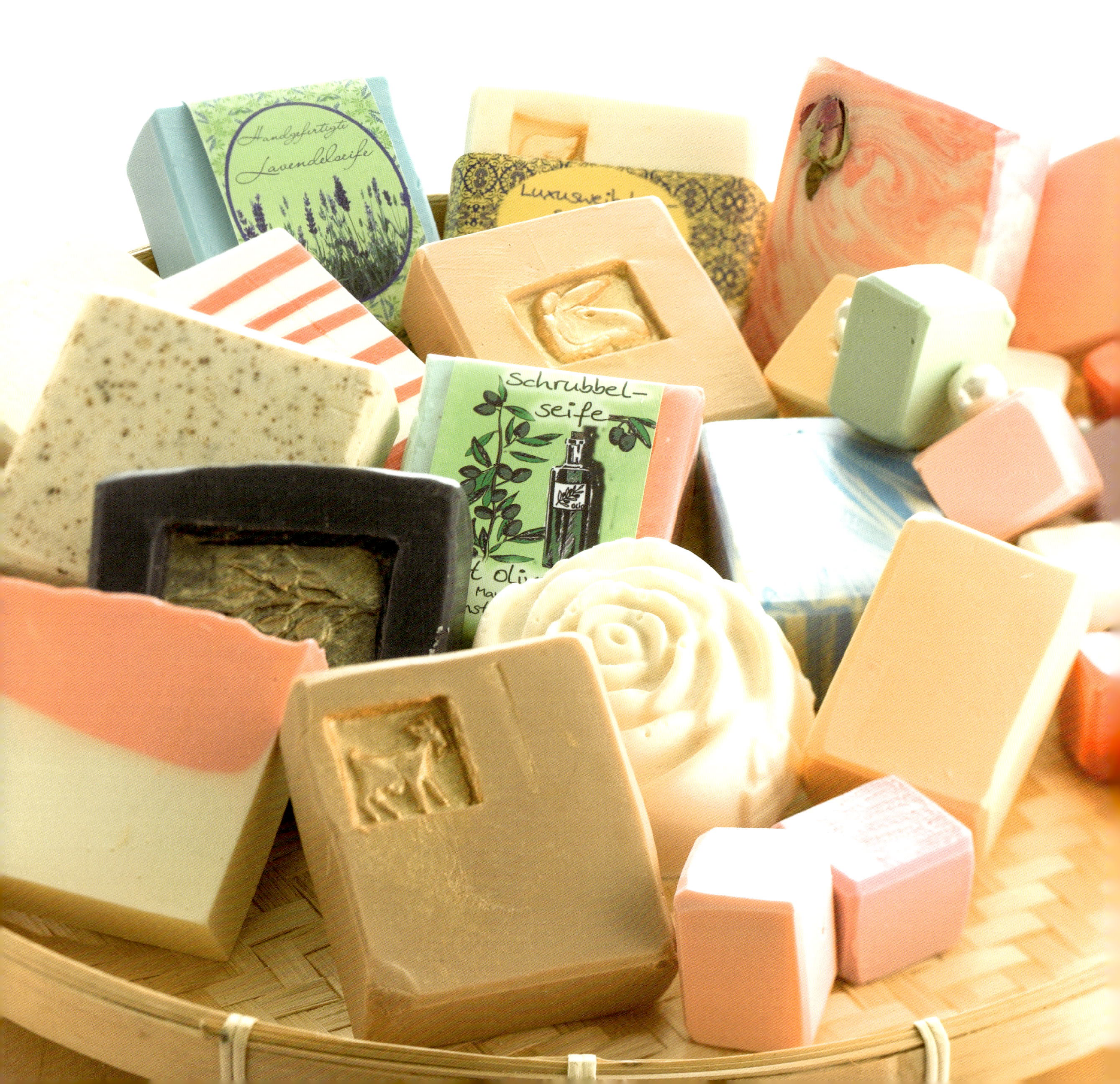
Handgefertigte Lavendelseife
Schrubbel-seife

Rezepte und Gestaltungsideen

Im nun folgenden Rezeptteil finden Sie eine bunte Mischung: marmorierte sowie einfarbige Seifen, dekorierte Seifen sowie Exemplare mit Einlegern. Sie finden Seifen in Einzelförmchen, in Blockform und auch in der Dividorform. Ich habe viele verschiedene Rezepte zusammengetragen, die auch Anfängern gelingen. Die Rezepte können untereinander ausgetauscht werden. Wenn Sie lieber selbst ein Seifenrezept zusammenstellen möchten, beachten Sie ein ungefähres Verhältnis von 50 Prozent festen zu 50 Prozent flüssigen Fetten und sehen Sie sich die Eigenschaften der Fette besonders bezüglich der Schaumeigenschaften an.

All diese Rezepte können nur eine Inspiration für Sie sein, ein Anreiz, es einfach mal zu versuchen. Sie werden auch anhand der Bilder sehen, dass eine im ersten Augenblick als sehr aufwendig erscheinende Seife durchaus einfach nachzuarbeiten sein kann. Das beste Beispiel dafür ist die Signalseife. Wenn Sie die aufgeführten Fette nicht zu Hause haben und auch nicht besorgen können, greifen Sie auf das Grundrezept zurück. Die Mischung aus Palm-, Kokos-, Oliven- und Rapsöl macht eine wunderbar pflegende und schäumende Seife. Dafür sind nicht zwingend exotische Fette notwendig. Ich wünsche Ihnen viel Erfolg bei der Herstellung vieler, vieler eigener Seifen.

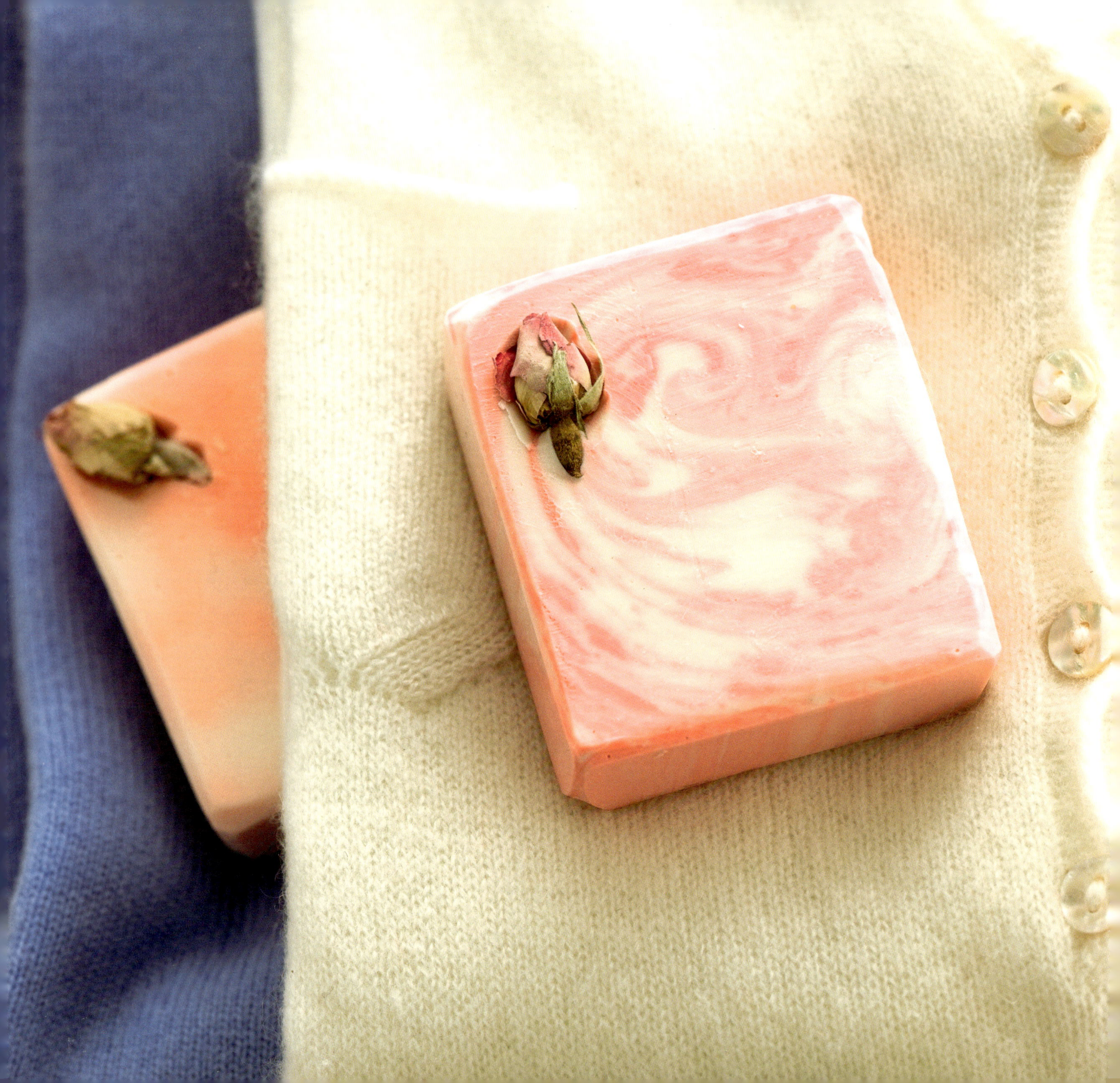

Marmorierte Seifen

Es gibt sehr viele verschiedene Arten, eine Seife zu marmorieren. Sie können im Topf marmorieren und die fertige Masse dann in die Form geben. Oder Sie füllen mehrere Farben nacheinander in eine Blockform und rühren dann in der Form. Voraussetzung für eine Marmorierung ist zunächst einmal, dass der Seifenleim lange flüssig und somit leicht zu verarbeiten bleibt. Je flüssiger der Seifenleim, desto feiner ist die Marmorierung. Im Zweifelsfall erhöhen Sie die Wassermenge um ca. 10 %.

Der fertige Seifenleim muss dann in so viele Teile aufgeteilt werden, wie Sie Farben für die Marmorierung benutzen möchten. Benutzen Sie hierfür kleine Kunststoffschüsseln, damit Sie die Farben noch gefahrlos mit dem Stabmixer unterrühren können, ohne dass die Seife aus der Schüssel spritzt. Bei sehr kleinen Mengen können Sie die Farbpigmente auch per Hand unterrühren.

Marmorierte Seifen sind Unikate, kein Stück gleicht dem anderen. Der Überraschungseffekt ist besonders groß, wenn Sie eine Blockform benutzen. Hier kommt das Ergebnis Ihrer Arbeit erst nach dem Anschneiden des fertigen Blocks Seifenstück für Seifenstück zu Tage.

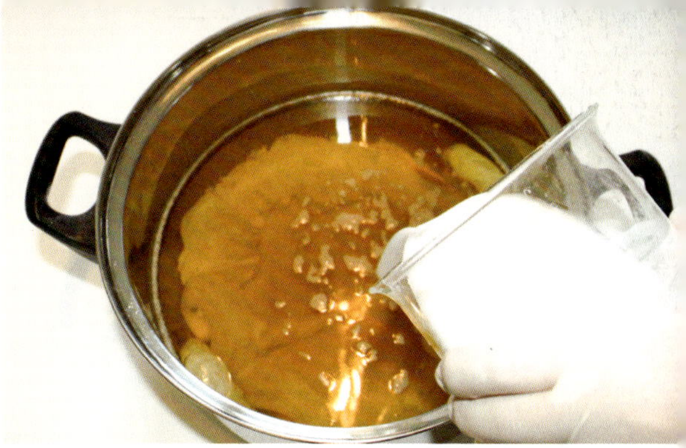

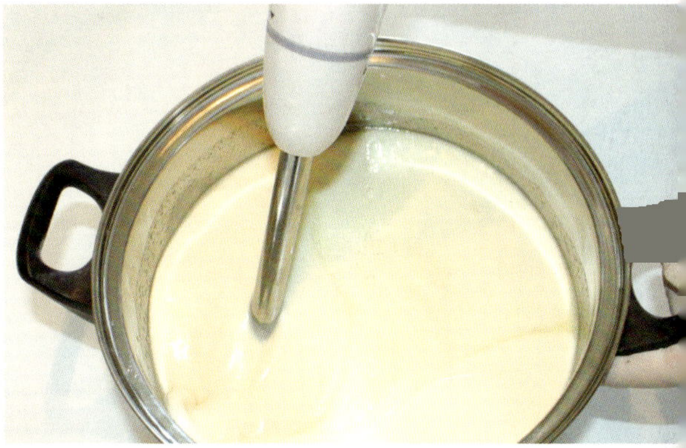

Marmorierte Rosenseife mit Seide

Zutaten

400 g Palmöl	100 g Distelöl	1 Teelöffel Seidenpulver
300 g Kokosöl	100 g Aprikosenkernöl	30 g Rosenparfümöl
100 g Sheabutter	200 g NaOH (Überfettung: 8–9 %)	30 g ätherisches Geraniumöl
300 g Rapsöl	500 g Wasser	Kosmetikpigment in Brilliant Rosa
200 g Reiskeimöl	1 Teelöffel Titandioxid	getrocknete Rosenknospen

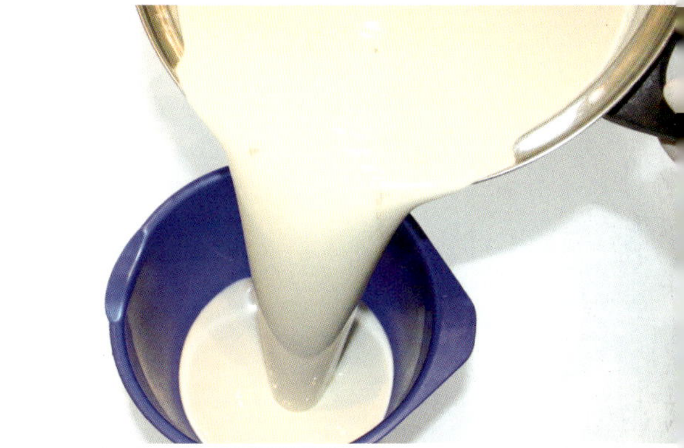

Die Rosenseife ist der Klassiker unter den Seifen. Dieses Exemplar ist zusätzlich noch mit Seide angereichert, da kann niemand widerstehen. Am Beispiel dieser Rezeptur möchte ich Ihnen die Technik der Topfmarmorierung zeigen. Es ist eine der vielen Möglichkeiten, eine Seifenmasse zu marmorieren.

Als Erstes werden die festen und flüssigen Fette wie in der Grundanleitung (siehe Seite 29) vorbereitet und die Lauge angerührt. Dann nehmen Sie etwa einen Esslöffel Öl von der Gesamtfettmenge ab und rühren damit die Seide an.

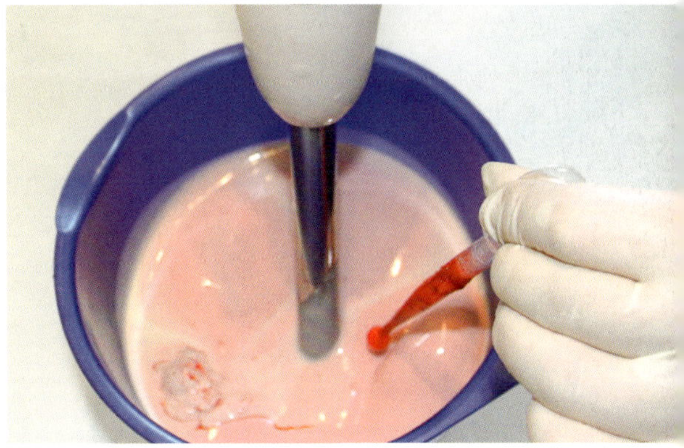

Vermischen Sie die Duftöle miteinander und geben Sie das Titandioxid in die angerührte Lauge. Die Pigmente gegebenenfalls dispergieren. Wenn alles vorbereitet ist, können Sie die Fette und die Lauge miteinander verrühren.

Nachdem die Lauge und die Fette gut vermischt sind, rühren Sie das Seiden-Fett-Gemisch in die Masse. Als Nächstes wird der angemischte Rosen-Geranium-Duft hinzugefügt. Nun kann der Seifenleim geteilt werden.

Teilen Sie den Seifenleim in zwei ungleiche Teile. Ein Drittel der Rohseife wird in eine vorbereitete Schüssel gegeben. Diesen Teil färben Sie rosa. Die anderen zwei Drittel belassen Sie, wie sie mithilfe des Titandioxids geworden sind.

Geben Sie nun den rosa gefärbten Teil wieder zu der weißen Masse in den Topf und gehen Sie kurz mit dem Teigschaber durch die Masse. Bitte wirklich nur kurz umrühren, die Masse wird sich beim Eingießen in die Form noch weiter vermengen. Wenn Sie zu viel rühren, haben Sie am Ende keinen Effekt mehr. Und Sie wollen doch eine marmorierte Seife und keine durchgehend hellrosafarbene Masse.

Gießen Sie nun den marmorierten Seifenleim in die Form. Durch leichtes Aufklopfen der Form erreichen Sie eine weitestgehend glatte Oberfläche.

Am nächsten Tag wird die Seife ausgeformt und anschließend weiter verarbeitet. Schneiden Sie den Seifenblock dazu zuerst in Stücke und verschönern Sie die Schnittkanten mit einem Sparschäler. Anschließend kratzen Sie in jedes Stück mit einem Teelöffel eine kleine Mulde und drücken eine getrocknete Rosenknospe hinein. Anschließend kann die junge Seife zum Trocknen gelagert werden.

Gestaltungsvariante

Auf die gleiche Art und Weise können Sie auch eine Lavendelseife herstellen. Ein Rezept hierzu finden Sie auf Seite 100. Oder ersetzen Sie einfach im hier angegebenen Rezept die Duftstoffe. Teilen Sie den Seifenleim wie angegeben und färben Sie einen Teil blau oder lilafarben ein. Geben Sie zum Schluss Lavendelblüten auf den Seifenblock zur Dekoration. Manche Seifensieder geben die Blüten direkt in die Seifenmasse. Ich würde davon jedoch abraten: In die Seifenmasse gegebene Lavendelblüten werden braun, sehen nicht schön aus und stören später beim Waschen. Oder wollen Sie die Blütenblätter nach dem Waschen an Ihren Händen kleben haben?

Eine weitere Möglichkeit, die Seife zu marmorieren, ist die Marmorierung in der Form. Geben Sie den ungefärbten Teil der Seifenmasse in die Blockform. Nun gießen Sie den gefärbten Anteil zwar vorsichtig, aber dennoch schwungvoll in hohem Bogen mit Gefühl zum Seifenleim in die Form. Diese Technik erzeugt eine grobe Marmorierung durch Verdrängung von Seifenleim.

Diese grobe Marmorierung kann wieder verändert werden, indem Sie nun mit einem Metallkleiderbügel (den Sie mit dem letzten Hemd aus der Reinigung abgeholt haben) weiter arbeiten: Schneiden Sie den Bügel oben auf, sodass Sie ihn im oberen Teil auseinander biegen können. Sie haben nun ein dreiseitiges Instrument, das unten den Bügel behalten hat, aber oben nun zwei drahtige Griffe zum Festhalten besitzt. Nehmen Sie den Bügel nun mit beiden Händen und tauchen Sie ihn in die Form. Sie können jetzt mit dem in der Seifenmasse befindlichen Drahtbügel filigrane Veränderungen in der Seifenmasse zaubern, indem Sie den Bügel vorsichtig in der Seife kreisen lassen. Bewegen Sie ihn hin und her, rauf und runter. Das Ergebnis sehen Sie leider erst am nächsten Tag, wenn Sie den Seifenblock aufschneiden, und dies ist immer eine große Überraschung.

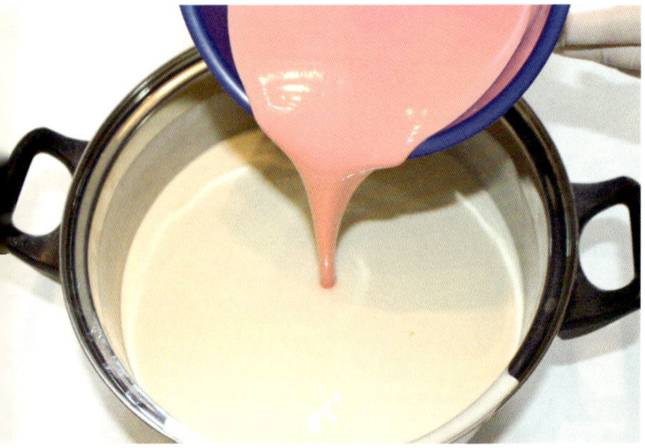

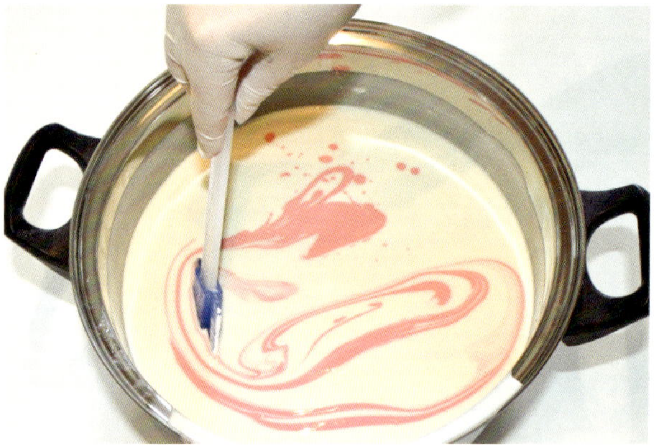

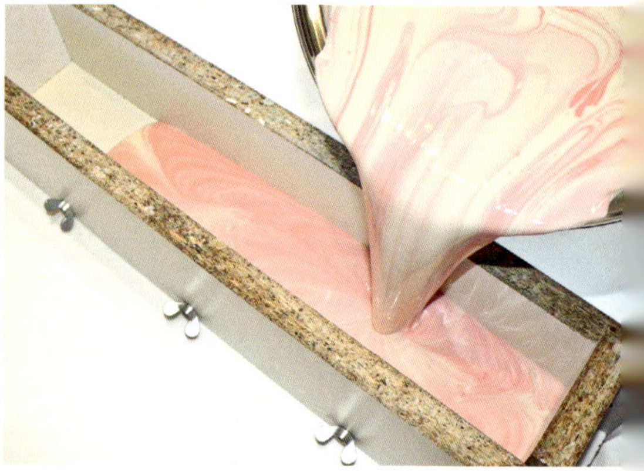

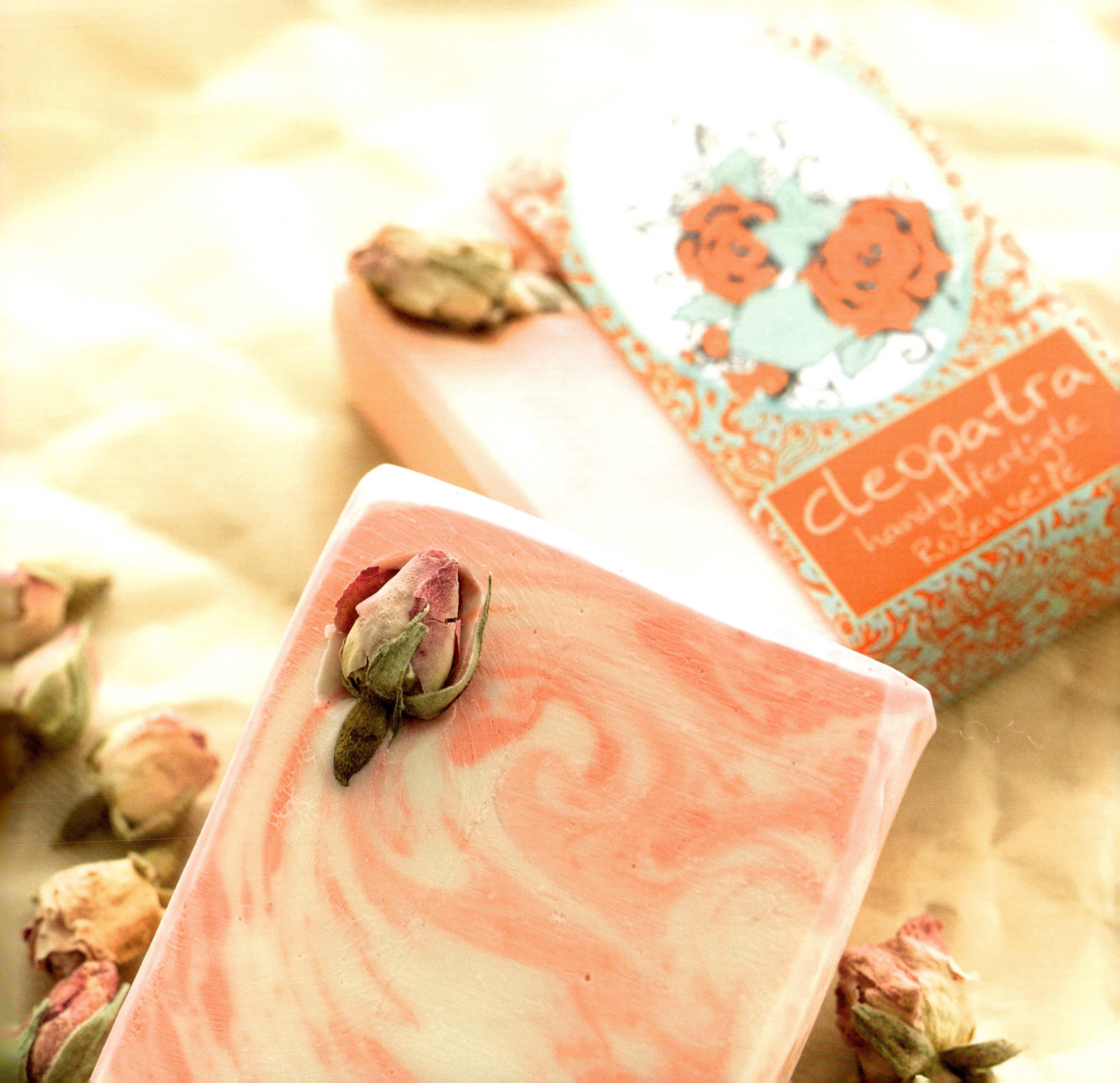
Cleopatra
handgefertigte
Rosenseife

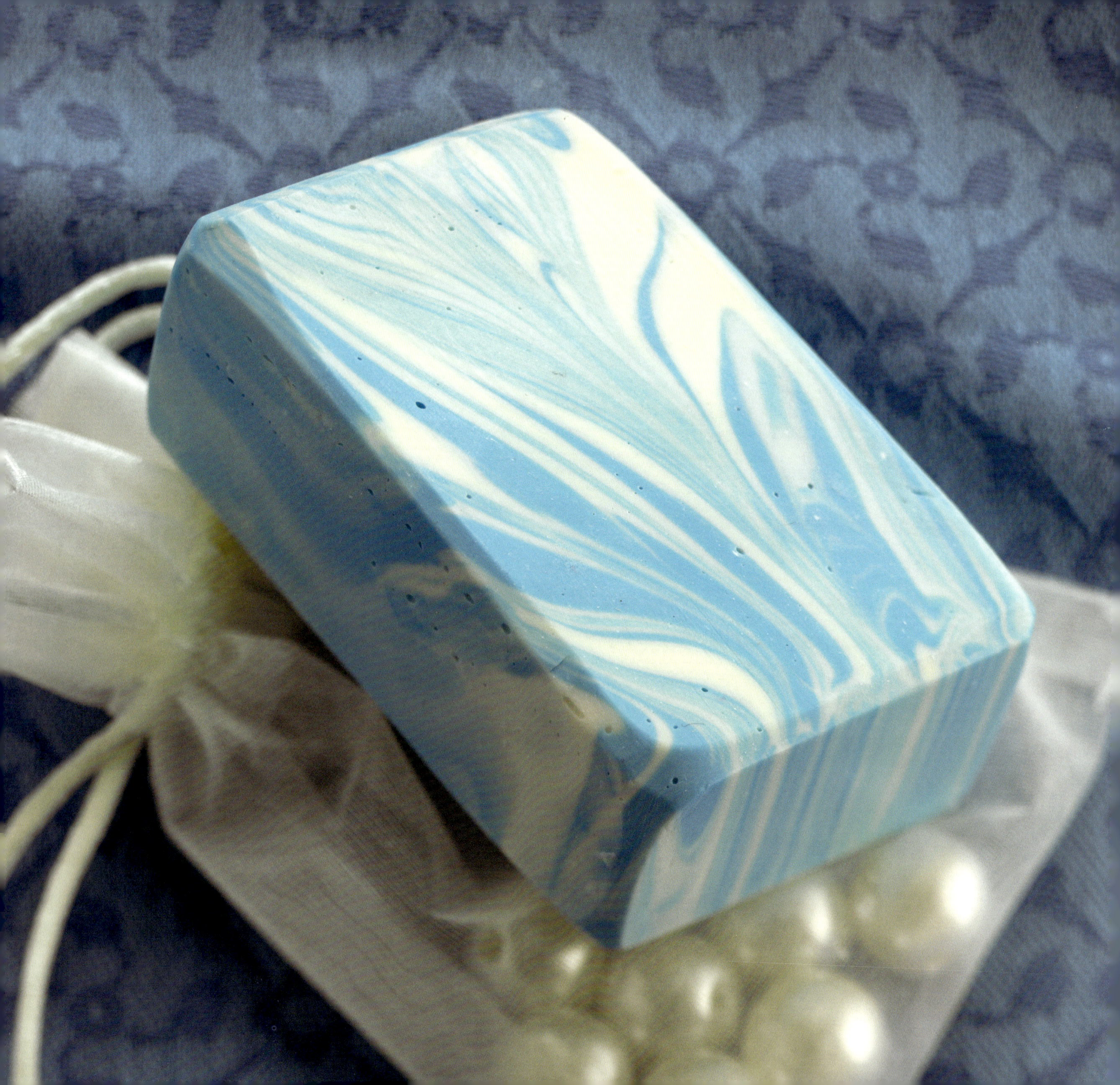

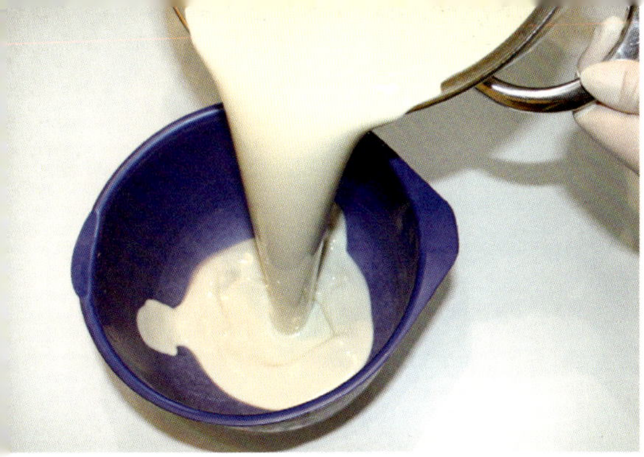 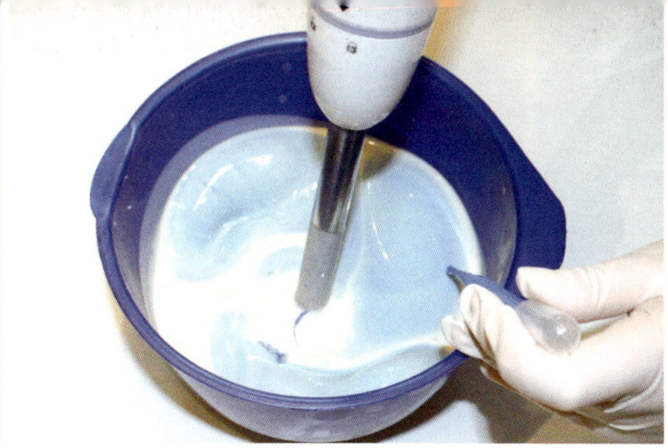 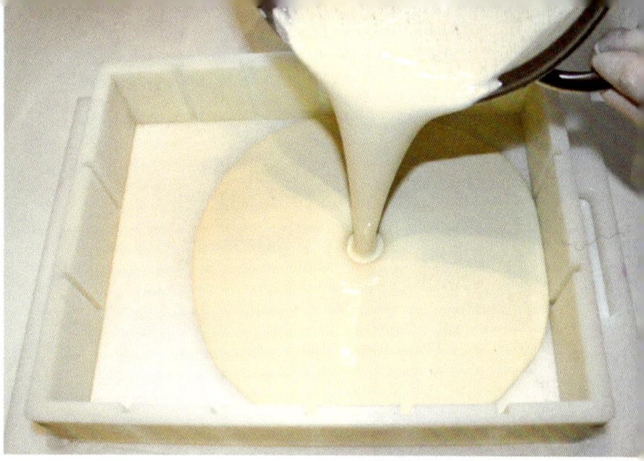

Marmorseife aus dem Dividor

Zutaten

500 g Palmöl

300 g Kokosöl

400 g Rapsöl

200 g Aprikosenkernöl

50 g Jojobaöl

50 g Rizinusöl

196 g NaOH (Überfettung: 9–10 %)

550 g Wasser

1–2 Teelöffel Titandioxid

ca. 50 g Duftöl nach Wahl

Kosmetikpigment in Blau

Ein Dividor ist eine Seifenform ganz besonderer Art. Hier gießt man die Seifenmasse in eine Form, in die dann Trennwände eingesetzt werden. Die Seife wird so schon in Stücke geteilt und muss nicht mehr geschnitten werden. Die besondere Form des Dividors ermöglicht es außerdem, die Seife ganz einfach und wirkungsvoll zu marmorieren.

Ob Sie das nun mit zwei Farben, wie in diesem Beispiel, tun oder mit zehn Farben, bleibt Ihnen und Ihrem Geschick überlassen. Beachten Sie, dass der Seifenleim möglichst dünnflüssig sein muss, um eine schöne Marmorierung zu ermöglichen. Aus diesem Grund ist im angegebenen Rezept die Wassermenge bereits deutlich erhöht worden. Bei eigenen Rezepten erhöhen Sie im Zweifelsfall den Wasseranteil um 10 %. Und benutzen Sie unbedingt einen Duftstoff, von dem Sie wissen, dass er den Seifenleim auf keinen Fall andickt.

Der Vorteil des Dividors im Gegensatz zu der Holzform ist, dass man ihn ohne Bedenken in die Spülmaschine geben kann. Entfernen Sie vorher alle groben Seifenreste, dann setzen sich auch keine Fettablagerungen in der Maschine ab. Zur Vorbereitung der Form schützen Sie den Boden mit einem Stück Backpapier. Das erleichtert später das Ausformen und macht das Spülen des großen Bodenteils überflüssig.

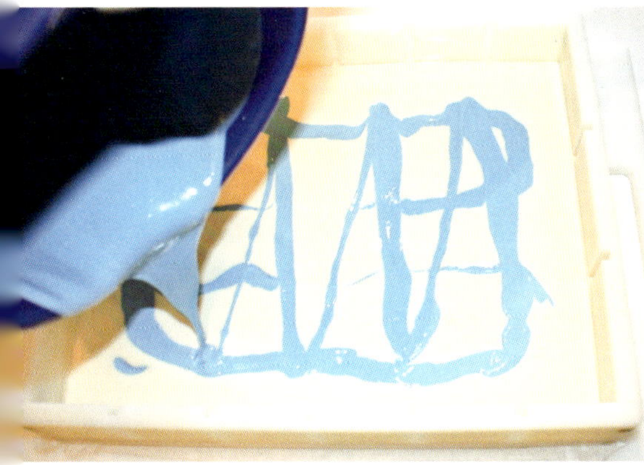 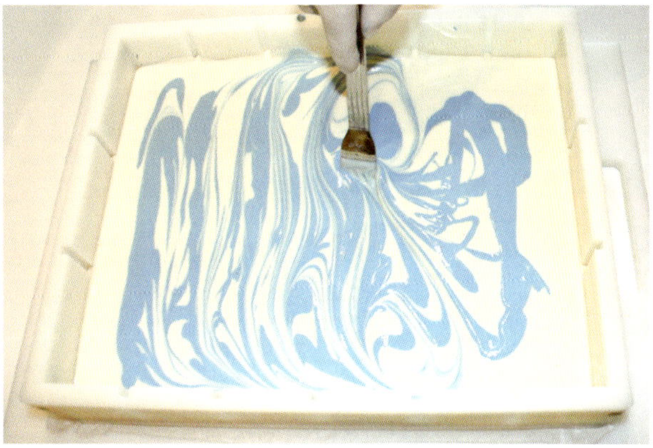 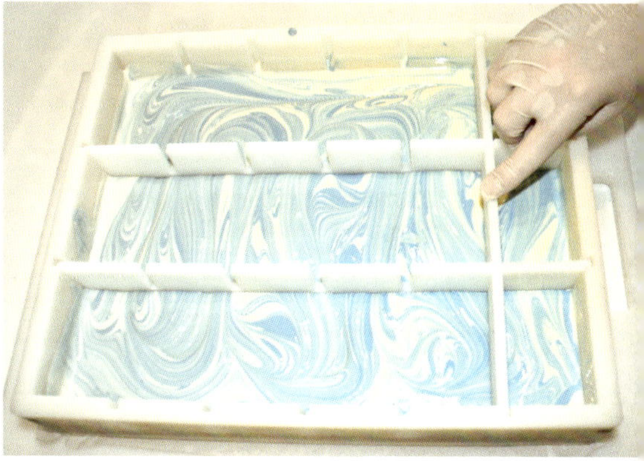

Gehen Sie bei der Zubereitung dieser Seife zunächst wieder nach Grundrezept vor (siehe Seite 29) und geben Sie dann das Titandioxid in die Lauge. Wenn die Fette und die Lauge vermischt sind, teilen Sie den Seifenleim in zwei gleiche Teile. Wenn Sie allerdings möchten, dass eine Farbe später überwiegt, dann teilen Sie den Seifenleim besser in zwei ungleiche Teile – wie zum Beispiel bei der Rosenseife auf Seite 43.

Färben Sie eine Hälfte des Seifenleims blau ein. Die andere Hälfte bleibt so, wie sie ist, und wird als Erstes in den Dividor gefüllt. Gießen Sie dann die blau eingefärbte Masse zuerst von rechts nach links und von links nach rechts, dann von unten nach oben und oben nach unten immer in Schlangenlinien darauf.

Nehmen Sie nun eine Gabel und verziehen Sie die Linien, sodass Schlieren entstehen. Gehen Sie auch hierbei wieder systematisch vor und arbeiten Sie zügig, damit der Seifenleim nicht zu schnell andickt und so das Arbeiten erschwert.

Wenn die komplette Seifenmasse in der Form ist und die Marmorierungsarbeiten abgeschlossen sind, setzen Sie die Trennwände ein. Anschließend legen Sie den Deckel auf und lassen die Seife ca. 24 Stunden schlafen.

Am nächsten Tag wird die Seife ausgeformt. Damit die Stücke hübsch aussehen, sollten Sie sie noch etwas nacharbeiten. Hobeln Sie dazu die Oberfläche mit einem Käsehobel ein wenig ab, sodass die Optik der Marmorierung gut sichtbar wird. Die Kanten säubern Sie mit einem Sparschäler. Die fertigen „Schmuckstücke" können Sie zum Trocknen ins Seifenregal legen.

Gestaltungsvariante

Im gezeigten Beispiel werden nur zwei Farben zum Marmorieren benutzt. Der Anzahl der Farben sind beim Dividor jedoch keine Grenzen gesetzt. Für den Fall, dass Sie viele Farben gleichzeitig benutzen wollen, empfehle ich Ihnen jedoch, die Wassermenge im Rezept noch um weitere 10–15 % zu erhöhen, damit der Seifenleim länger flüssig bleibt und so besser verarbeitet werden kann. Als Faustregel gilt außerdem: Je flüssiger der Seifenleim ist, desto feiner wird die Marmorierung.

Richten Sie sich vorher so viele Quark- oder Joghurtbecher her, wie Sie Farben benutzen möchten. Füllen Sie dann von der Grundmasse jeweils einen Becher für jede Farbe ab und gießen Sie den Rest der Grundmasse in den Dividor. Dann schnell hintereinander die einzelnen Becher färben, auf die Grundmasse gießen und am Schluss alles mit der Gabel marmorieren. Alternativ können Sie auch mit einem Schaschlikstäbchen hin und her fahren.

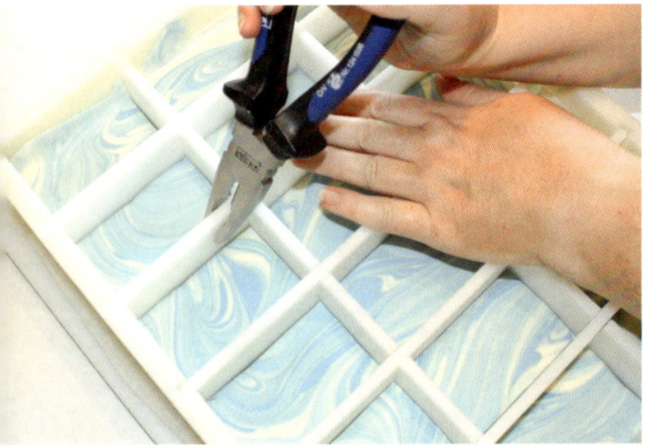
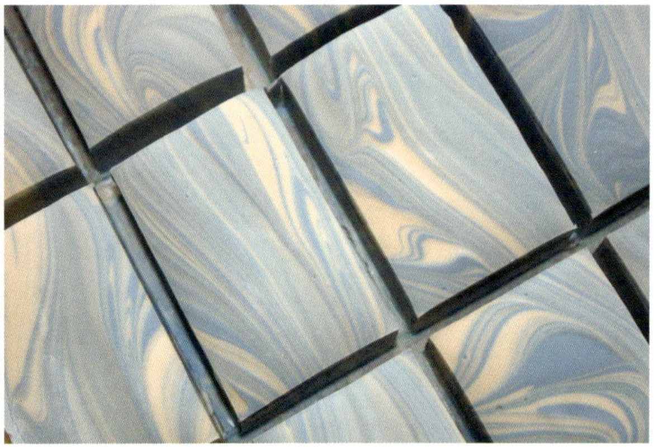
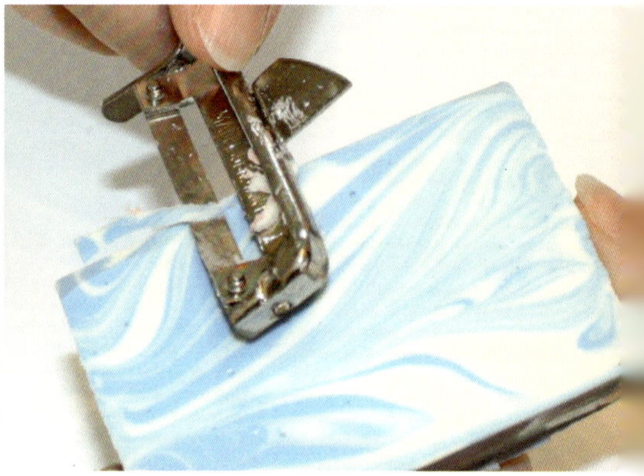

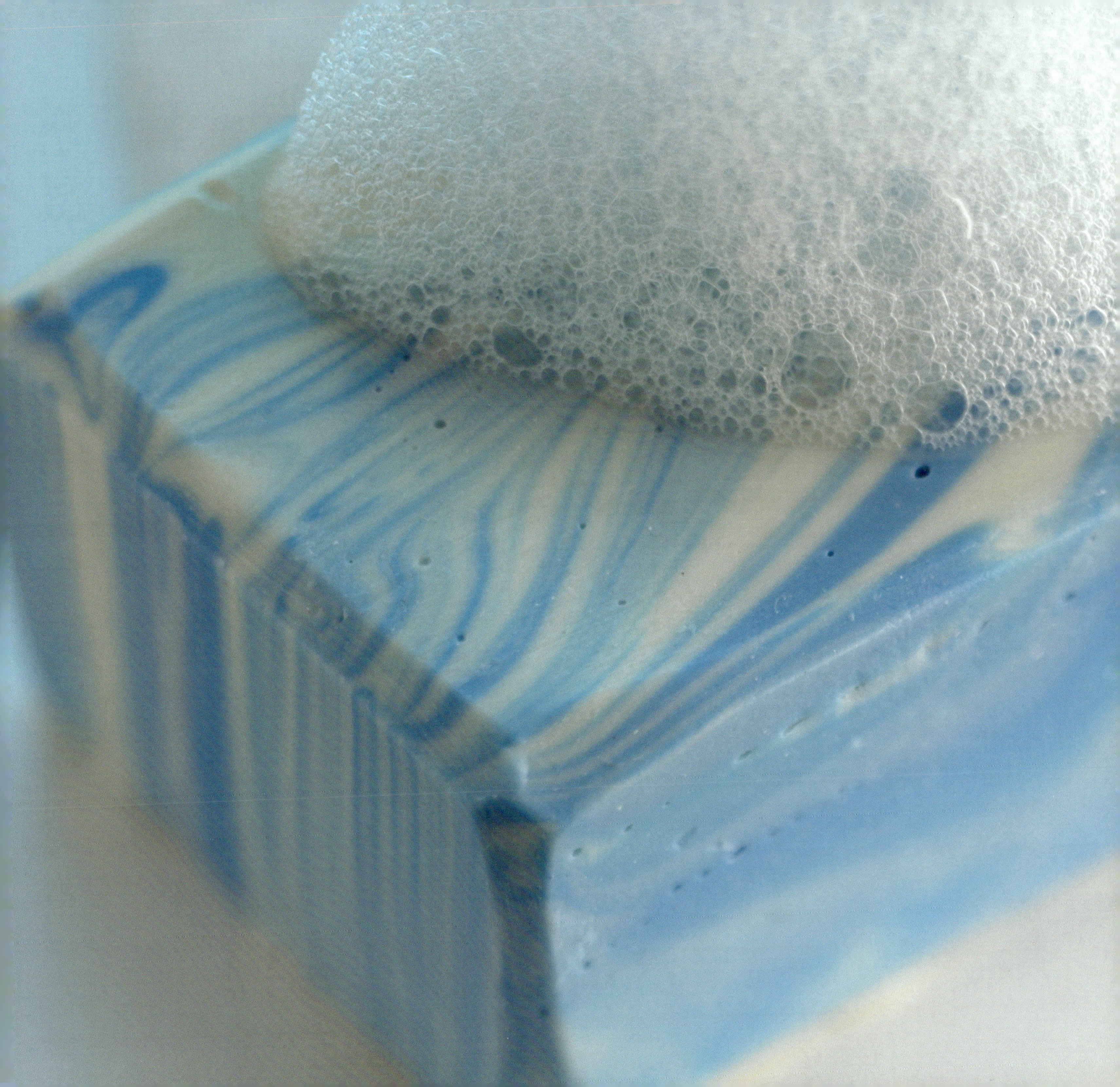

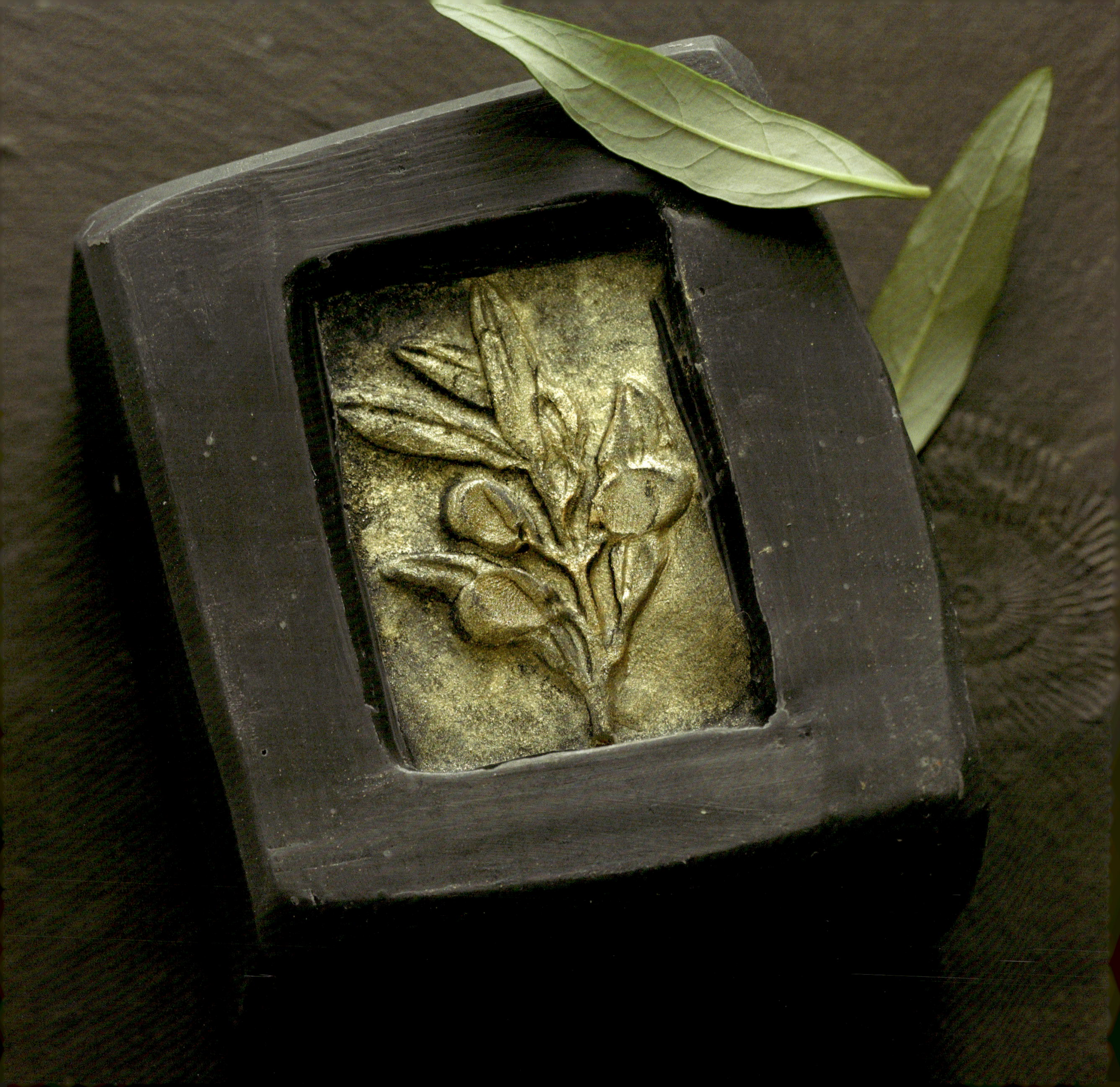

Bestempelte und dekorierte Seifen

Seife ist geduldig und lässt viel über sich ergehen. Kein Wunder, dass die Möglichkeiten, sie zu verzieren und zu dekorieren, beinahe unendlich erscheinen. Ob Sie eine Seife bestempeln, mit Zuckerperlen aufpeppen oder mit kleinen Accessoires versehen, ist letztlich Ihrem Geschmack überlassen. Möglichkeiten eröffnen sich viele und Sie werden sehen, wie sich Ihre Ideen von Seife zu Seife potenzieren.

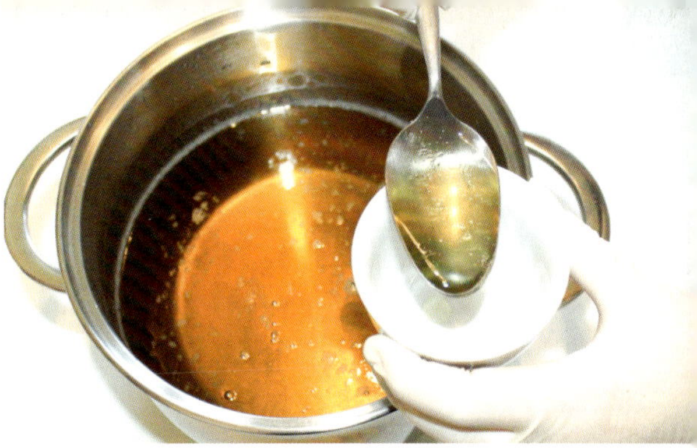

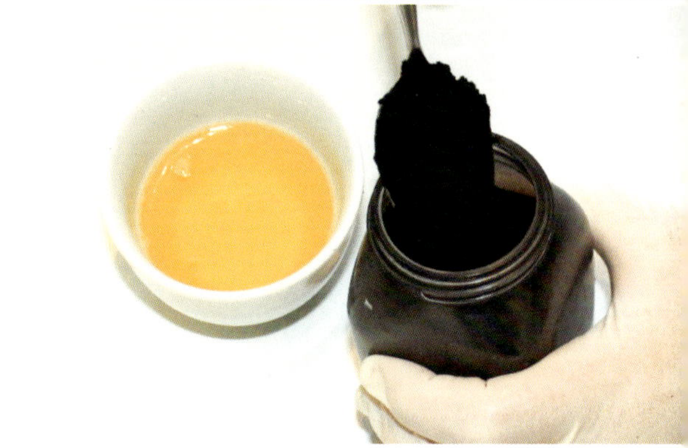

Schwarze Olivenölseife

Zutaten

1200 g Olivenöl

300 g Kokosöl

196 g NaOH (Überfettung: 9 %)

500 g Wasser

60 g Duftöl nach Wahl

1–2 Teelöffel medizinische Pflanzenkohle

Micapulver in Gold

Seifenstempel: Olivenzweig

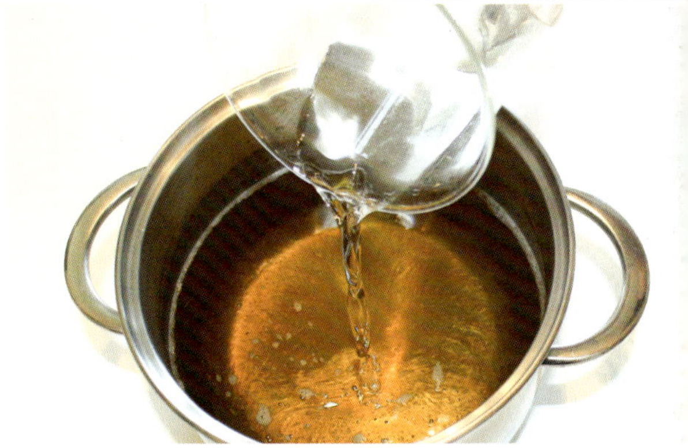

Diese Olivenölseife soll einerseits ihrem Namen alle Ehre machen, andererseites soll sie schön schäumen. Reine Olivenölseife hat da so ihre Schwierigkeiten. Deshalb hat diese Seife einen Anteil von 20 % Kokosöl, das einen guten Ruf für seine Schaumeigenschaften hat. Die Zugabe des Kokosöls hat außerdem den Vorteil, dass unsere Seife nicht neun Monate reifen muss, um nicht mehr zu schleimen – was reine Olivenölseife leider tut.

Wenn Sie also das Rezept abwandeln und eine 100-prozentige Olivenölseife daraus machen, lassen Sie die fertige Seife sehr, sehr lange liegen, denn sie wird in den ersten Monaten beim Waschen Fäden ziehen und Ihnen keinen Spaß machen.

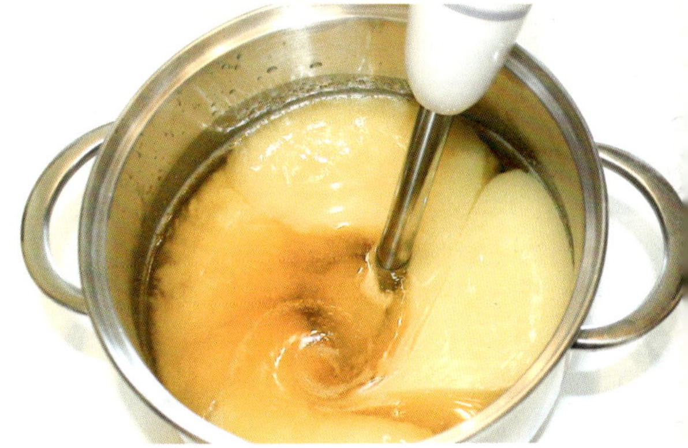

Das Schöne am oben angegebenen Rezept für Olivenölseife ist außerdem, dass die Seife mit Pflanzenkohle schwarz eingefärbt wird. Dadurch können Sie jede Art von Duftstoff verwenden – auch jene, die die Seife verfärben, also zum Beispiel Vanille- oder Schokoladenduft. Für helle Seifen sind diese nicht wirklich geeignet.

Bereiten Sie die Fette sowie die Lauge wie im Grundrezept auf Seite 29 zu und lassen Sie beides abkühlen. In der Zwischenzeit dispergieren Sie die Pflanzenkohle mit 1–2 Esslöffel Öl, welches Sie von der Gesamtfettmenge nehmen. Verwenden Sie dazu am besten einen kleinen Joghurtbecher, den Sie hinterher entsorgen können. So sparen Sie sich das Reinigen des Behälters.

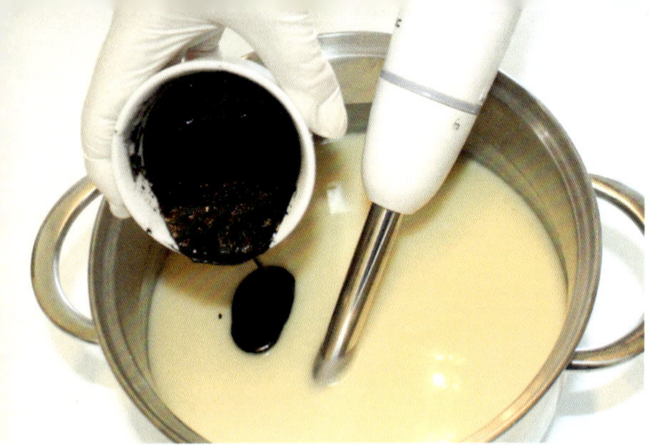
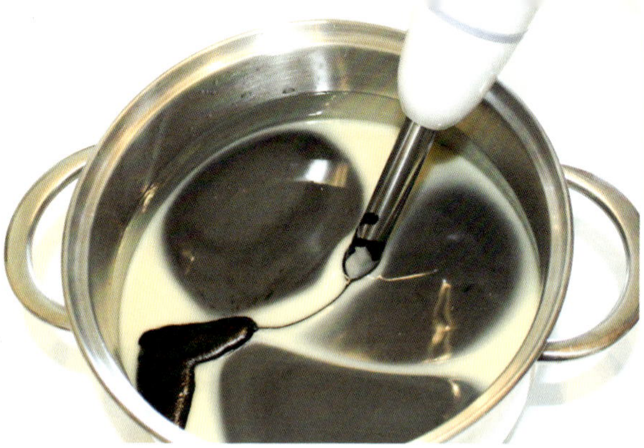
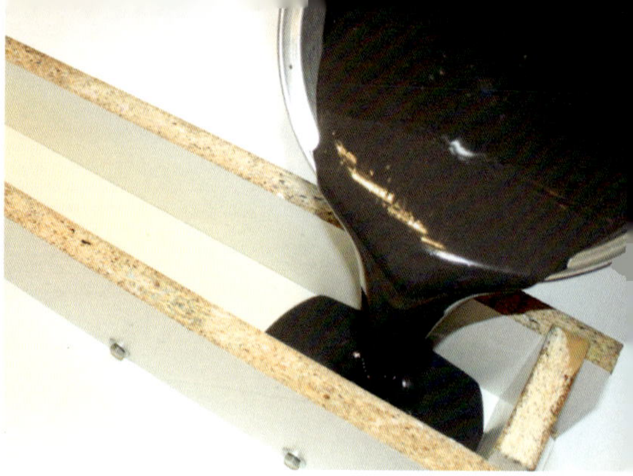

Nachdem Sie die Fette mithilfe des Stabmixes mit der Lauge vermischt haben, geben Sie das Kohle-Fett-Gemisch hinzu. Dann wird der Duftstoff eingerührt. Die rabenschwarze Seifenmasse gießen Sie nun in die Blockform und lassen alles 1–2 Tage stehen. Dann ist die junge Seife bereit, ausgeformt zu werden.

Nach dem Ausformen müssen Sie entscheiden, ob die Seife fest genug ist, um sie zu bestempeln. Ist dies nicht der Fall, lassen Sie sie noch ein bis zwei Tage stehen. Wenn die Seife die richtige Festigkeit hat, werden die einzelnen Seifenstücke zuerst mit dem Sparschäler von den unschönen Schnittkanten befreit.

Zum Bestempeln bepinseln Sie den Stempel mit dem goldenen Micapulver und bringen das Motiv dann vorsichtig auf die einzelnen Stücke auf. Drücken Sie dazu den Stempel zuerst in der Mitte der Seife an und klopfen Sie ihn dann zum Beispiel mit einem Hammer in die Masse, sodass eine Prägung entsteht.

Nach der üblichen Reifezeit von ein paar Wochen ist die Seife einsatzbereit und ein edles Geschenk für besondere Anlässe.

Gestaltungsvarianten

Gold ist nicht ganz Ihr Fall? Kein Problem, dann bestempeln Sie die Seife einfach mit silberfarbenem Pulver. Auch das sieht sehr edel und kostbar aus. Ebenso können Sie Micapulver in jeder anderen erdenklichen Farbe benutzen. Wenn die Verzierung üppiger werden soll, dann können Sie zusätzlich silberfarbene Zuckerperlen (wie zum Beispiel bei der nachfolgenden Seife) eindrücken. Auch diese Verzierung sieht sehr originell aus.

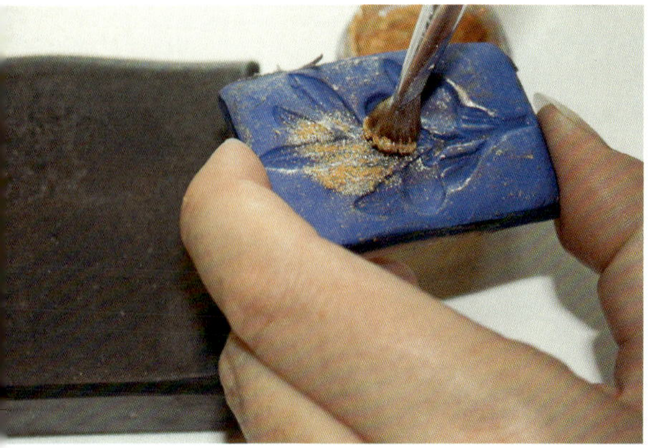
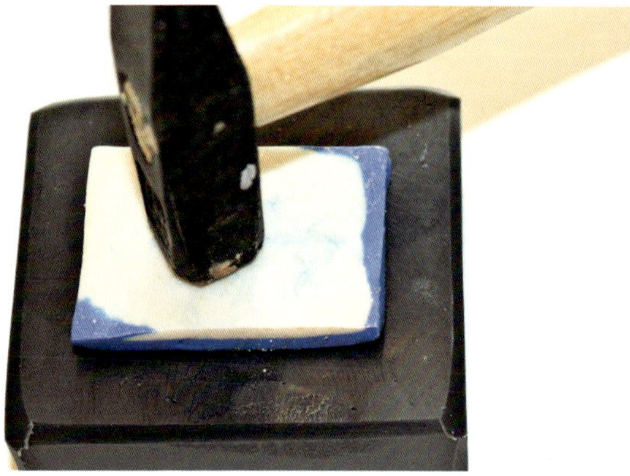
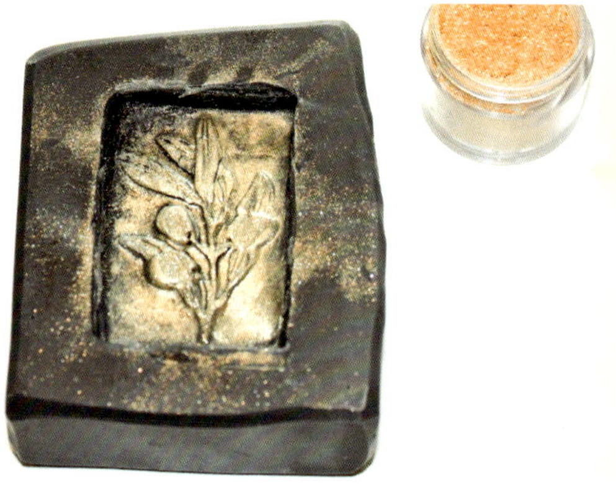

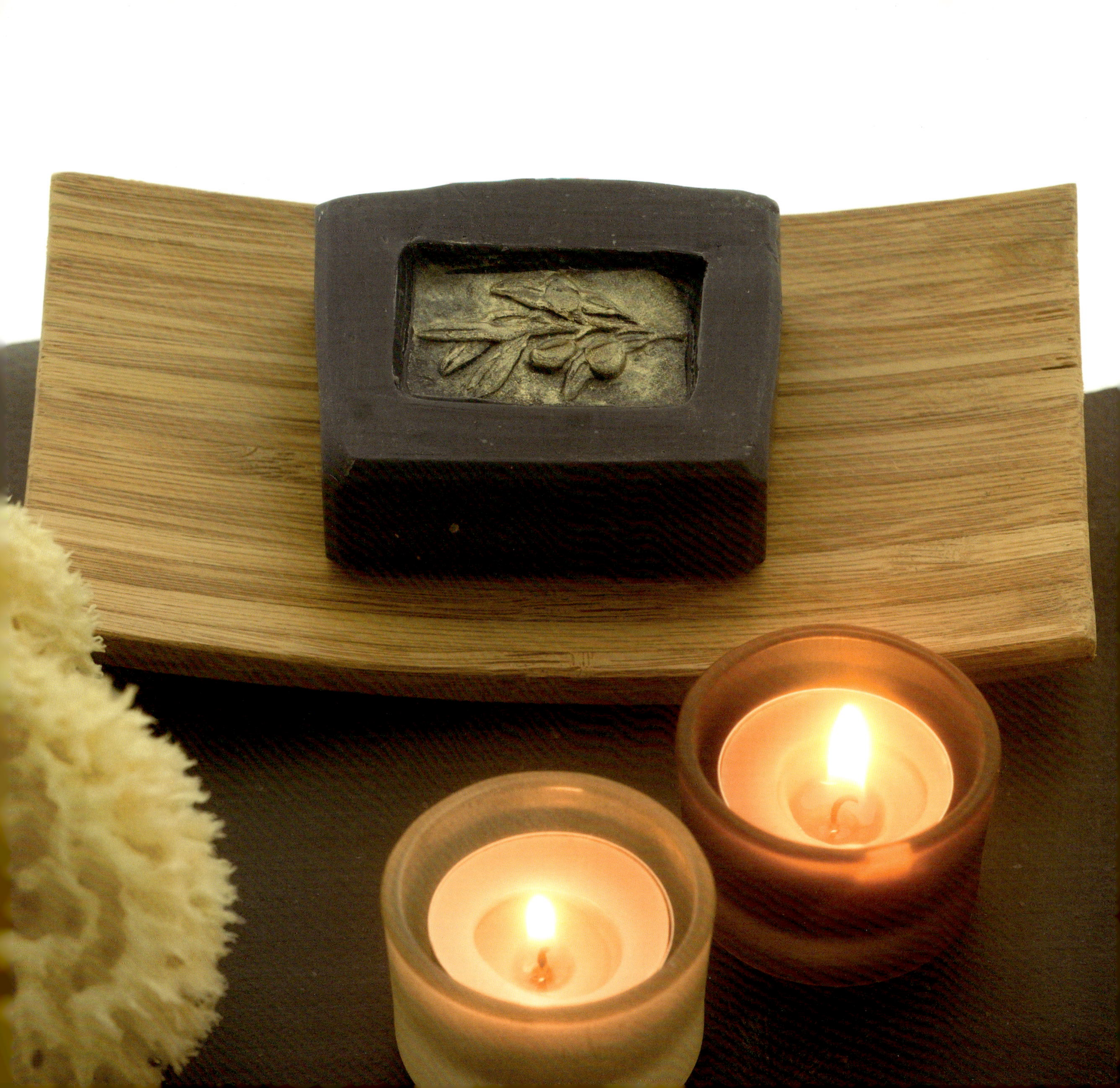

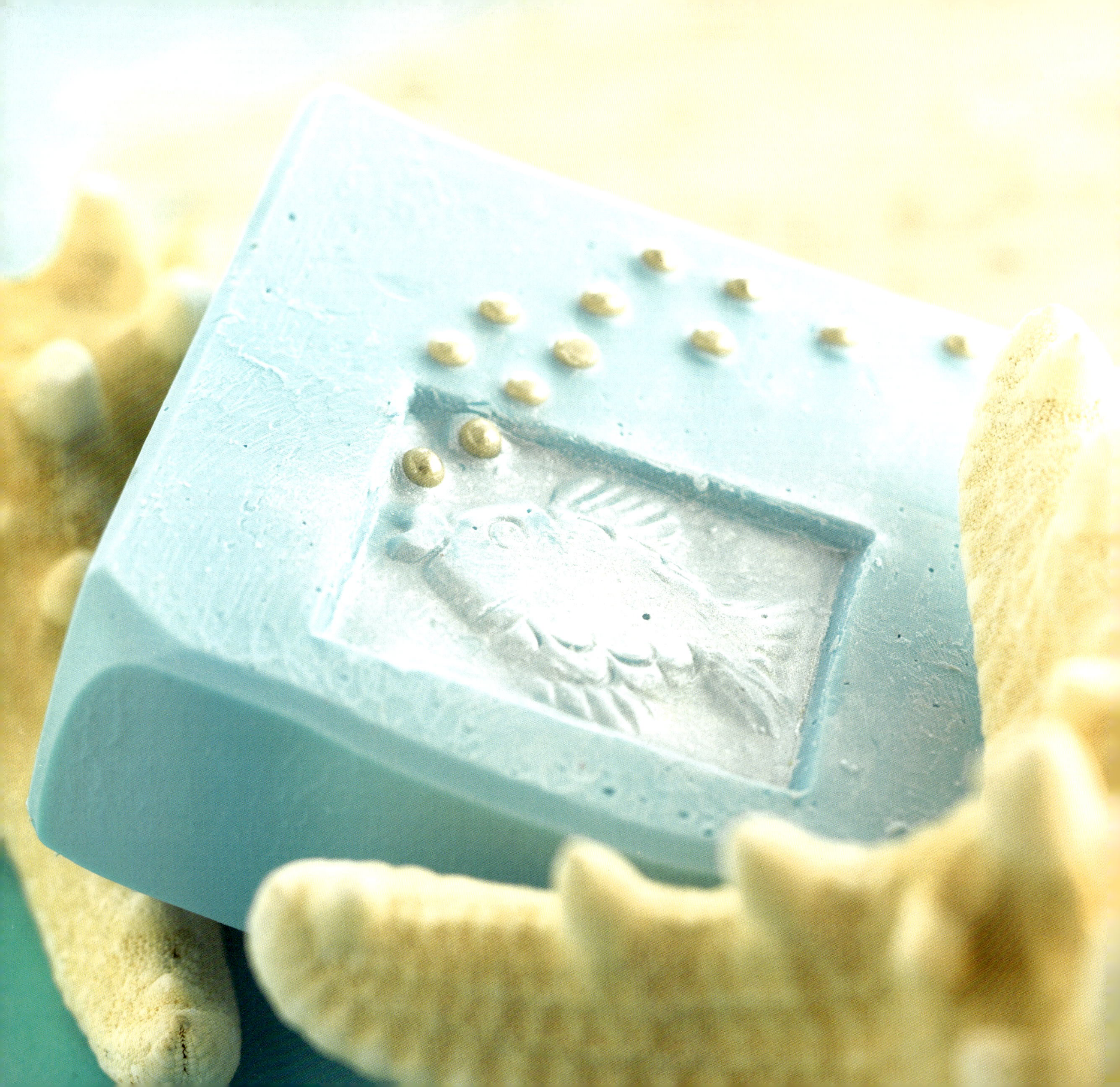

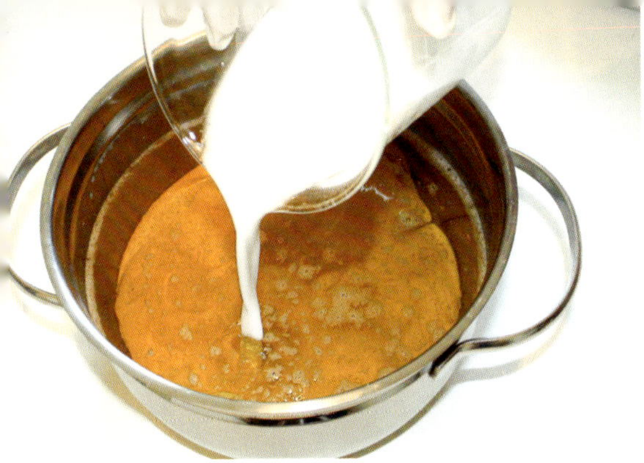
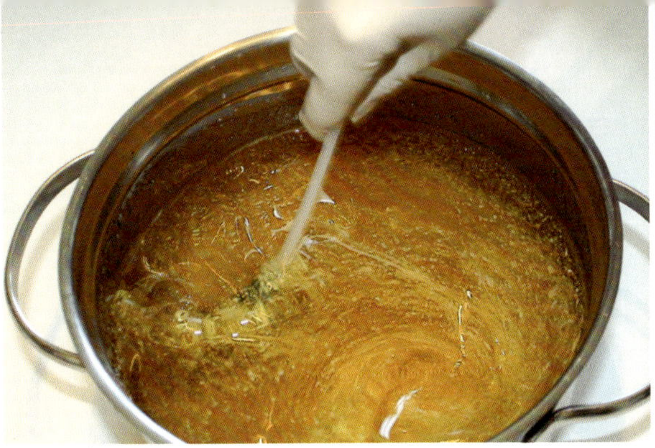
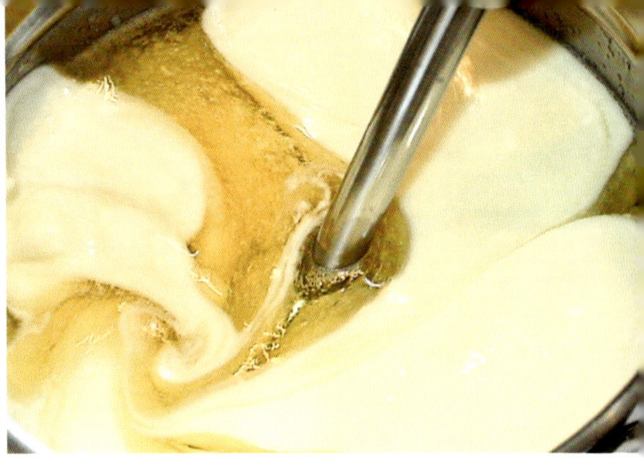

Schmuckseife mit Zuckerperlen

Zutaten

400 g Palmöl
300 g Kokosöl
300 g Mandelöl
200 g Rapsöl
200 g Sojaöl
100 g Olivenöl
203 g NaOH (Überfettung: 7–8 %)
500 g Wasser
1–2 Teelöffel Titandioxid
ca. 60 g Duftöl nach Wahl
Kosmetikpigment in Blau
Micapulver in Silber
Zuckerperlen in Silber
Seifenstempel: Fisch

Das Auge wäscht mit! Was die Dekorationen angeht, können Sie sich an Ihren Seifen munter austoben. Die Backzutatenabteilung bietet Ihnen ein großes Sortiment dafür an. In diesem Fall habe ich mir silberne Zuckerperlen ausgesucht. Zusammen mit einem Fischstempel können Sie mit den Zuckerperlen für einen tollen Effekt sorgen. Die Zugabe des Mandelöls gibt der Seife außerdem noch eine weitere luxuriöse Eigenschaft, denn dieses Öl hat sehr gute Pflegeeigenschaften.

Bereiten Sie wieder alles wie in der Grundanleitung auf Seite 29 beschrieben vor und lassen Sie die Fette und die Lauge abkühlen. Geben Sie dann das Titandioxid in die erkaltete Lauge und vermischen Sie diese mit den Fetten.

Geben Sie, wie in der Grundanleitung beschrieben, zuerst die dispergierten Pigmente in den Seifenleim und rühren Sie sie gut ein. Die Seife sollte nun einen zarten, hellblauen Farbton haben. Dann können Sie den Seifenleim beduften.

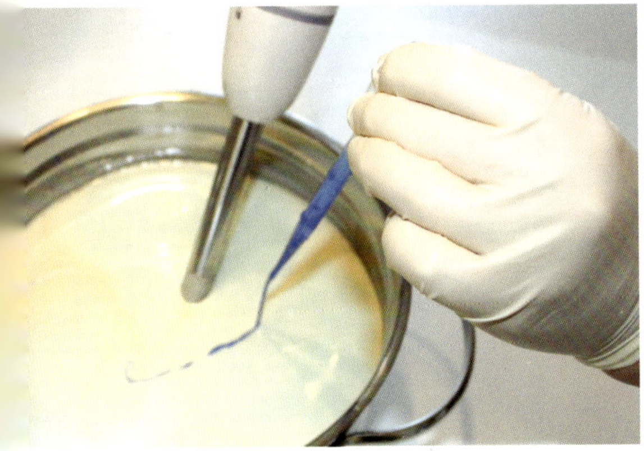
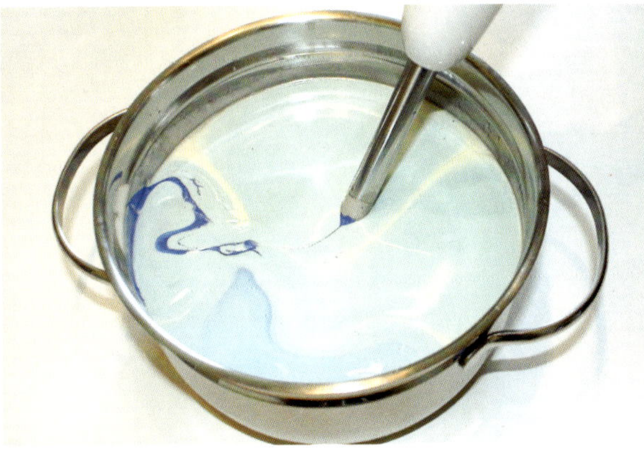
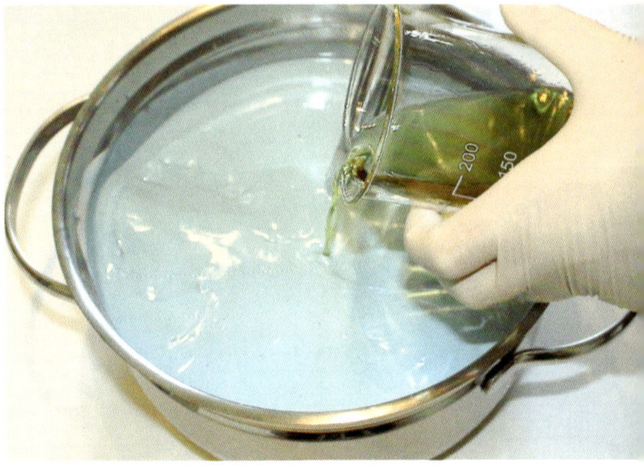

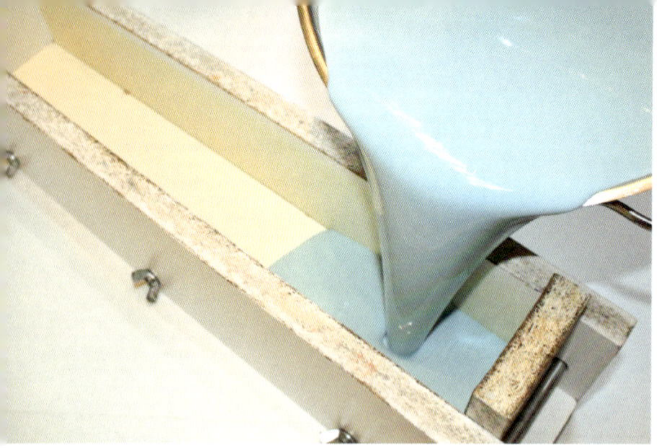

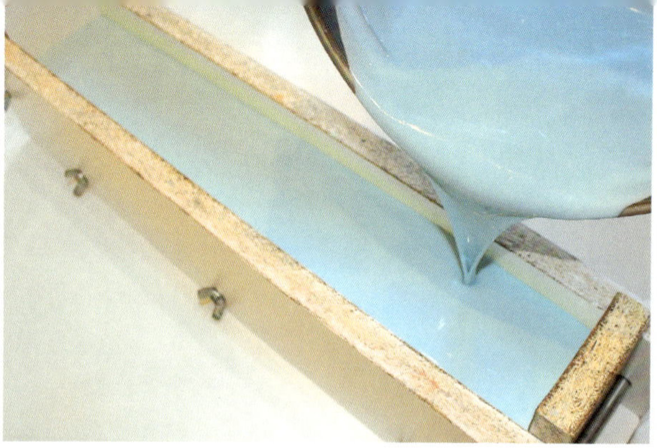

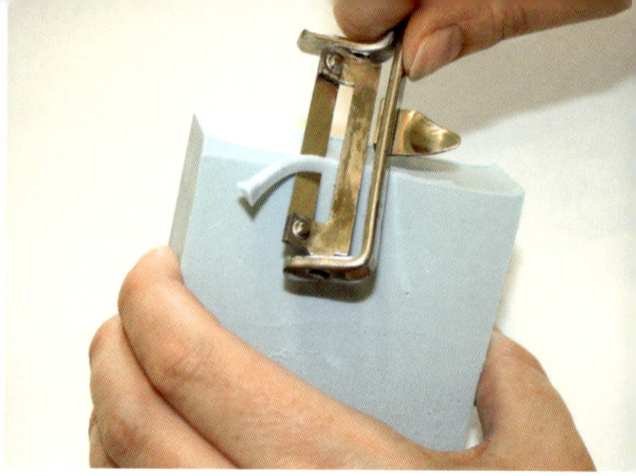

Nun wird die gesamte Masse in die Blockform gegeben. Decken Sie die Rohseife ab, damit sich keine Sodaasche bildet, und legen Sie sie schlafen.

Am nächsten Tag formen Sie die Seife aus und schneiden sie in Stücke. Dann werden die Kanten mit dem Sparschäler nachgearbeitet, damit sie schöner aussehen. Prüfen Sie, ob die Seife die richtige Konsistenz hat, um bestempelt zu werden. Dann bepinseln Sie den Fischstempel mit dem Micapulver und bringen ihn auf der Seife auf. Nehmen Sie dazu einen Hammer zu Hilfe.

Fehlen nur noch die Zuckerperlen. Diese sollen die Luftblasen des Fisches imitieren. Legen Sie die Perlen auf die Seife und drücken Sie sie einfach in die noch weiche Masse. Dann können die einzelnen Stücke zum Reifen luftig gelagert werden. Schon in wenigen Wochen werden Sie eine schmuckvolle Seife haben, die sich auch ohne aufwendige Verpackung oder Banderole sehen lassen kann.

Gestaltungsvarianten

Jeder Stempel kann auf diese Art verschönert werden. Lassen Sie Ihrer Fantasie freien Lauf und schauen Sie in der Backzutatenabteilung, was sonst noch für diesen Zweck verwendet werden kann. Und trauen Sie sich ruhig, auch ganz Neues auszuprobieren. In Bastelfachgeschäften oder Dekoläden gibt es zum Beispiel kleine Plastik- oder Stoffblüten, die in die Seife gedrückt werden können. Machen Sie die Augen beim nächsten Einkaufsbummel einfach etwas weiter auf und lassen Sie sich inspirieren!

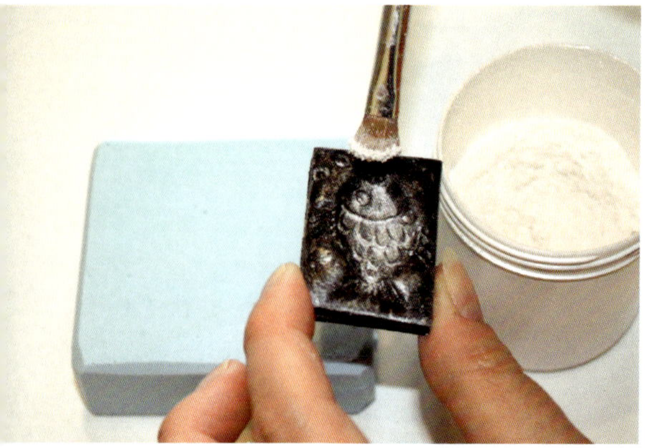

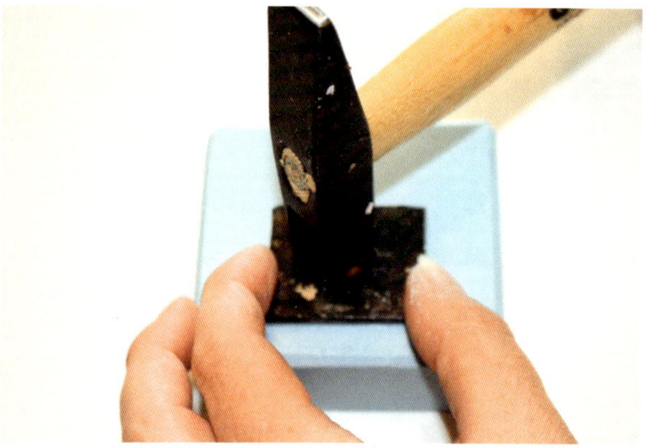

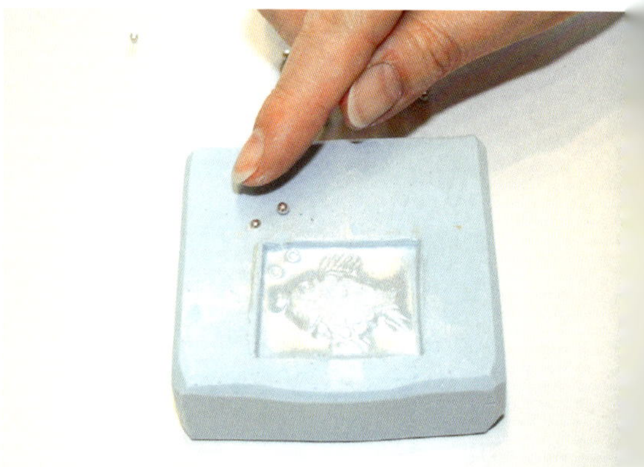

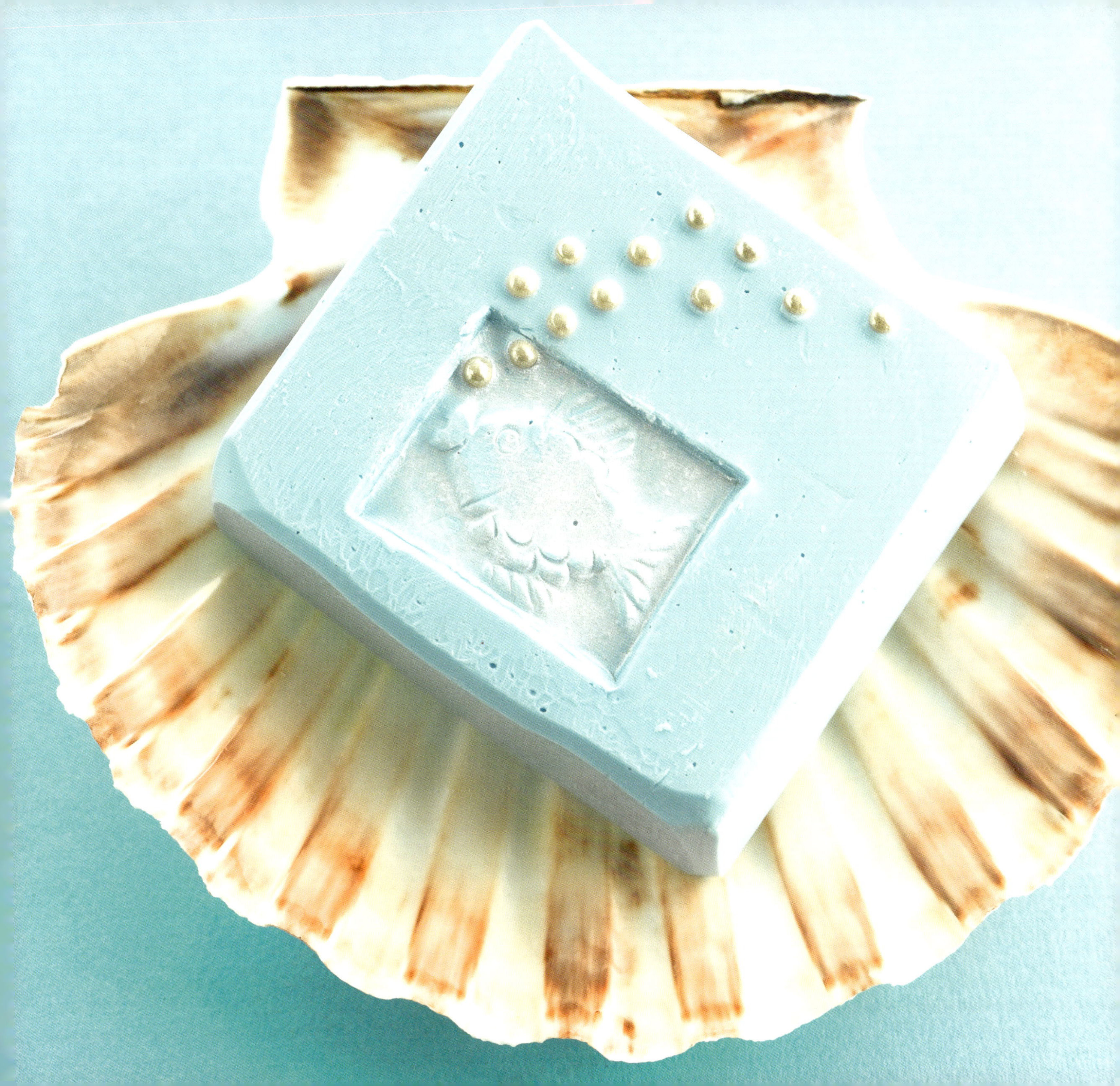

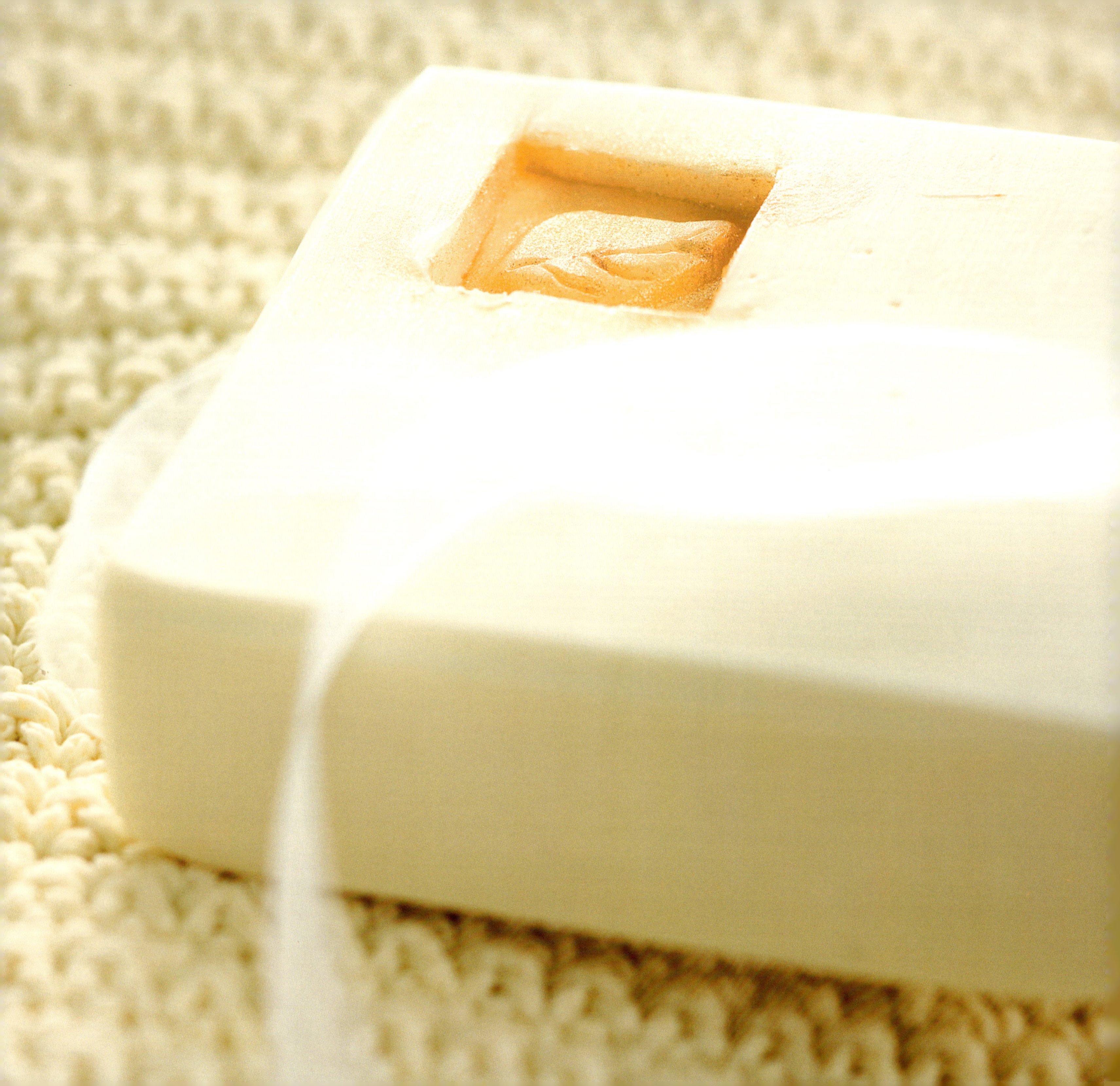

Honigseife mit Blattstempel

Zutaten

500 g Palmöl

300 g Kokosöl

400 g Reiskeimöl

250 g Rapsöl

193 g NaOH (Überfettung: 9 %)

450 g Wasser

1–2 Teelöffel Titandioxid

2 Esslöffel Honig

45 g Honigparfümöl, wenn gewünscht

Micapulver in Gold

Seifenstempel: Blatt

Dies ist eine puristische Seife ohne Schnörkel mit einem schlichten Blattstempel in der linken oberen Ecke. Ich habe sie mit einem feinen Honigduft abgerundet, damit man beim Benutzen der Seifenstücke den Honiganteil riechen und mit allen Sinnen genießen kann. Sie können diese Seife aber auch unbeduftet lassen.

Bereiten Sie alles wie in der Grundanleitung auf Seite 29 beschrieben vor und lassen Sie die Fette und die Lauge abkühlen. Geben Sie das Titandioxid in die Lauge und vermischen Sie diese mit den Fetten. Rühren Sie dann den Honig gut unter.

Nun können Sie nach Belieben den Duft einarbeiten und anschließend den Seifenleim in die Form füllen. Decken Sie die Oberfläche der Seife ab, verzichten Sie aber auf das Isolieren. Es ist bei dieser Seife nicht erforderlich, da der Zucker des Honigs genügend Hitze beim Verseifungsprozess erzeugt. Ein zusätzliches Isolieren könnte die Masse zu heiß werden lassen, sodass sie sich trennt (siehe Hinweis im Kapitel „Troubleshooting“ ab Seite 36).

Formen Sie die Seife am nächsten Tag aus und schneiden Sie sie in Stücke. Prüfen Sie dann den Härtegrad der Seife. Wenn es die Konsistenz zulässt, bringen Sie den Stempel auf. Wie dies am besten geht, können Sie zum Beispiel auf Seite 52 bei der Olivenölseife nachschlagen. Danach lassen Sie die Seifenstücke 4–6 Wochen an einem luftigen Ort reifen.

Hinweis: Es gibt verschiedene Zeitpunkte, um den Honig in die Rohseife zu geben. Entweder Sie rühren ihn wie beschrieben in den fertigen Seifenleim ein oder Sie geben ihn vorab schon zur geschmolzenen Fettmasse und arbeiten ihn von Anfang an mit ein. Der Honig kann auch mit einer kleinen Menge Milch angerührt und so verflüssigt werden. So kann man ihn dann restlos in den fertigen Seifenleim geben, ohne ihn mühsam vom Löffel kratzen zu müssen.

Gestaltungsvariante

Honig hat einen sehr warmen Duft. Daher finde ich goldfarbenes Micapulver für die Verzierung des Blattstempels sehr passend. Aber auch andere warme Metallfarben wie Kupfer oder Bronze passen sehr gut zu dieser Seife. Oder verwenden Sie Micapulver in warmen Farbtönen mit Perlmutt-Effekt. Wenn Sie einen Stempel mit einer Biene finden, können Sie diesen anstelle des Blattstempels verwenden. Dann kann jeder sofort erkennen, dass in dieser Seife eine pflegende Portion Honig enthalten ist.

Es muss nicht immer ein Stempel zur Zierde sein. Im Bastelfachhandel oder beim Imker finden Sie Honigwaben, die Sie leicht mit einer Schere zurechtschneiden können. Auch diese machen sich als Verzierung einer Honigseife gut und werden später zur Dekoration auf die frische Seife gedrückt.

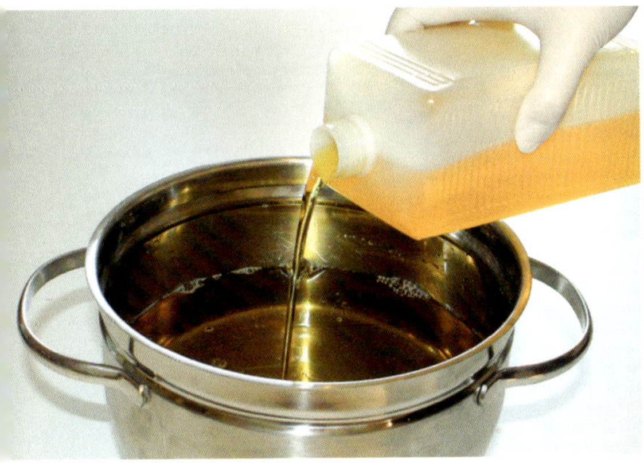

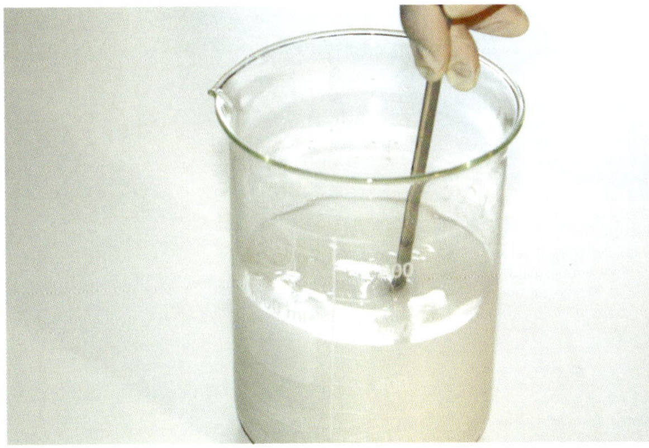

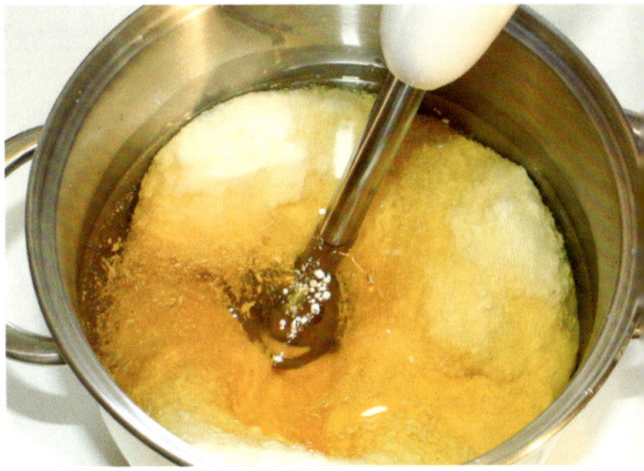

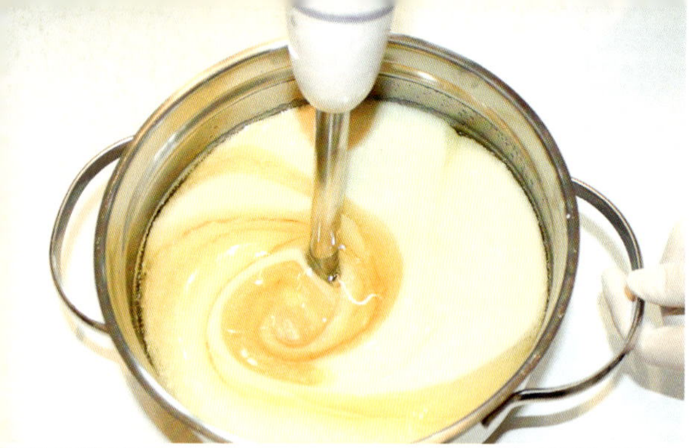

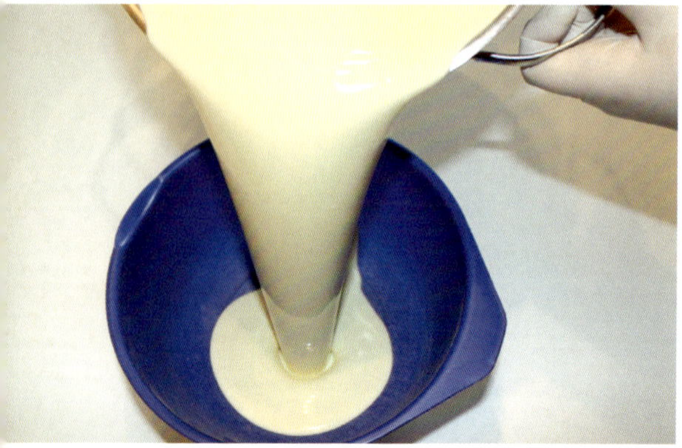

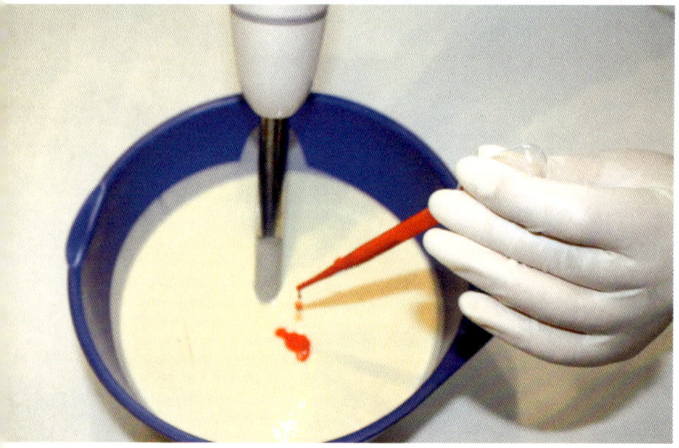

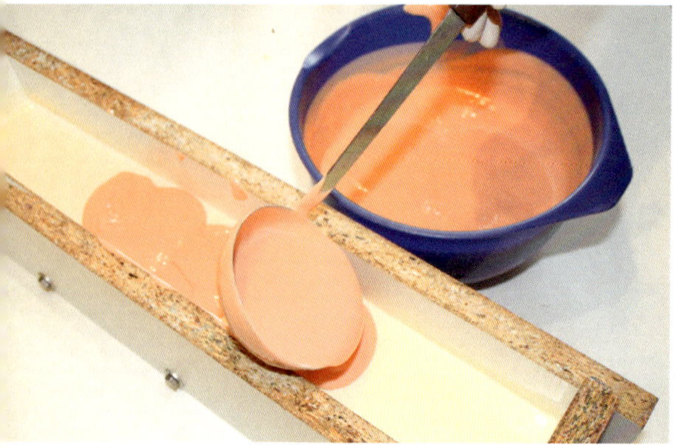

Weihnachtsseife

Zutaten

500 g Palmöl

300 g Kokosöl

300 g Walnussöl

200 g Rapsöl

100 g Sonnenblumenöl

100 g Mandelöl

199 g NaOH (Überfettung: 9 %)

500 g Wasser

1–2 Teelöffel Titandioxid

Kosmetikpigment in Orange

ca. 60 g Orangen-Zimt-Duftöl

getrocknete Orangenscheiben

Naturbast

Zur Weihnachtszeit darf es auch im Bad etwas saisonal duften. Daher lockt diese Seife mit einer zarten Komposition aus Zimt und Orange. Ansonsten ist diese Seife ganz schlicht in zwei Farben gehalten. Dadurch können Sie sie nach der Reifezeit nach Lust und Laune mit Gewürzen aus der Weihnachtsbackstube oder – wie auf dem Foto – mit getrockneten Orangenscheiben dekorieren. So herausgeputzt ist diese Seife eine tolle Überraschung im Nikolausstiefel oder ein schönes Geschenk unter dem Tannenbaum.

Bereiten Sie diese Seife zunächst wie in der Grundanleitung (siehe Seite 29) beschrieben zu – geben Sie vor dem Verseifen der Öle jedoch das Titandioxid in die erkaltete Lauge. Nachdem Sie die Fette und die Lauge mit dem Stabmixer gut gemischt haben, beduften Sie die Masse und teilen sie in zwei möglichst gleich große Teile.

Geben Sie einen Teil der Seifenmasse direkt in die Blockform. Den anderen Teil färben Sie orange ein und geben ihn dann ebenfalls vorsichtig in die Form. Warten Sie dazu jedoch, bis der ungefärbte Teil so weit erhärtet ist, dass er sich mit dem orangefarbenen Teil nicht mehr vermischen kann.

Am nächsten Tag formen Sie die Seife aus und schneiden sie in Stücke. Die Kanten werden mit dem Sparschäler begradigt, dann darf die junge Seife etwa 4–6 Wochen in Ruhe trocknen. Die fertigen Stücke können Sie nun mit den getrockneten Orangen verzieren. Wenn Sie die Seife verschenken möchten, sieht es besonders schön aus, wenn Sie dabei eine einfache Seifenablage aus Holz mit einbinden.

Gestaltungsvariante

Färben Sie die orangefarbene Hälfte grün ein und verwenden Sie für die Seife einen Bratapfel-Duft. Für die Dekoration eignen sich dann getrocknete Apfelscheiben – oder kleine Zimtstangen. Ihrer Fantasie sind keine Grenzen gesetzt.

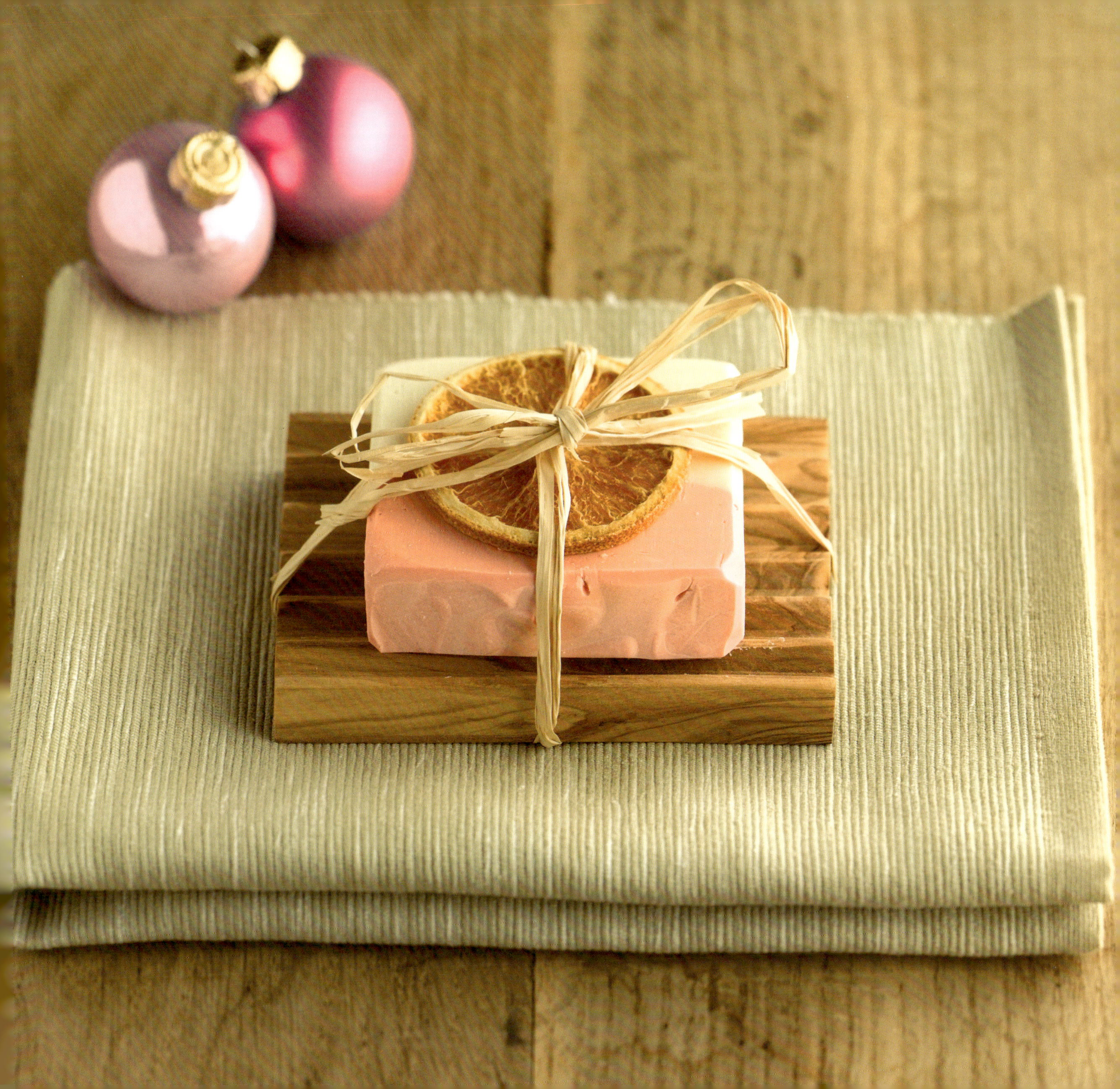

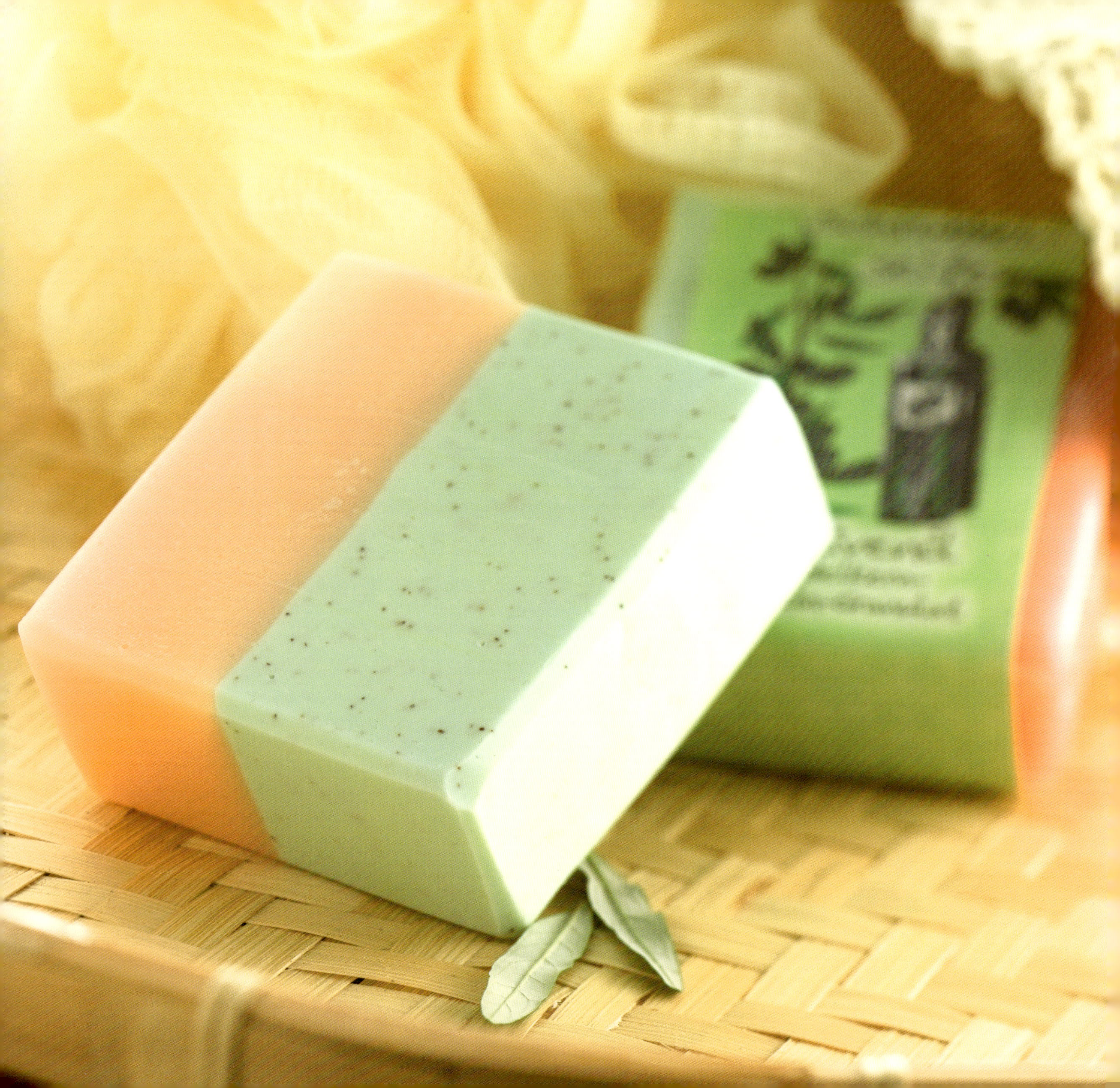

Seifen mit Zusätzen

Mithilfe diverser Zusätze wird aus einer einfachen Seife ein funktionales Waschstück oder einfach etwas ganz Besonderes. Diese Zusätze werden – mit Ausnahme des Kaffees, der bereits für die Laugenherstellung benutzt wird – erst zum Schluss in den fertigen Seifenleim gerührt. So pflegt die Bananenseife zum Beispiel die Haut mit ihrem Extra an Fett, die Peelingeinlage der Schrubbelseife macht Gärtnerhände wieder sauber und die Salzseife ist besonders als Gesichtsseife beliebt und wird oft bei unreiner und fettiger Haut verwendet.

Schrubbelseife

Die Schrubbelseife wird auch Gärtnerseife, Mechanikerseife oder Peelingseife genannt. Mit einer Schrubbeleinlage wird jede Seife zu einem funktionalen Waschstück für die Körperpflege. Aber nicht jedes ist so hübsch wie dieses Exemplar!

Zutaten für die rote Hälfte der Seife

300 g Olivenöl	25 g Rizinusöl
200 g Babassuöl	102 g NaOH (Überfettung: 9 %)
150 g Sheabutter	270 g Wasser
100 g Reiskeimöl	Kosmetikpigment in Rot
25 g Jojobaöl	25 g Duftöl nach Wahl

Zutaten für die grüne Hälfte der Seife

300 g Olivenöl	102 g NaOH (Überfettung: 9 %)
200 g Babassuöl	270 g Wasser
150 g Sheabutter	Kosmetikpigment in Grün
100 g Reiskeimöl	1/2 Teelöffel Mandelkern-Olivenstein-Granulat
25 g Jojobaöl	25 g Duftöl nach Wahl
25 g Rizinusöl	

Für jede Hälfte der Seife stellen Sie einen extra Topf mit Seifenleim her. Einmal für die rote Hälfte ohne Schrubbeleinlage und einmal für die grüne Hälfte mit Schrubbeleinlage. Bereiten Sie dazu zwei Töpfe mit geschmolzenen Fetten vor und ebenso zwei Behälter mit Lauge.

Zuerst stellen Sie wie in der Grundanleitung ab Seite 29 beschrieben den roten Seifenleim her. Die Fette und die Lauge werden vermischt, der Seifenleim wird rot eingefärbt und beduftet. Dann gießen Sie die Masse in die Form. Nun mischen Sie die Lauge und die Fette für den zweiten Teil der Seife. Färben Sie ihn grün ein und beduften Sie ihn.

Dann fügen Sie dem Ganzen einen halben Teelöffel des Mandelkern-Olivenstein-Granulats hinzu. Seien Sie vorsichtig bei der Dosierung, es sieht weniger aus als es später auf der Haut Effekt haben wird. Nachdem Sie alles gut vermischt haben, gießen Sie diese zweite Masse auf die erste in die Form. Nach dem Ausformen den Seifenblock in Stücke schneiden und die Kanten mit dem Sparschäler verschönern.

Hinweis: **Der Vorteil bei dieser Methode ist, dass Sie ganz in Ruhe arbeiten können, nichts kann Ihnen unvorhergesehenerweise andicken. In der Zeit, in der Sie die grüne Masse anrühren, wird die rote Masse so weit fest werden, dass Sie die grüne anschließend einfach darauf gießen können, ohne dass sich beide Seifenhälften mischen.**

Gestaltungsvariante

Anstatt des Mandelkern-Olivenstein-Granulats können Sie außerdem auch andere Zutaten für den Peelingeffekt benutzen. Haferflocken zum Beispiel ergeben ein etwas sanfteres Peeling. Blaumohn hingegen ist sehr stark und sollte mit äußerster Vorsicht dosiert werden. Auch Sägemehl eignet sich oder Tapiokaperlen aus dem Asialaden. Auch kann die gesamte Seife mit Peelingzusatz versehen werden, so ersparen Sie sich das Aufteilen des Seifenleims.

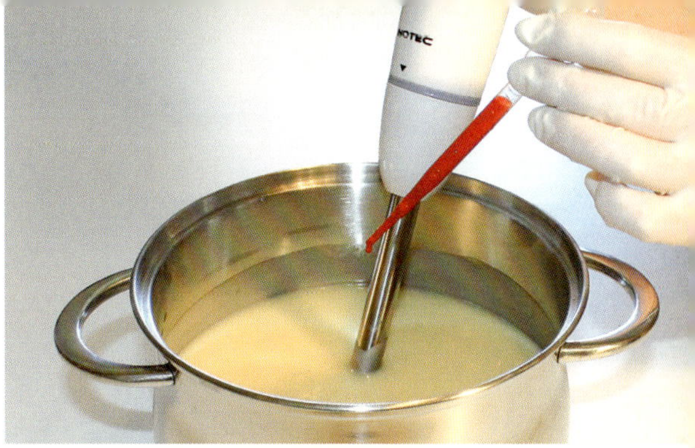

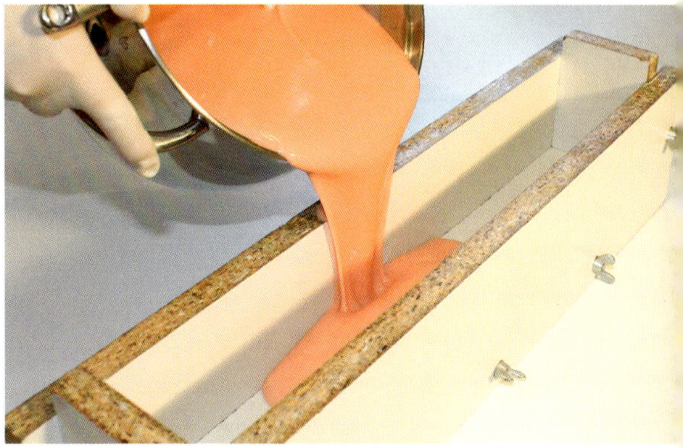

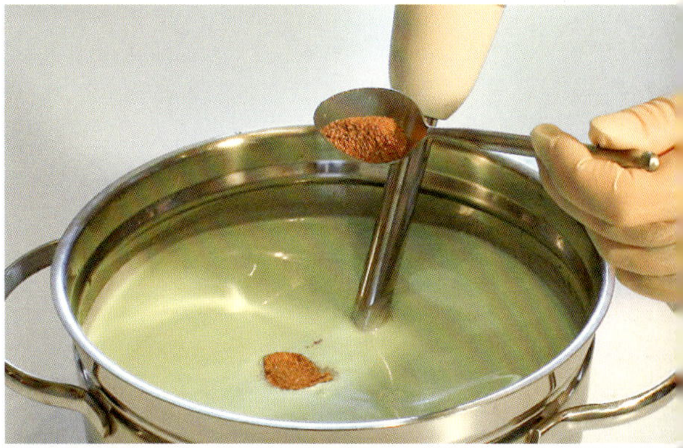

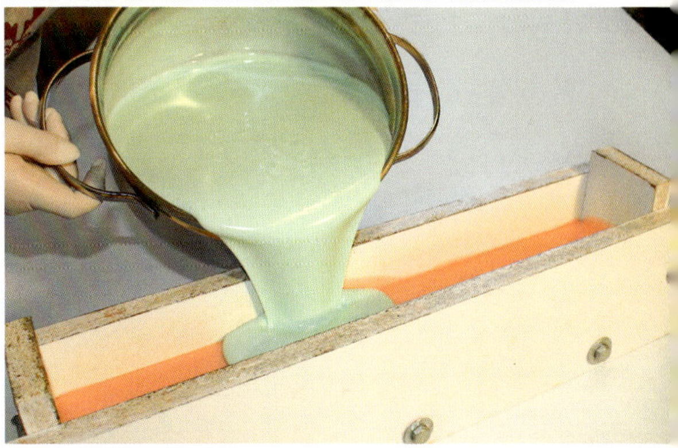

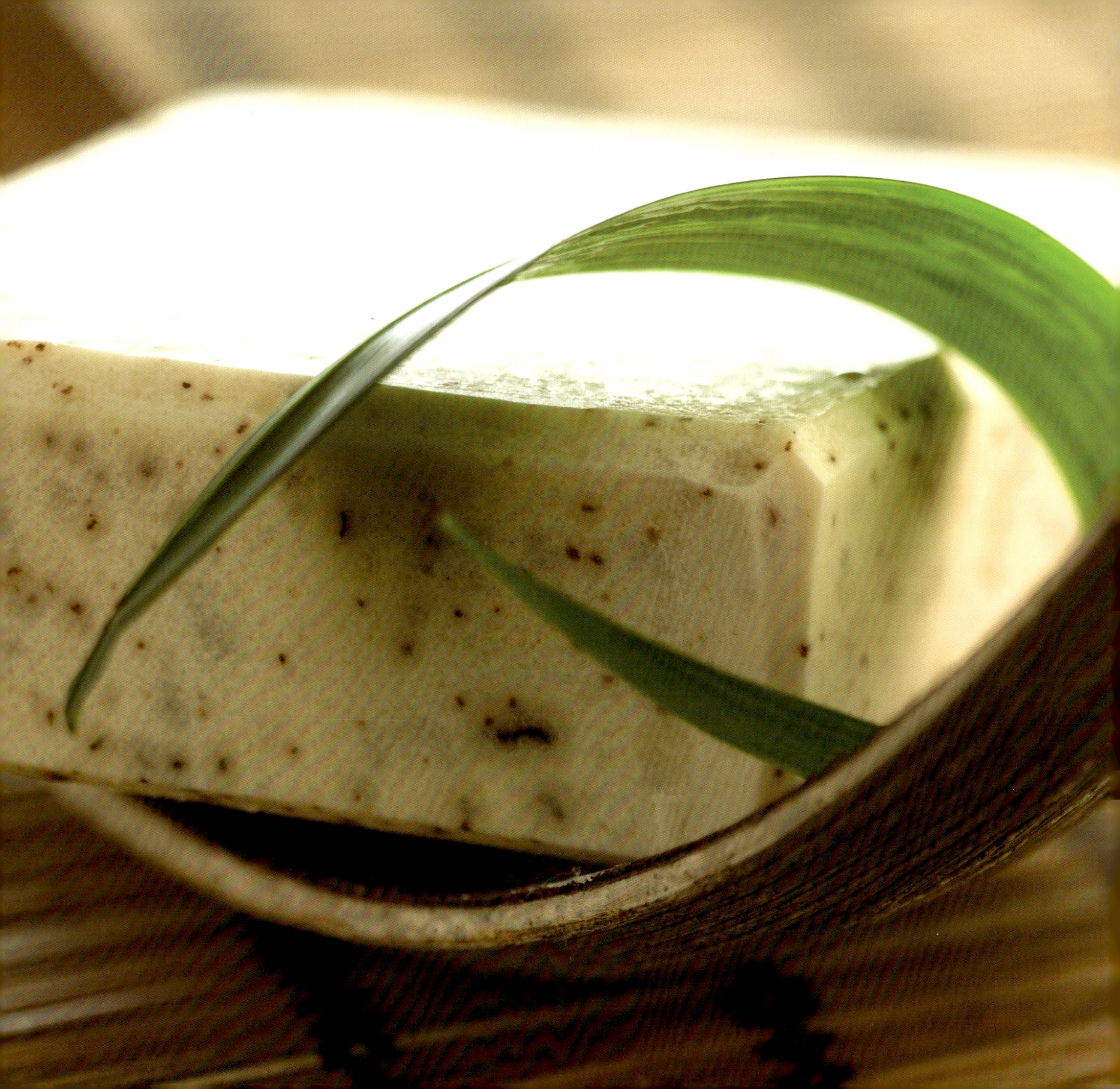

Bananenseife mit Mascarpone

Zutaten

600 g Palmöl

250 g Kokosöl

300 g Rapsöl

300 g Reiskeimöl

100 g Sonnenblumenöl

208 g NaOH (Überfettung: 8 %)

500 g Wasser

1 Teelöffel Titandioxid

50 g Bananen-Parfümöl

2–3 Esslöffel Mascarpone

10 g Zitronensäure in Pulverform

1 Banane

Wenn schon Obst in die Naturseife kommt, dann verwende ich selbstverständlich Bio-Produkte. Um zu verhindern, dass die frische Banane komplett braun wird, füge ich dem Bananenbrei zusätzlich etwas Zitronensäure hinzu. Das macht die Berechnung dieses Rezeptes allerdings etwas schwieriger. Größere Mengen Zitronensäure sollten nämlich unbedingt in den Seifenrechner eingegeben werden, da Säure die Eigenschaft hat, Lauge zu neutralisieren. Aber der Aufwand lohnt sich, denn später wird man in der fertigen Seife die kleinen braunen Bananensamen sehen.

Damit die Seife noch etwas ansehnlicher wird, helle ich den Seifenleim gerne mit Titandioxid auf. Und da der Duft der Banane im Seifenbrei untergeht, muss hier leider mit Parfümöl nachgeholfen werden. Sowohl die Banane als auch die Mascarpone enthält bereits Wasser. Die Flüssigkeitsmenge ist in diesem Rezept daher reduziert, damit die Seife nicht zu weich wird.

Dank des ordentlichen Schusses Mascarpone wird aus dieser Seife übrigens eine echte Pflegebombe!

Beginnen Sie wie gewohnt die Fette zu schmelzen und die Lauge anzurühren. Geben Sie dann in die erkaltete Lauge das Titandioxid und bereiten Sie die Banane vor. Zerdrücken Sie sie mit einer Gabel auf einem Teller und mischen Sie sie mit der Zitronensäure.

Nun werden die Fette mit der Lauge vermischt und mit dem Stabmixer gut durchgerührt. Dabei dickt der Seifenleim allmählich an und durchläuft die verschiedenen Stadien.

Wenn die Seifenmasse kurz vor dem Puddingstadium ist, geben Sie die Bananenmasse in den Topf und rühren sie mit dem Stabmixer unter (siehe nächste Seite). Nun können Sie das Parfümöl hinzufügen und gut unterrühren.

Zum Schluss geben Sie die Mascarpone hinzu und rühren sie mit dem Stabmixer ein. Geben Sie die Seifenmasse in die Form und lassen Sie sie bis zum nächsten Tag schlafen. Sie erhalten eine herrlich pflegende, cremige Seife, die Sie unbedingt ausprobieren sollten.

Gestaltungsvarianten

Anstelle der Mascarpone können Sie hier auch jedes andere Milchprodukt verwenden, zum Beispiel Schafmilchjoghurt oder Quark. Nur von Sahne rate ich wegen des zu erwartenden unangenehmen Geruchs ab (siehe Hinweis auf Seite 26).

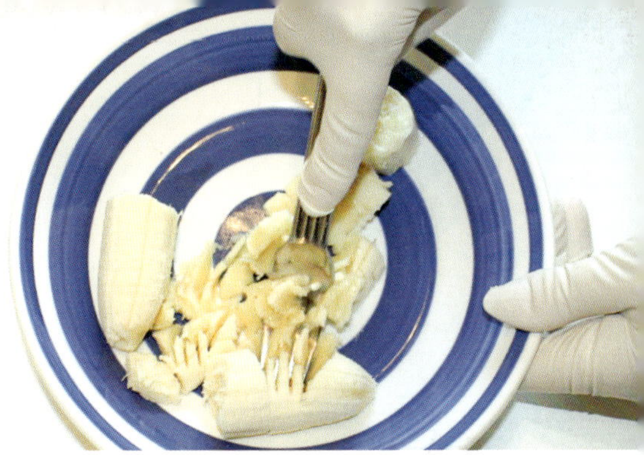

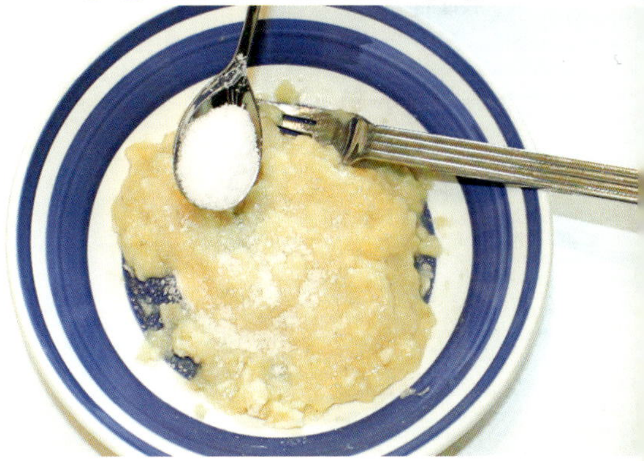

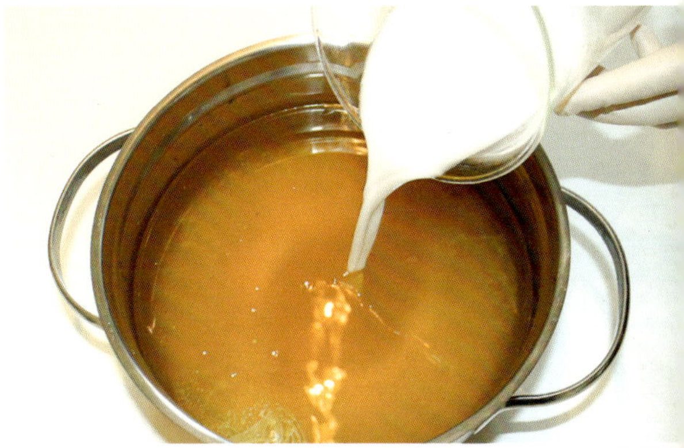

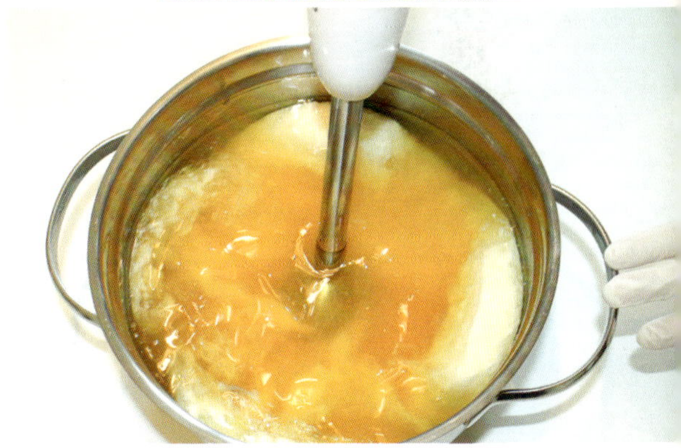

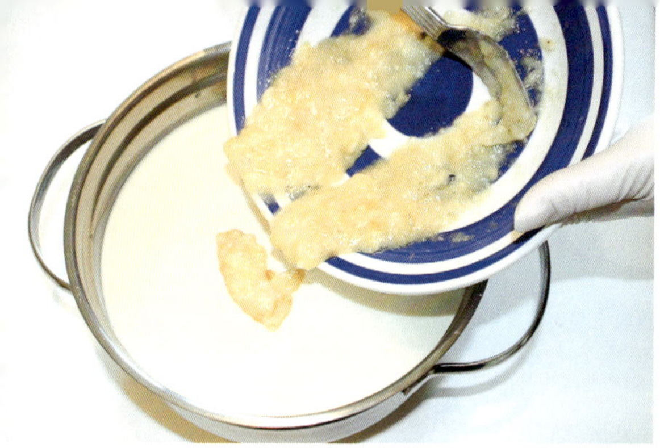
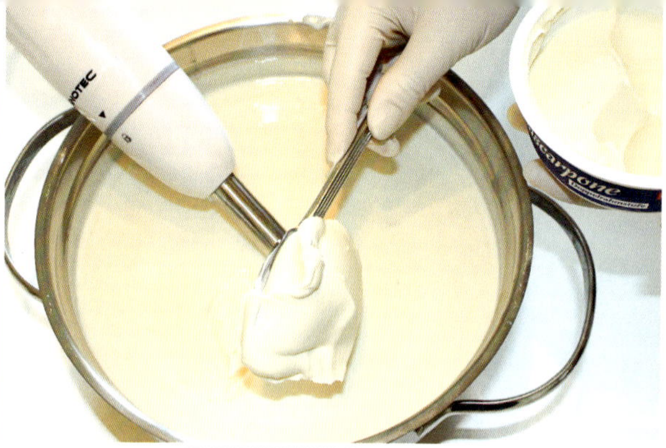
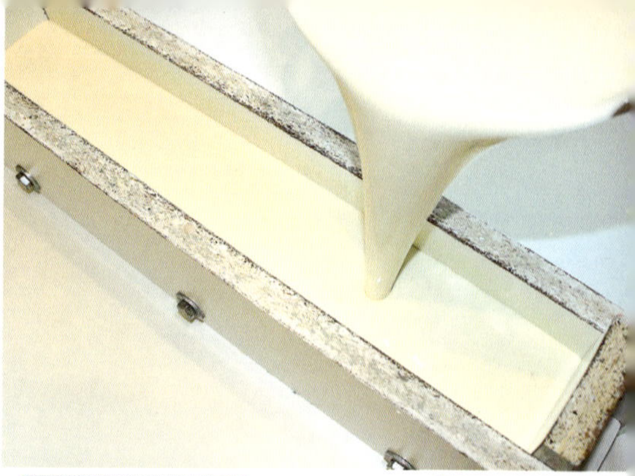
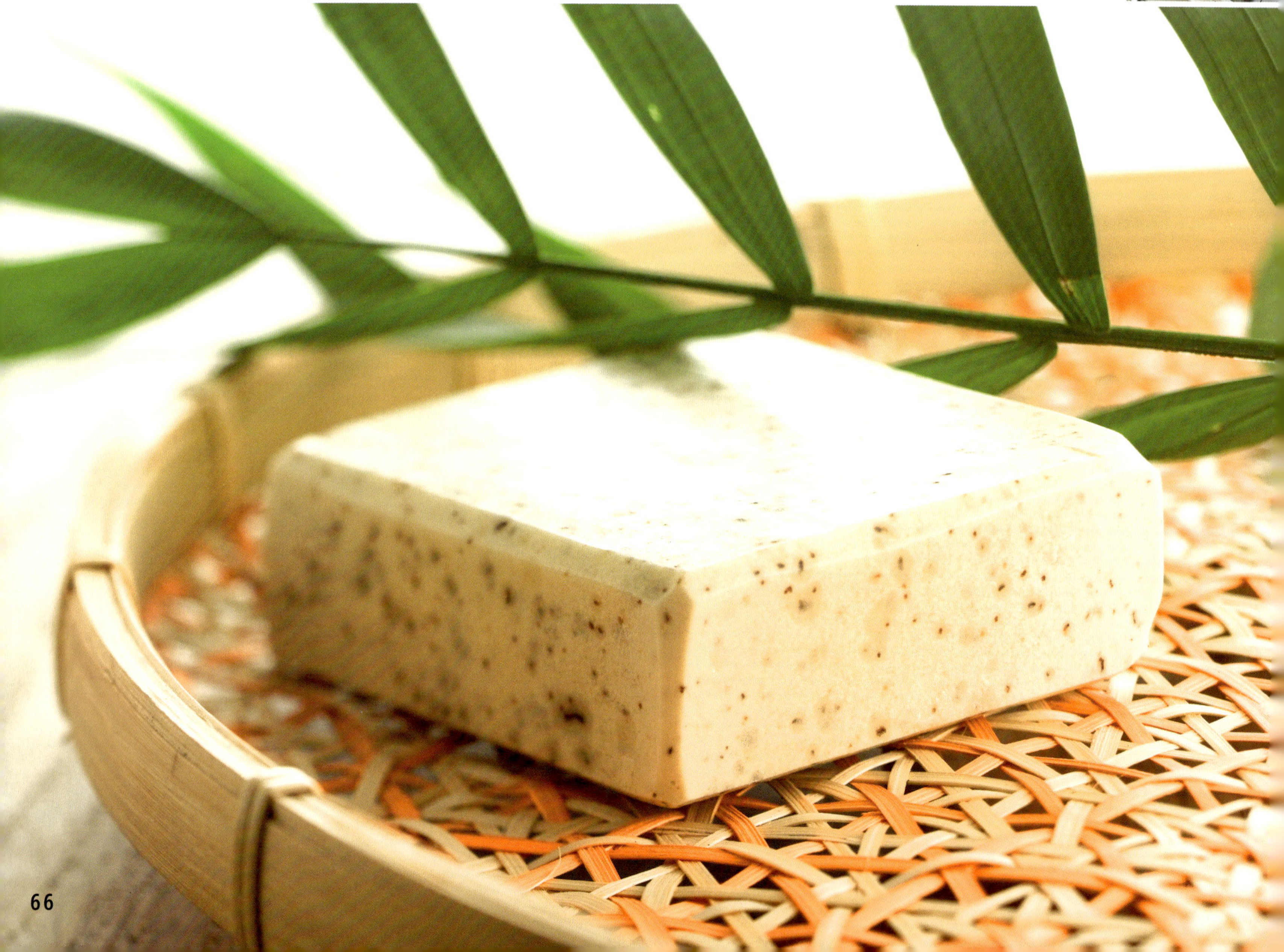

Schäumende Salzseife

Zutaten

100 g Lanolin

300 g Kokosöl

600 g Rapsöl

200 g Sheabutter

150 g NaOH (Überfettung: 11–12 %)

400 g Wasser

evtl. 1–2 Teelöffel Titandioxid

1000 g Meersalz

Diese Salzseife besteht aus einem Grundrezept (in diesem Falle mit viel Sheabutter) und der gleichen Menge Salz. Verwenden Sie dafür Meersalz, welches zum Beispiel auch in Drogeriemärkten erhältlich ist. Es ist meist aus biologischem Abbau und ohne Rieselhilfe. Normales Haushaltssalz funktioniert jedoch auch. Totes-Meer-Salz ist hingegen nicht für Salzseifen geeignet, es ist zu hygroskopisch (das heißt es zieht zu stark Wasser aus der Luft an) und lässt die Seife später auseinander fallen.

Die Salzseife hat keinen Peelingeffekt, die Salzkristalle lösen sich zusammen mit der Seife, in der sie sich befinden, auf und werden einfach weggespült. Unbeduftet und ungefärbt eignet sich Salzseife besonders gut als Gesichtsseife und ist vor allem für unreine Haut gedacht, die zu trockenen Stellen, Pickeln und Mitessern neigt.

Salzseife schäumt nur sehr ungern. Je älter sie ist, desto mehr Schaum bildet sie zwar, doch ich empfehle dennoch, ihr etwas Lanolin hinzuzufügen. Dadurch wird sie beinahe ganze Schaumberge produzieren!

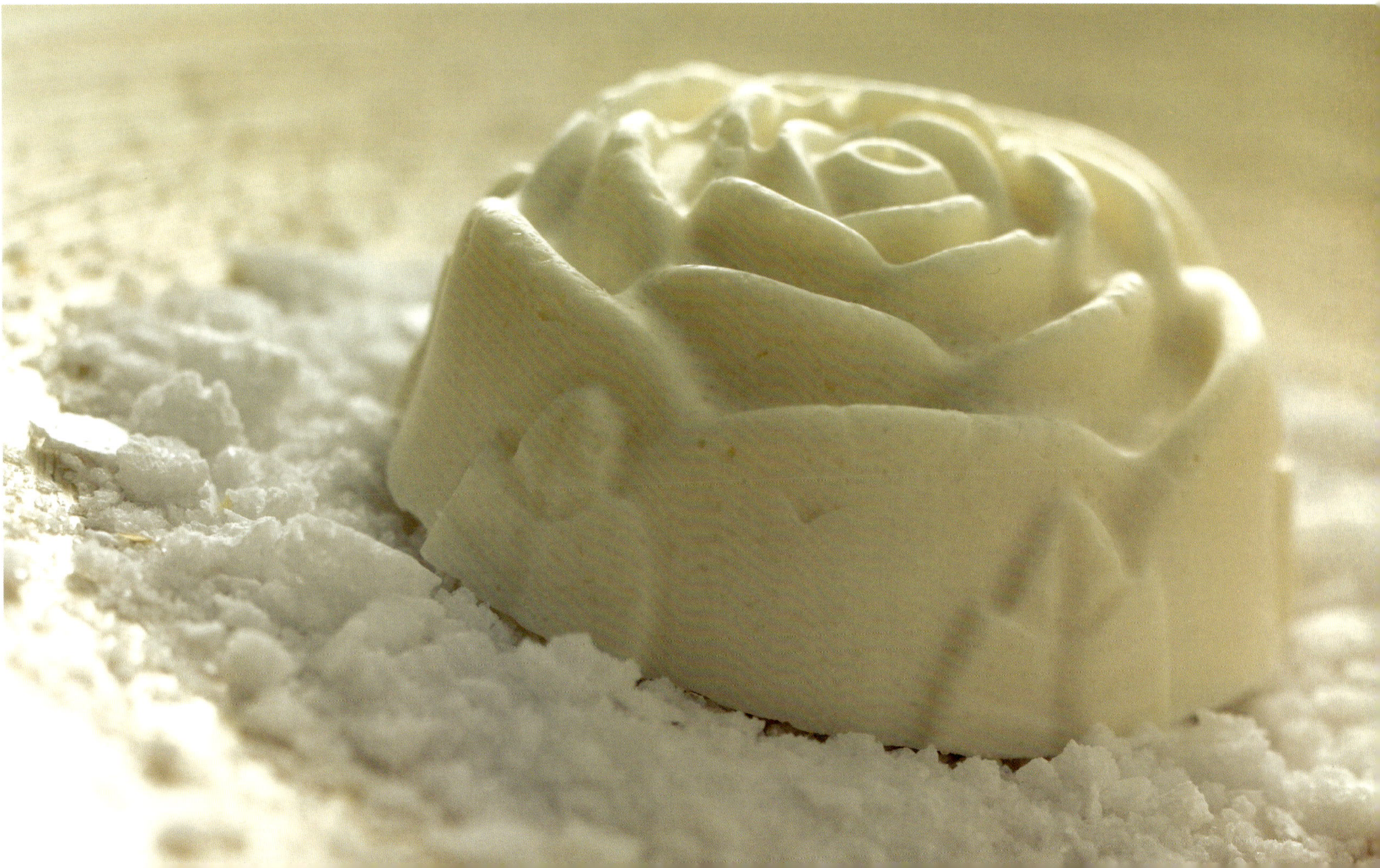

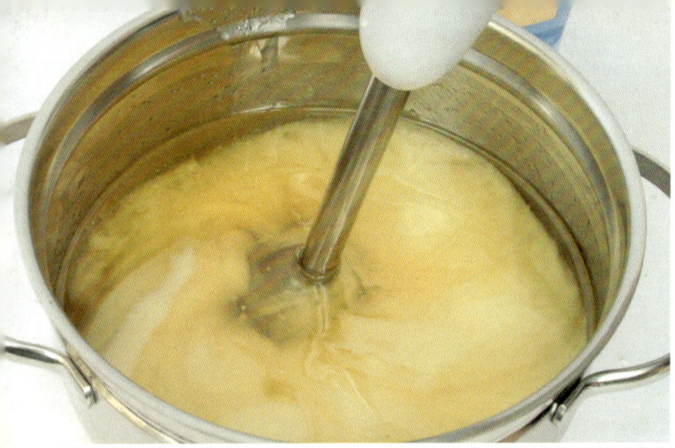

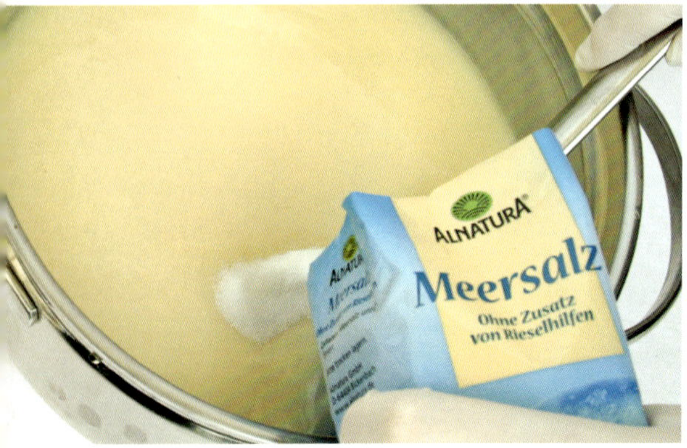

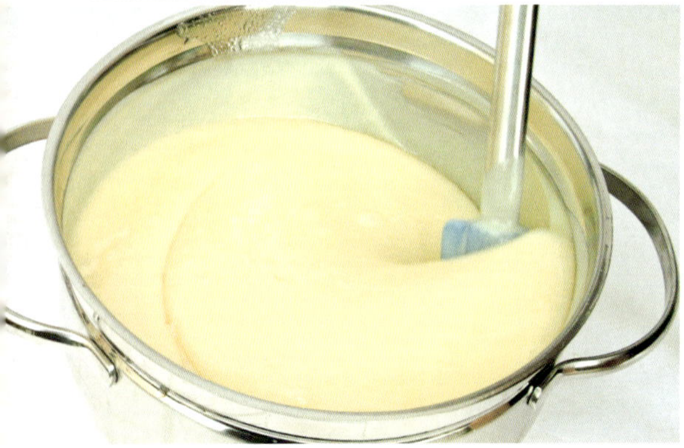

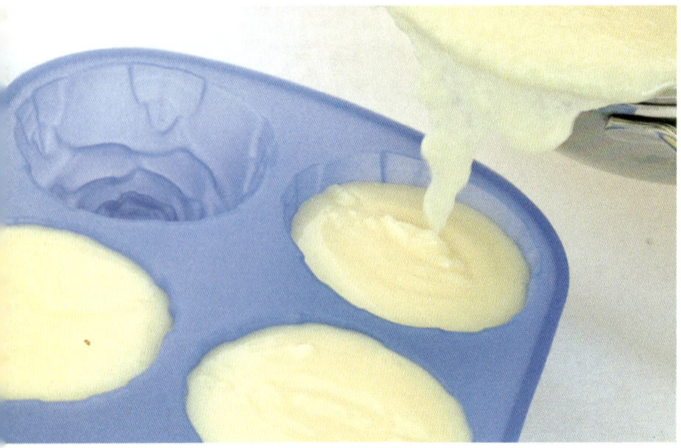

Da Salzseifen häufig als Gesichtsseife verwendet werden, überfette ich die Salzseife gerne etwas höher, in diesem Falle ca. 11 %. Sie können aber nach Belieben mit der Überfettung auch noch höher gehen. Rechnen Sie für diesen Fall bitte die NaOH-Menge neu aus.

Für die Zubereitung dieser Seife verfahren Sie wie im Grundrezept (siehe Seite 29) angegeben und schmelzen zuerst die festen Fette. Dazu zählt auch das Lanolin. Wiegen Sie dann die flüssigen Fette dazu und lassen Sie die Fettmasse abkühlen.

Rühren Sie nun die Lauge an und lassen Sie sie ebenfalls abkühlen. Im hier gezeigten Beispiel habe ich die Lauge mit Titandioxid versetzt, damit die Seife aufgehellt wird. Sie können das Pigment aber auch weglassen, dann wird die Seife eher beige als weiß.

Geben Sie nun die Fette und die Lauge zusammen und vermischen Sie beides. Dann rühren Sie die Masse mit dem Stabmixer, bis sie allmählich andickt. Durch die Sheabutter wird die Seife schneller andicken als beim Grundrezept, seien Sie daher beim Rühren mit dem Stabmixer sehr vorsichtig.

Noch bevor das Puddingstadium erreicht wird, nehmen Sie den Stabmixer aus dem Seifenleim heraus und rühren per Hand mit dem Teigschaber das Salz unter. Sobald alles Salz benetzt ist, kommt die Seife in die Formen. Da Salzseife sehr schnell sehr hart wird, bieten sich hier Einzelförmchen an. Eine Seife aus der Blockform wird sich nur schwer in Stücke schneiden lassen. Sie wird dabei zerbröseln.

Decken Sie die Seife wie üblich ab, damit sich keine Sodaasche bildet, und lassen Sie sie 24 Stunden ruhen. Am nächsten Tag formen Sie die Stücke aus und lagern sie zum Trocknen. Bei einer sehr hohen Luftfeuchtigkeit (zum Beispiel im Keller oder im Hochsommer) kann die Salzseife schwitzen, das heißt, dass sich kleine Feuchtigkeitströpfchen auf der Oberfläche bilden. Diese können Sie einfach abwischen.

Packen Sie die fertigen Salzseifenstücke nach einer vier- bis sechswöchigen Reifephase in Zellophan. Dadurch kann sie nicht mehr schwitzen und bekommt trotzdem noch Luft.

Gestaltungsvariante

Wie viel Salz Sie in Ihre Salzseife geben, ist Geschmackssache. Im hier gezeigten Beispiel wird genauso viel Salz wie Fett hinzugegeben. Sie können die Salzmenge aber auch verdoppeln oder verdreifachen. Je mehr Salz Sie in Ihrem Rezept verwenden, desto größer wird allerdings die Gefahr, dass die Seife später schwitzt.

Wenn Sie die Salzmenge verändern, müssen Sie ansonsten nichts im Rezept abändern. Die NaOH- und die Flüssigkeitsmenge bleiben gleich. Selbstverständlich können Sie Salzseife auch färben und beduften. Dosieren Sie das Kosmetikpigment etwas höher, die Seife wird einen großen Teil davon verschlucken. Dies gilt auch für den Duft.

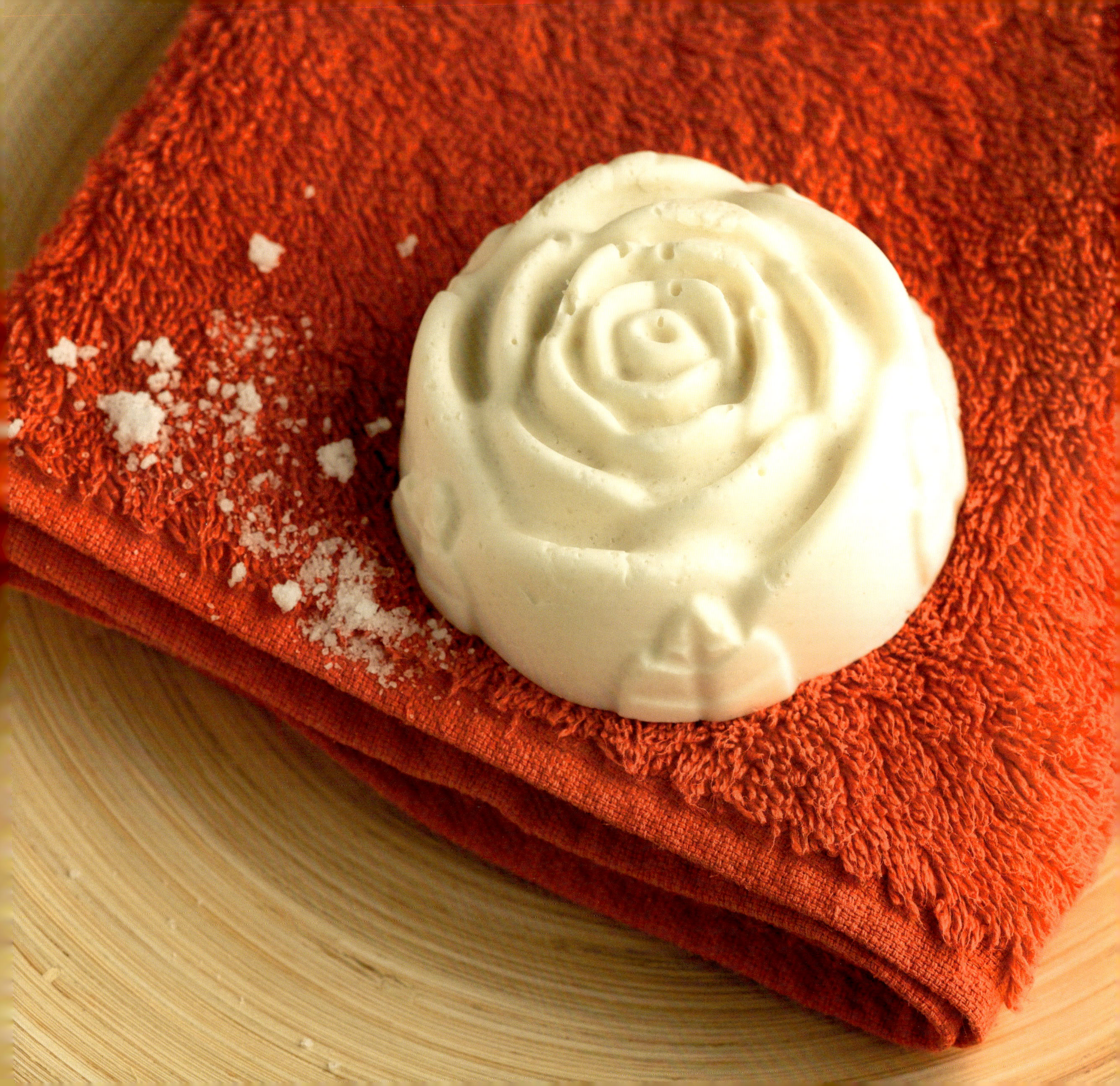

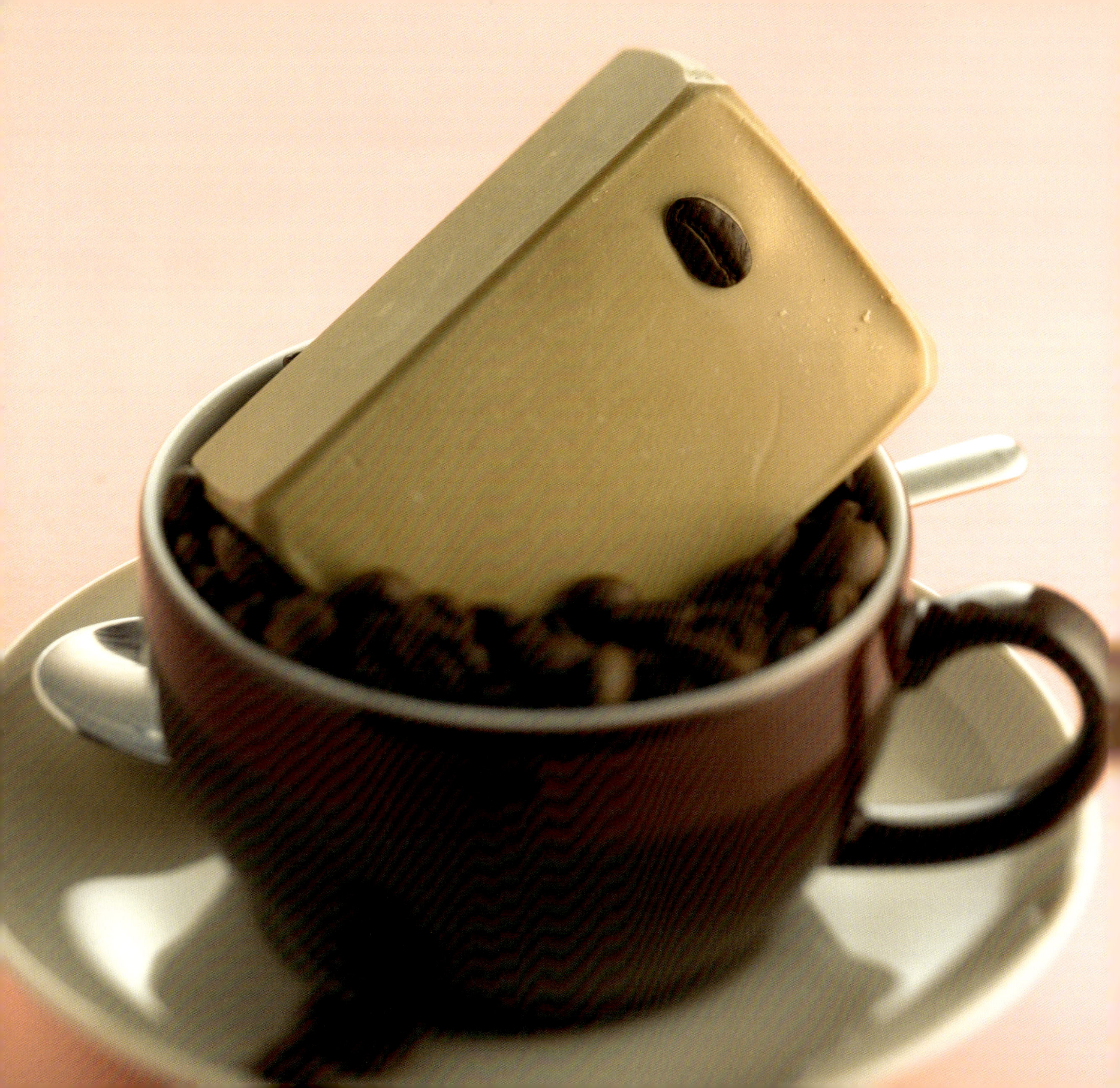

Kaffeeseife für die Küche

Zutaten

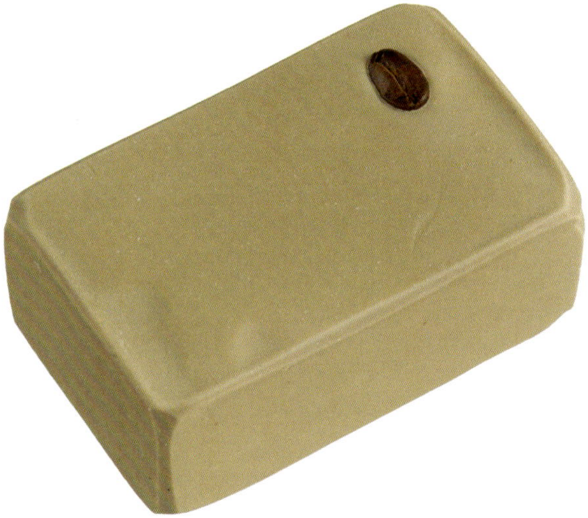

600 g Palmöl

250 g Kokosöl

300 g Rapsöl

200 g Mandelöl

250 g Olivenöl

210 g NaOH (Überfettung: 9–10 %)

500 g starker Kaffee

1 Teelöffel Titandioxid

1 Esslöffel Mascarpone

Kaffeebohnen (zur Dekoration)

Kaffeeseife ist eine Küchenseife. Kaffee an sich neutralisiert Gerüche. Daher finden Sie in luxuriösen Parfümabteilungen Schälchen mit Kaffeebohnen, mithilfe derer sich die Nase wieder erholen kann. Diesen Effekt können Sie für eine Küchenseife nutzen.

Statt mit Wasser rühren Sie die Lauge mit einem sehr starken Kaffee an. Er sollte so stark sein, dass Sie ihn nicht mehr trinken würden. Den gekochten Kaffee stellen Sie dann ein paar Stunden in den Kühlschrank, bis er richtig durchgekühlt ist. Für die Pflege und die Cremigkeit mischen Sie zum Schluss noch einen dicken Esslöffel Mascarpone unter den Seifenleim. Das darin enthaltene Fett rechnen wir nicht in die Überfettung mit ein.

Ich helle den Seifenbrei ein wenig mit Titandioxid auf, indem ich das Pigment vorab in die Kaffeelauge rühre. Dies ergibt eine hellbraune Seife, die an einen leckeren Milchkaffee erinnert. Manche Düfte halten sich zwar auch in einer Kaffeeseife, aber ich verzichte lieber darauf. Die frische Seife wird dann zwar etwas streng riechen. Das ist durch die Kaffeelauge bedingt. Dieser strenge Geruch wird aber im Laufe der nächsten Wochen verschwinden.

Beginnen Sie nun mit der Zubereitung der Seife. Richten Sie dazu alle benötigten Zutaten und Hilfsmittel her, damit Sie nachher alles griffbereit haben. Besonders wichtig ist der kalte Kaffee, den Sie einige Stunden vorher zubereiten müssen, damit er richtig eiskalt ist.

Bereiten Sie die Fette wie gewohnt vor und rühren Sie dann das NaOH mit dem eiskalten Kaffee an. Vorsicht: Die Lauge wird sehr heiß werden! Wenn Sie die Lauge zum Abkühlen beiseite stellen, wird das im Kaffee enthaltene Fett daher schon verseifen und es wird sich eine Schicht auf der Oberfläche der Lauge absetzen. Rühren Sie diese Schicht vor dem Einrühren der Lauge in die Fette einfach noch einmal kurz unter.

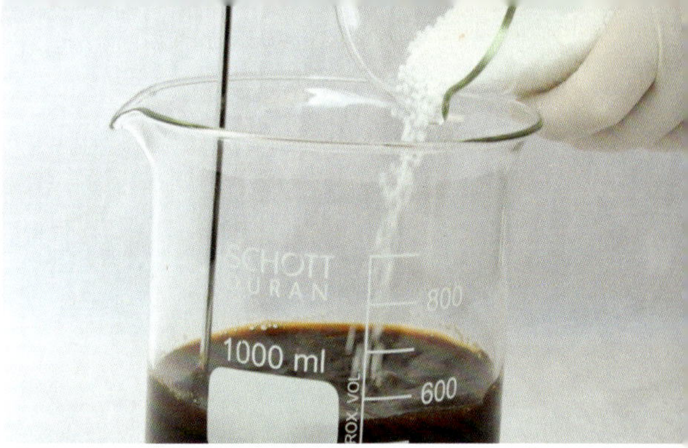

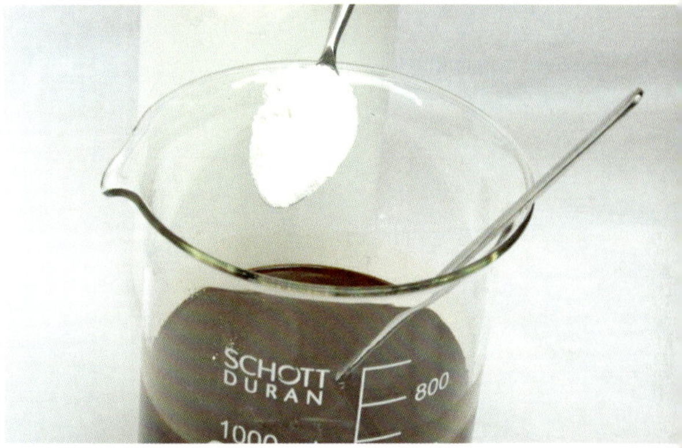

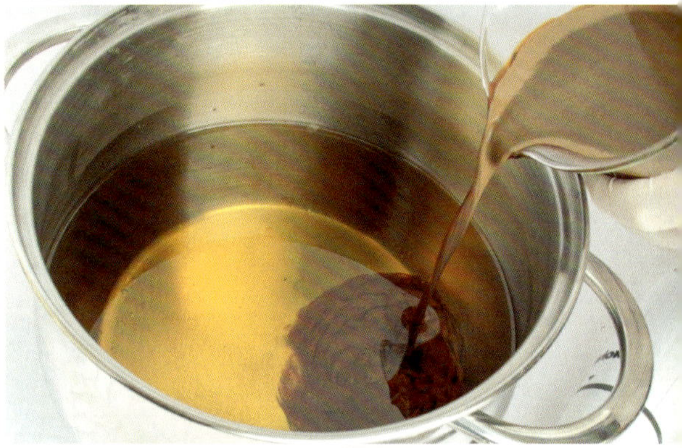

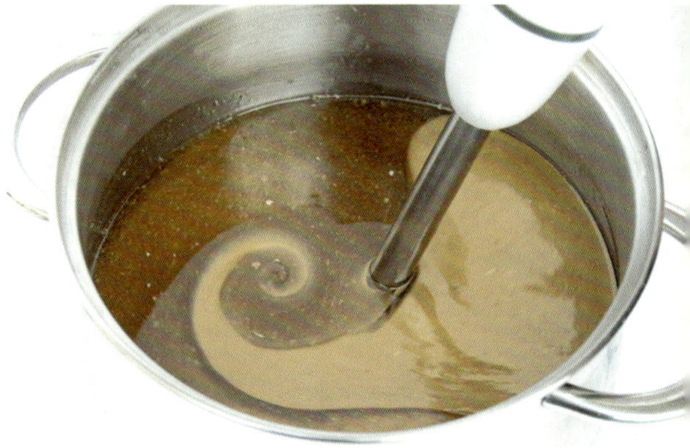

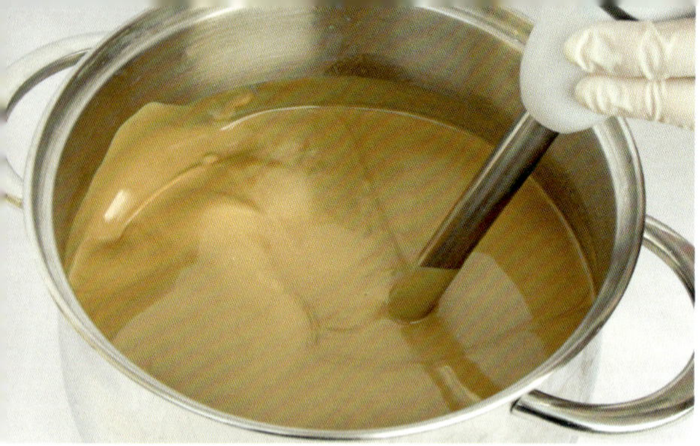
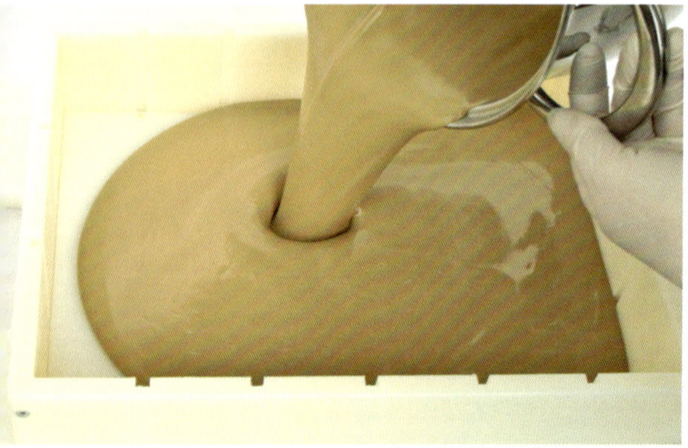
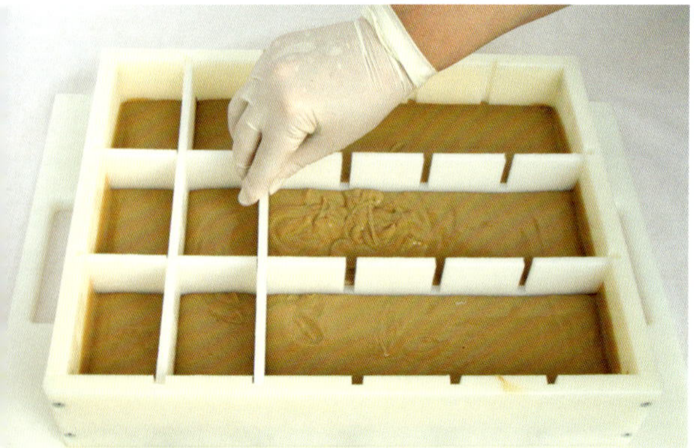
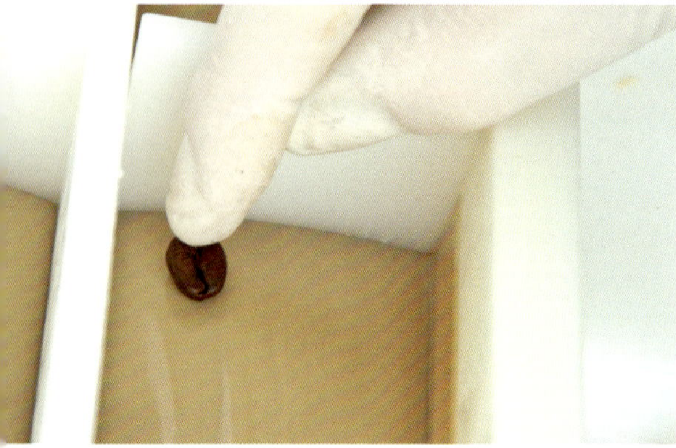

Geben Sie das Titandioxid in die angekühlte Lauge. Der Farbton verändert sich dadurch von Dunkelbraun zu Hellbraun. Geben Sie dann die Lauge zu den abgekühlten Fetten in den Topf und rühren Sie beides ineinander. Dabei kann die Kaffeelauge ruhig ein wenig wärmer sein. Da wir die Seifenmasse nicht teilen und marmorieren wollen, wäre es nicht schlimm, wenn sie schneller fest wird.

Schalten Sie nun den Stabmixer an und rühren Sie die Mischung gut durch. Sie wird nun die üblichen Phasen durchlaufen und allmählich andicken. Sobald sie das Puddingstadium erreicht hat, fügen Sie die Mascarpone hinzu. Es reicht, diese mit dem Teigschaber unterzurühren.

Geben Sie den fertigen Seifenleim in die Form (unbedingt zuvor etwas Backpapier auf den Boden legen, das erleichtert das Ausformen ungemein!) und rütteln Sie diese vorsichtig, damit die Ecken gleichmäßig ausgefüllt sind.

Nun werden nacheinander die Trennwände eingesetzt und die Seifenmasse wird in kleine Stücke unterteilt. Zur Dekoration wird auf jedes dieser Stücke eine Kaffeebohne gesetzt. Dann wird die Dividorform mit dem Deckel verschlossen und die Seife wird 1–2 Tage lang schlafen gelegt. Danach die Seife ausformen und die einzelnen Stücke eventuell mit dem Käsehobel und dem Sparschäler in Form schneiden.

Gestaltungsvariante

Um einen Schrubbeleffekt zu erzielen, geben Sie dem fertigen Seifenleim ein paar Teelöffel Kaffeesatz hinzu. Dieser erhöht die Eigenschaft der Seife, Gerüche von den Händen zu entfernen, und hilft, starke Verschmutzungen zu beseitigen.

Kaffee beseitigt zwar Gerüche, das bedeutet aber nicht, dass man eine Kaffeeseife nicht auch beduften kann. Das ist nämlich durchaus möglich, ohne dass der Duft schnell wieder verschwindet. In den Rohstoffshops finden Sie Kaffeeparfümöl, welches aus der Seife auch ein Dufterlebnis macht. Ebenfalls passend wäre auch ätherisches Orangenöl, welches Sie unbedingt mit 5 % – auf die Gesamtrezeptmenge gerechnet – dosieren sollten, denn Zitrusdüfte sind sehr flüchtig. Oder mischen Sie verschiedene ätherische Zitrusdüfte, diese sind meist nicht sehr kostenintensiv und hier können Sie durchaus ein wenig experimentieren.

Selbstverständlich kann Kaffeeseife auch in der Blockform oder in Einzelförmchen hergestellt werden. Fertigen Sie eine schöne Banderole an, stecken Sie die Seife und jede Menge Kaffeebohnen in eine Zellophantüte und schon haben Sie das perfekte Geschenk, wenn Sie das nächste Mal „auf einen Kaffee“ eingeladen sind. Die wenigsten kennen den Effekt von Kaffee in Seife, sodass Sie hier mit Sicherheit einen Volltreffer landen.

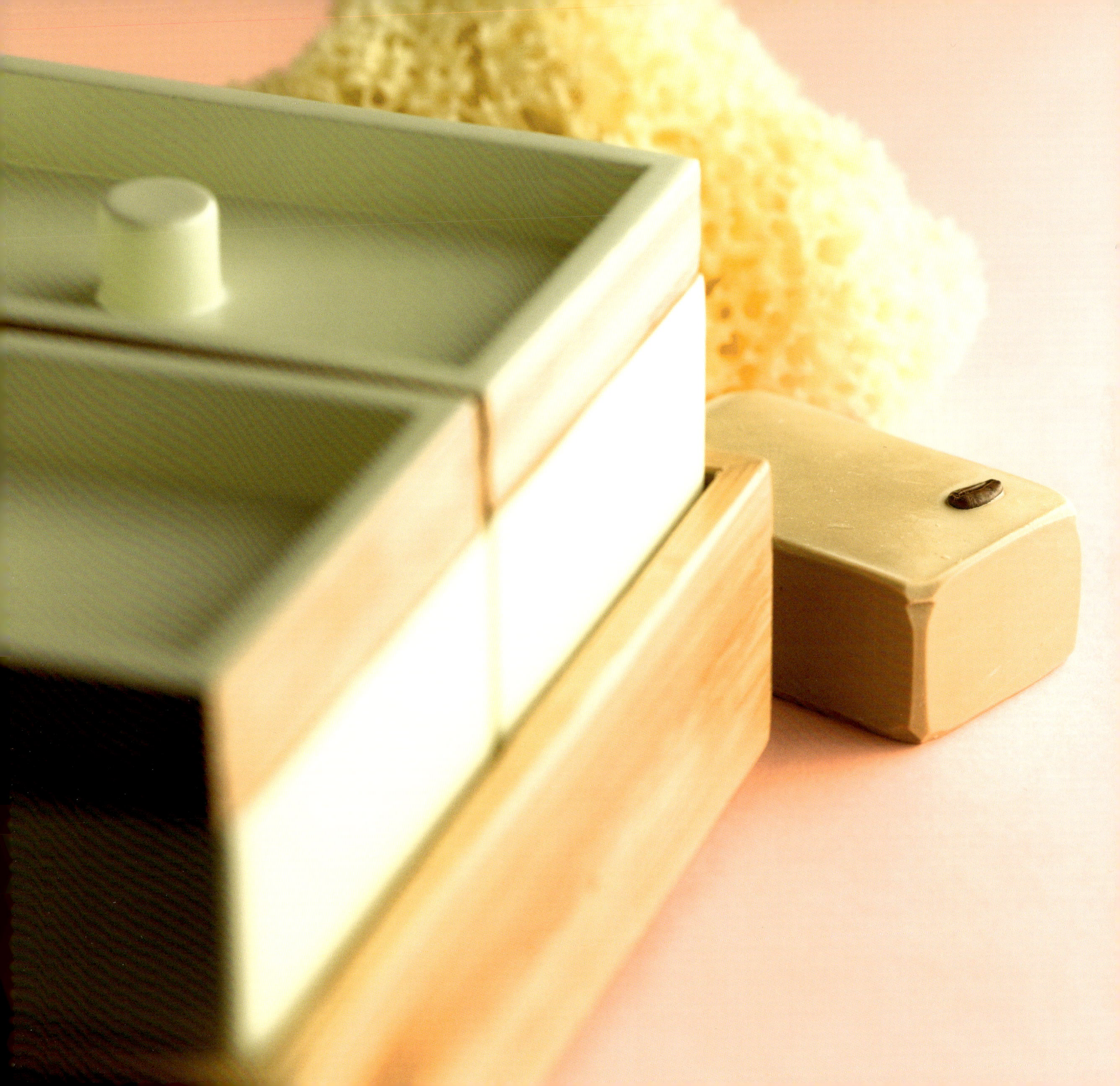

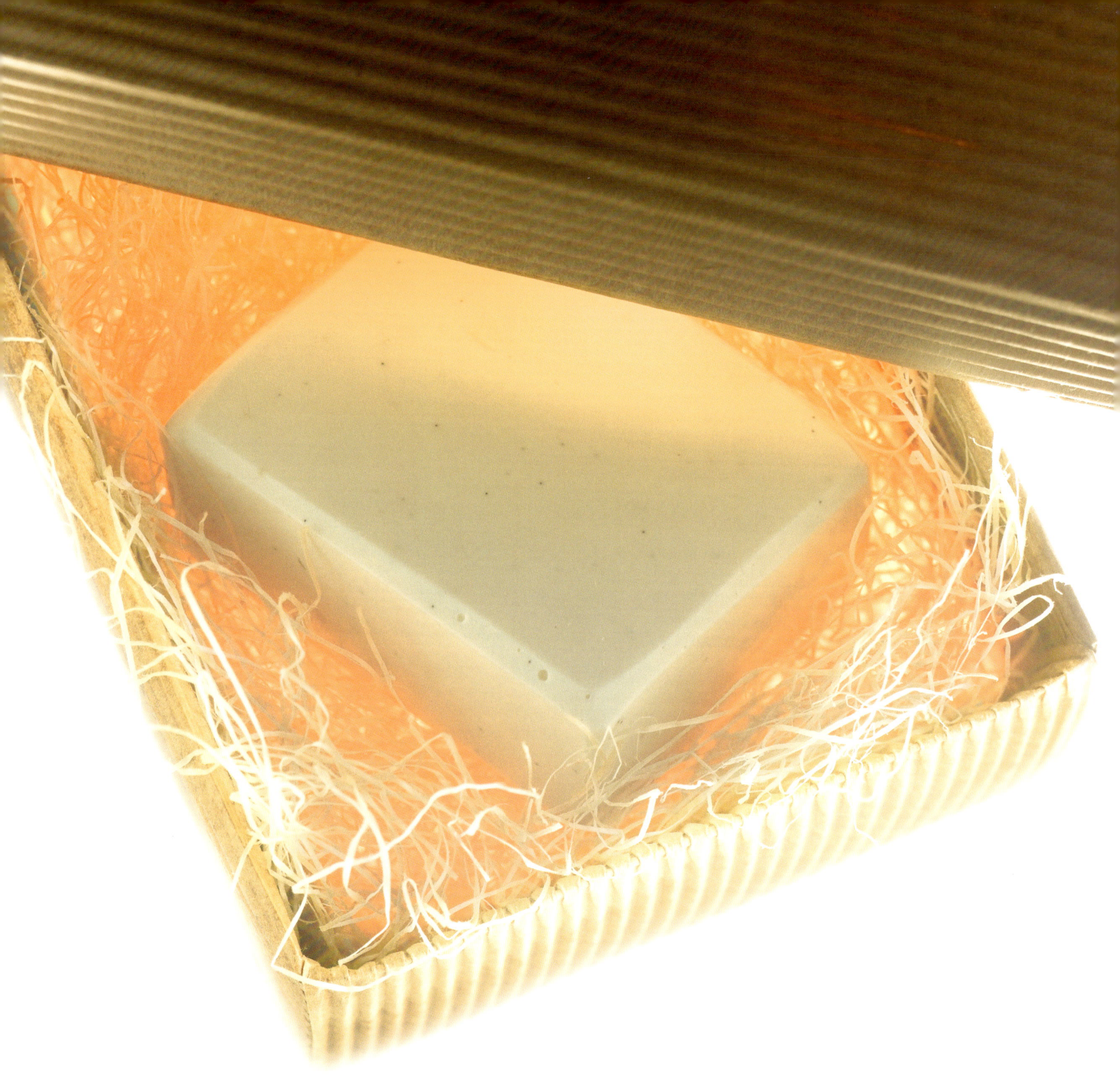

Vanilleseife mit Reiskeimöl

Zutaten

550 g Palmöl

250 g Kokosöl

500 g Reiskeimöl

150 g Sesamöl

50 g Rizinusöl

50 g Jojobaöl

202 g NaOH (Überfettung: 8 %)

520 g Wasser

ca. 60 g Vanilleduftöl (nicht verfärbendes)

Mark einer Vanilleschote

Das Geheimnis dieser Seife ist ihr großer Anteil an Reiskeimöl. Dieses Öl hat hervorragende Schaumeigenschaften und einen hohen Pflegefaktor. Ich setze es sehr gerne in Seifenrezepten ein. Schauen Sie im Asialaden Ihres Vertrauens, ob dort Reiskeimöl (auch Rice Bran Oil oder Reisöl genannt) angeboten wird.

Leider sind von der Vanilleschote nach dem Verseifen nur noch die hübschen kleinen Punkte in der Seifenmasse zu sehen. Damit man diesen edlen Inhaltsstoff auch riechen kann, empfehle ich daher, die Seife mit nicht verfärbendem Vanilleparfümöl anzureichern. Der warme Duft ist sehr beliebt bei Kosmetikprodukten.

Bereiten Sie diese Seife nach dem Grundrezept auf Seite 29 zu und geben Sie nach dem Vermischen der Fette mit der Lauge das Vanillemark in die Masse. Verrühren Sie alles gut mit dem Stabmixer und geben Sie dann das Duftöl hinzu.

Den fertig zubereiteten Seifenleim geben Sie in eine Blockform (oder in Einzelförmchen) und legen ihn für etwa 24 Stunden schlafen. Nach dem Ausformen und Zerschneiden säubern Sie die Kanten mit einem Sparschäler und schon haben Sie eine wunderschöne Vanilleseife, der man ihren Duft auch ansieht.

Gestaltungsvariante

Wenn Sie lieber ein Vanilleduftöl benutzen möchten, welches die Seife verfärbt, weil Sie zum Beispiel kein anderes zur Hand haben oder Ihnen der Duft dieses Produkts am besten gefällt, können Sie folgenden Trick anwenden, damit die Seife nicht komplett braun wird:

Teilen Sie vor der Beduftung des Seifenleims etwa ein Drittel der Masse in eine kleine Schüssel ab. Der andere Teil im Topf wird beduftet und in die Seifenform gefüllt. Anschließend nehmen Sie den unbedufteten Teil und gießen ihn mit Schwung dazu. Dadurch bilden sich helle Flecken in der Seife, die aber erst im Laufe der Zeit entstehen, denn die Verfärbung der Seife durch das Duftöl dauert einige Zeit.

Eine andere Methode, um die komplette Verfärbung der Seife zu verhindern, wäre eine Schichtseife, bei der Sie die beduftete und die unbeduftete Seifenmasse abwechselnd in die Form geben.

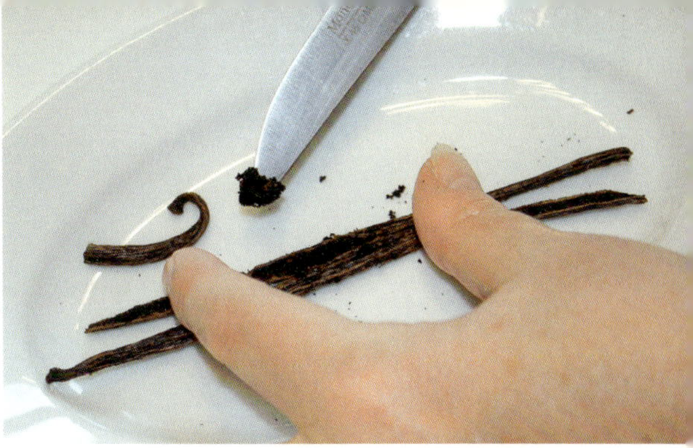

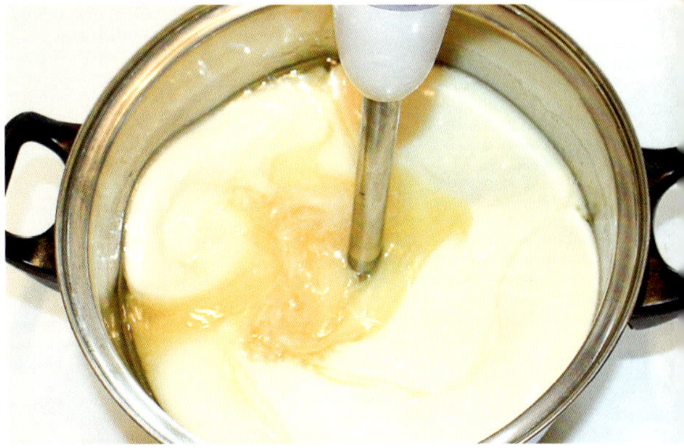

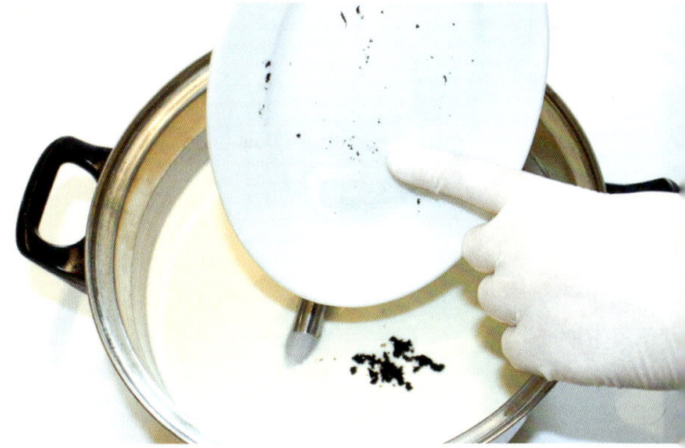

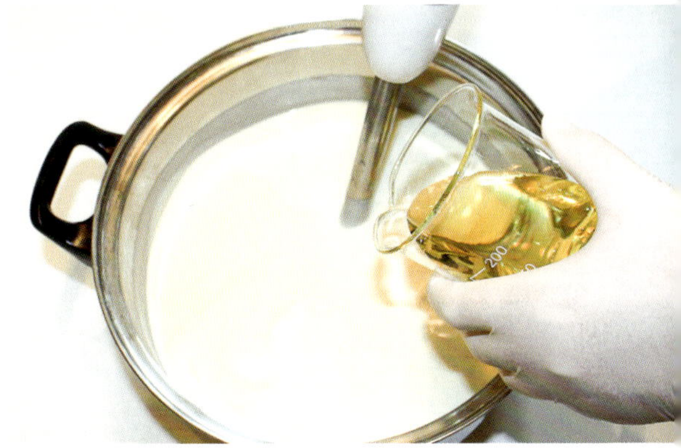

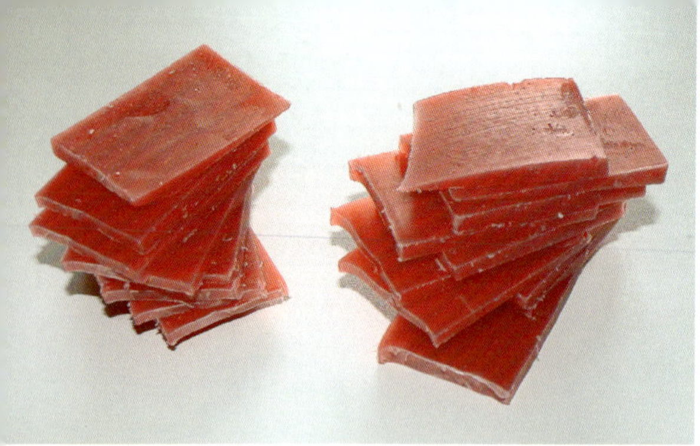

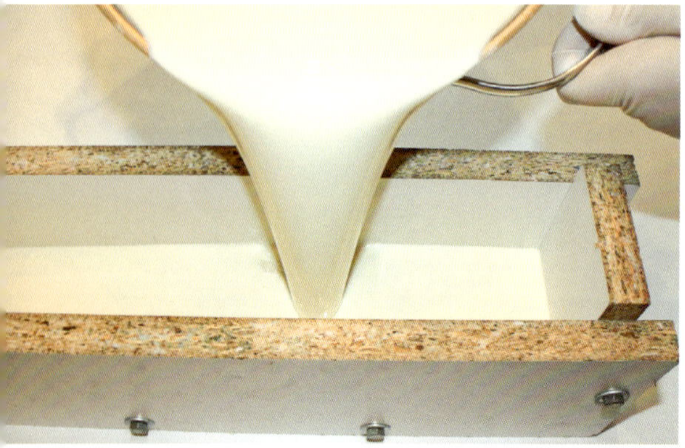

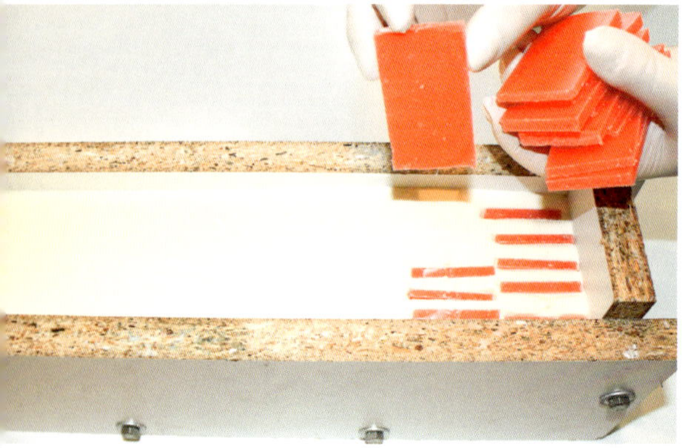

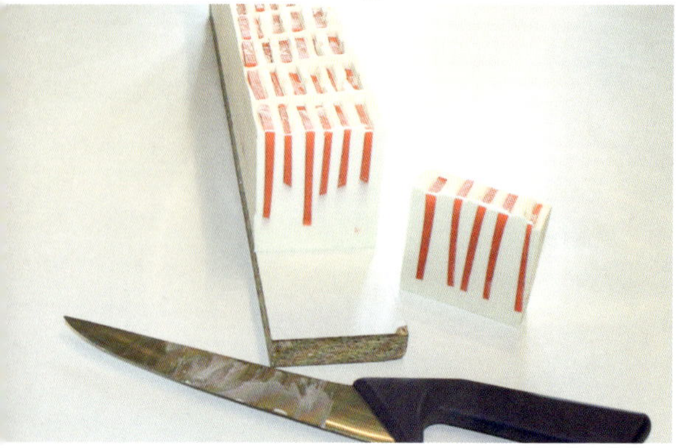

Einlegerseifen

Einleger sind vorher gefertigte Seifenstücke, die in Form von Herzen, Blumen, Konfettis oder Kugeln in eine frische Seifenmasse eingearbeitet – also „eingelegt“ – werden. Es gibt unzählige Möglichkeiten. Einfache Seifen können so mit einer andersfarbigen Einlage zu einem individuellen Stück werden. Ein Herz in der Mitte oder bunte Kugeln im Seifenstück – das sind beliebte Techniken, die ich hier kurz darstellen möchte. Für solche Fälle lohnt es sich übrigens immer, Seifenreste von alten Blöcken aufzubewahren, zum Beispiel die Rand- oder Endstücke. Geraspelt oder in kleine Stücke geschnitten werden sie im frischen Seifenleim im Handumdrehen zu dekorativen Konfettis.

Signalseife

Zutaten

200 g Palmöl	300 g Rapsöl	162 g NaOH (Überfettung: 9-10 %)	ca. 50 g Duftöl nach Wahl
200 g Babassuöl	200 g Olivenöl	400 g Wasser	Seifenreste in Rot
250 g Kokosöl	50 g Jojobaöl	1–2 Teelöffel Titandioxid	

Ich nenne diese Seife so, weil sie mich an rot-weiß gestreifte Zahnpasta erinnert. Wenn Sie schwarze Seifenstreifen benutzen, benennen Sie sie um in „Zebraseife“. Lassen Sie Ihrer Fantasie bei der Namensgebung freien Lauf.

Vielleicht haben Sie noch farbige Seifenreste, die sich in dünne Scheiben schneiden lassen. Auch bunte Streifen machen sich toll in dieser Optik. Wenn nicht, fertigen Sie erst einen unbedufteten Block nach einem einfachen Rezept an, zum Beispiel nach dem Grundrezept auf Seite 29, und schneiden Sie die frisch ausgeformte Seife in feine Scheiben. Die Scheiben müssen nicht gleichmäßig sein, das ist auch gar nicht zu schaffen. Eine gewisse Unregelmäßigkeit in der Seife hat durchaus ihren Reiz.

Die Scheiben werden anschließend in eine Grundmasse eingebettet, die Sie nach dem oben angegebenen Rezept zubereiten. Mischen Sie die geschmolzenen Fette mit der Lauge, in die Sie zuvor das Titandioxid gegeben haben. Die fast weiße Seifenmasse geben Sie dann in die Blockform.

Stecken Sie nun die roten Seifenscheiben in den Seifenleim. Dabei wird die weiße Masse verdrängt und drückt nach oben. Deshalb ist bei diesem Rezept die Menge auch etwas kleiner, da durch die Streifen weniger Seifenleim benötigt wird, um die Blockform zu füllen.

Isolieren Sie diese Seife gut, denn hier ist es unbedingt von Vorteil, wenn sie eine Gelphase durchlebt. Das bewirkt, dass sich die älteren Seifenscheiben mit der frischen Seifenmasse verbinden und so die Seife später nicht auseinanderfällt.

Noch sieht der Seifenblock ziemlich unansehnlich aus. Erst nach dem Anschneiden am nächsten Tag können Sie das Ergebnis sehen. Die einzelnen Stücke müssen aber noch zurechtgeschnitten werden. Die Scheiben reichen nicht bis zum Boden. Das kann man so belassen, oder Sie schneiden das einfarbige Stück einfach ab. Auf dem Foto sehen Sie beide Varianten.

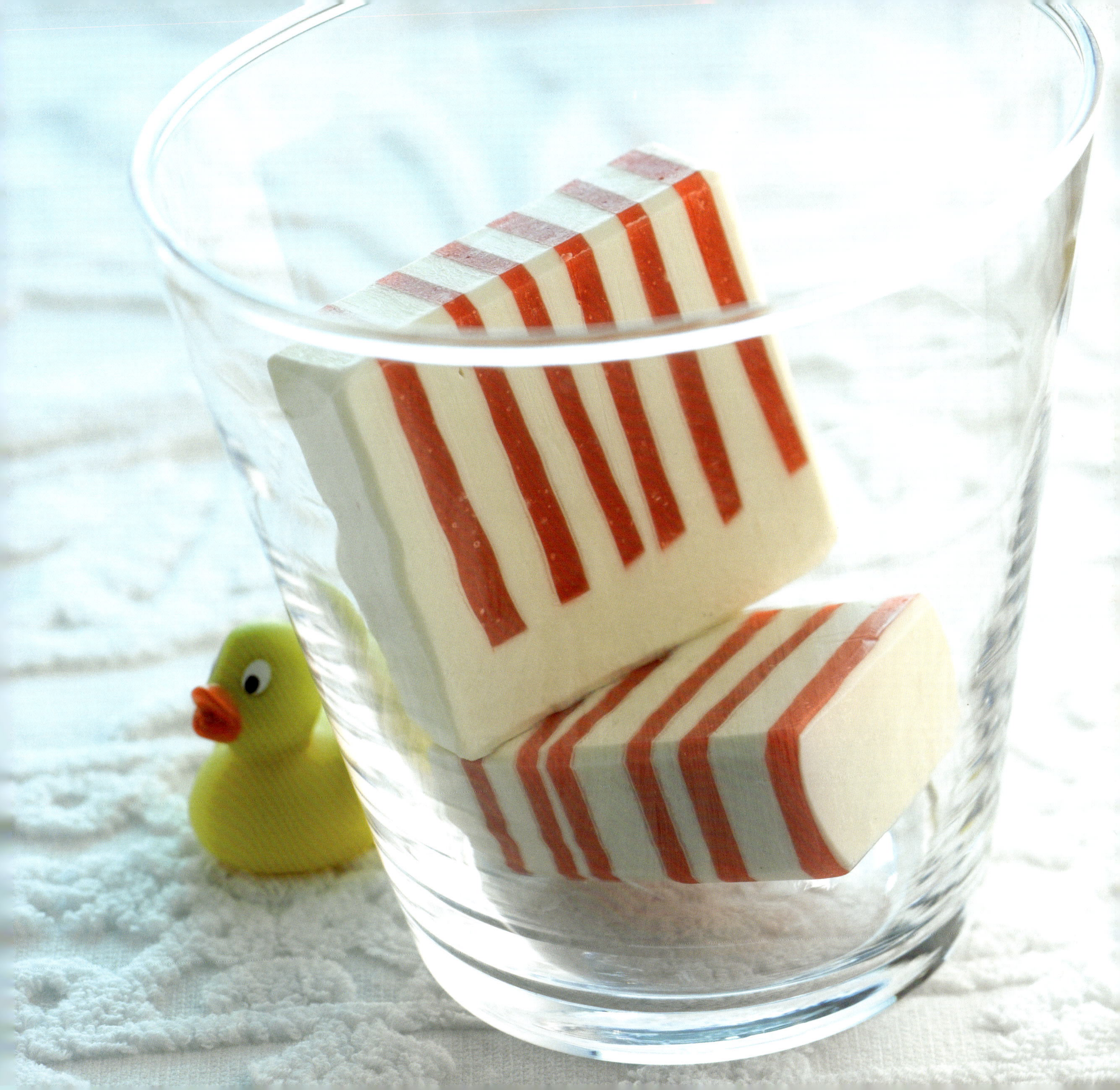

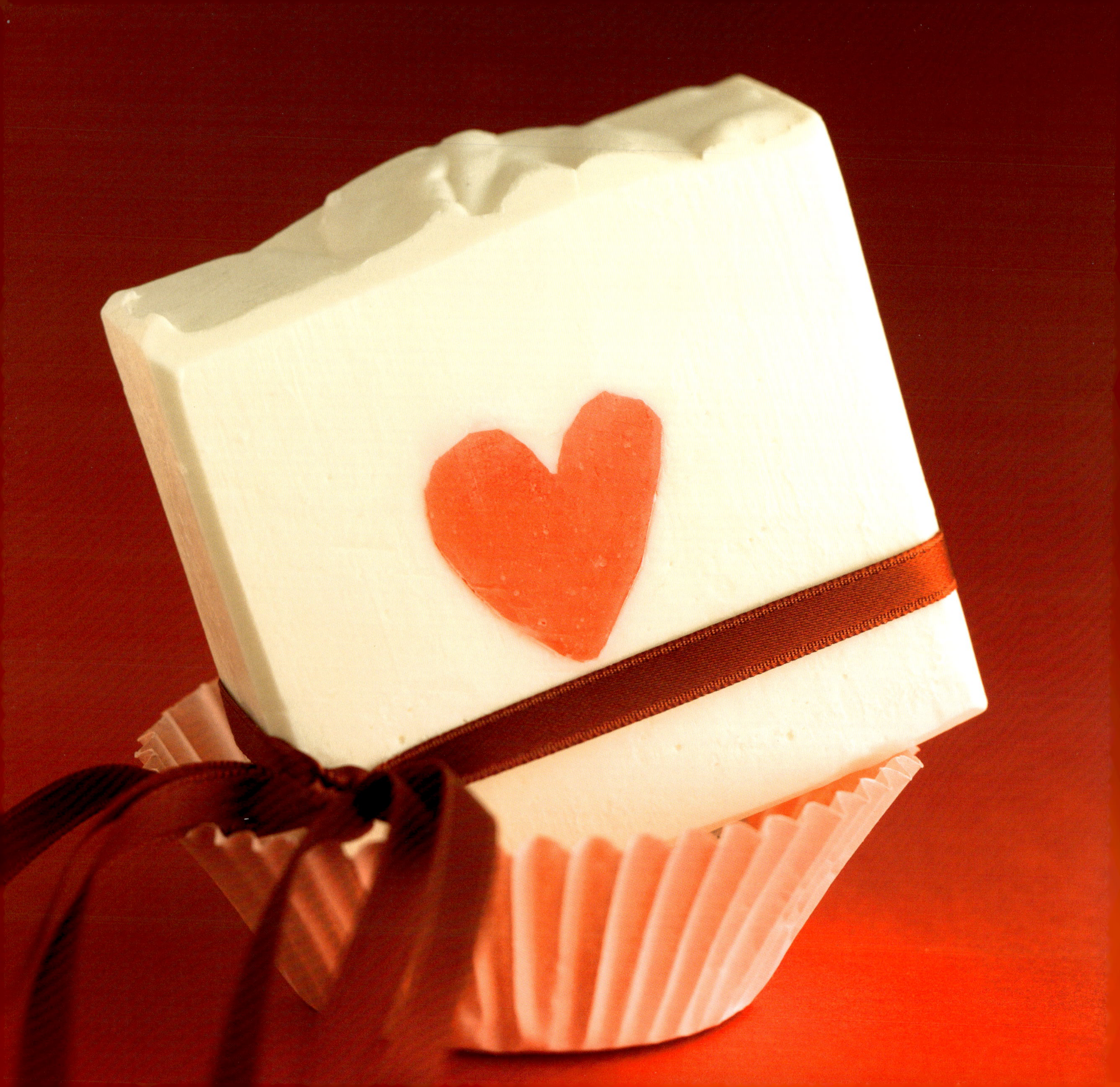

Herzeinleger in Jojobaölseife

Zutaten

600 g Palmöl

250 g Kokosöl

300 g Rapsöl

200 g Reiskeimöl

100 g Jojobaöl

50 g Rizinusöl

192 g NaOH (Überfettung: 8–9 %)

500 g Wasser

1 Teelöffel Titandioxid

ca. 60 g Duftöl nach Wunsch

frischer Seifenblock in Rot

Diese Seife besteht eigentlich aus zwei Seifen: einer roten, aus der das Herz angefertigt wird, und einer cremefarbenen, die das Herz umschließt. Für den roten Block eignet sich das Grundrezept von Seite 29. Lassen Sie den Block unbeduftet, so können Sie die Reste, die Sie für die Herzeinlegerseife nicht brauchen, für eine andere Seife benutzen, ohne dass sich die Düfte in die Quere kommen.

Formen Sie den roten Seifenblock aus und schneiden Sie ihn mit einem großen Messer in lange Stangen. Beachten Sie dabei, dass die fertige Seife weder zu hart noch zu weich sein sollte, da sie sich ansonsten nicht gut schneiden lässt.

Beschnitzen Sie die Seifenstange anschließend so mit dem Messer, dass sie eine Herzform bekommt. Das erfordert etwas Geschick und viel Geduld – aber es ist machbar. Haben Sie keine Angst, wenn Sie meinen, dass alles schief und krumm wird. Erstens sieht man nachher immer nur eine Schnittkante des Herzens und zweitens vergessen Sie nie, dass Sie eine handgefertigte Naturseife herstellen – und kein Industrieprodukt. Ein paar unperfekte Stellen machen manchmal erst den Reiz von Handarbeit aus.

Die Reste der Seife, die Sie jetzt nicht brauchen, verarbeiten Sie trotzdem weiter, bevor sie zu hart werden: Formen Sie kleine Kugeln, die Sie später als Einleger einsetzen, oder schneiden Sie die Reste in dünne Scheiben und fertigen Sie damit später eine Signal-Seife (die Anleitung finden Sie auf Seite 76) an.

Nun legen Sie die Herzstange zur Seite und rühren den Seifenleim der zweiten Seife an, die später das Herz umhüllen soll. Damit diese Seife schön hell ist, geben Sie zuvor einen Teelöffel Titandioxod in die Lauge.

Nachdem der Seifenleim angerührt ist, geben Sie eine Hälfte davon in die Blockform. Prüfen Sie nun, wie flüssig die Seifenmasse noch ist. Sie sollten die Herzstange auf die Seifenmasse legen können, ohne dass sie untergeht. Die Kunst ist es, den richtigen Moment dafür abzupassen.

Das Problem bei der Sache ist: Wenn der Seifenleim in der Form fest wird, wird auch die zweite Hälfte im Topf fest. In der Form ist das kein Problem, da Sie die Herzstange in den Seifenleim auch hineindrücken können. Aber die Masse im Topf darf auf keinen Fall erstarren, da Sie das Herz dann nicht mehr mit Seife bedecken können.

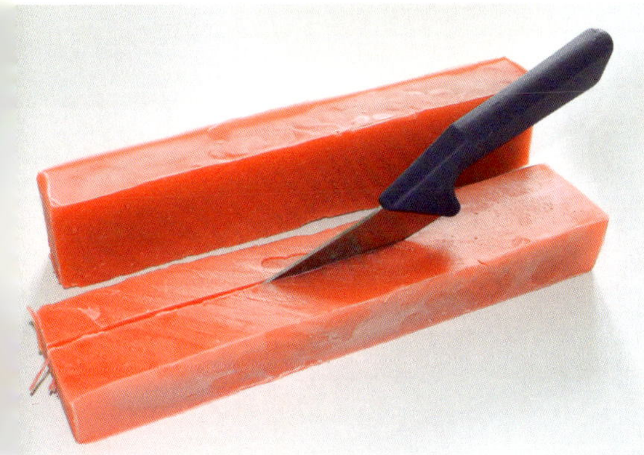

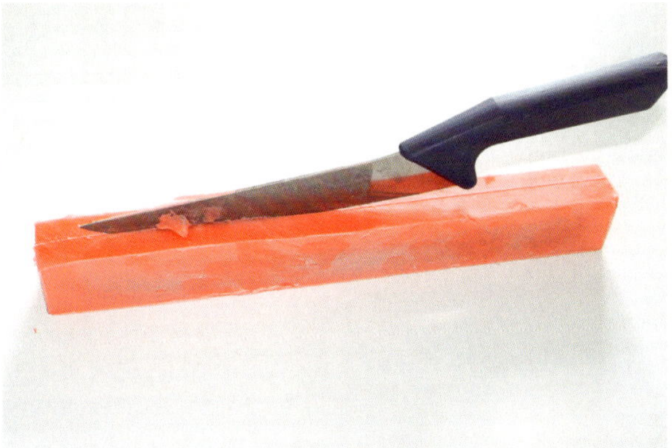

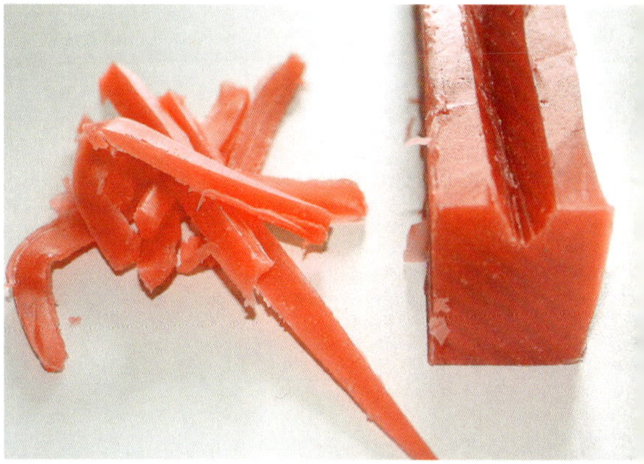

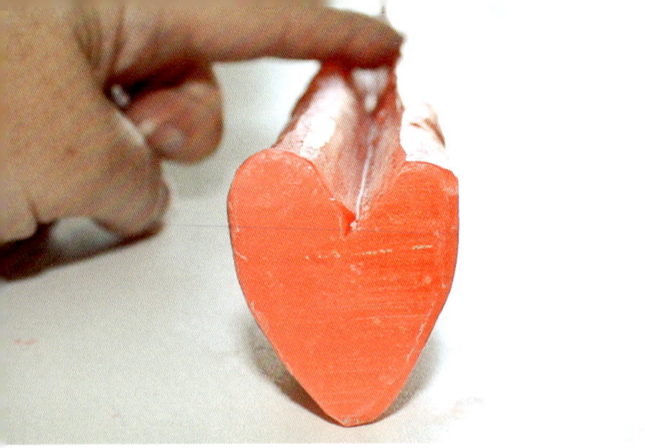
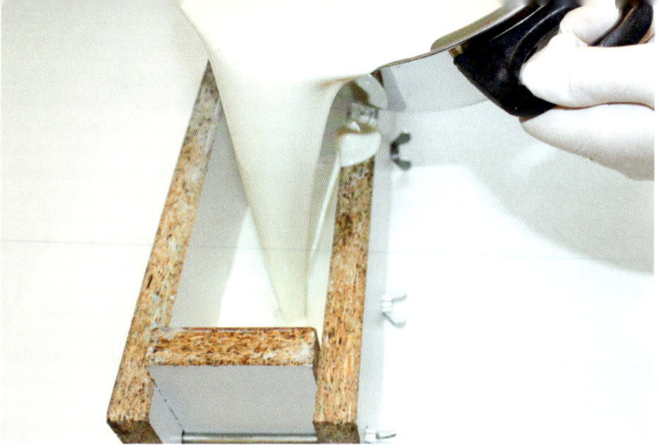
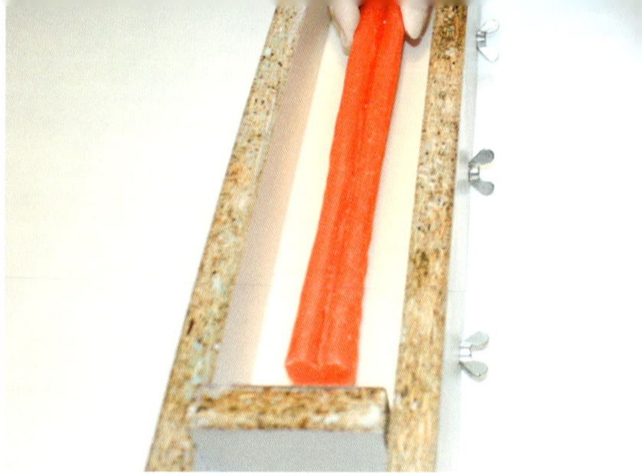

Sollte die Masse in der Form einfach nicht fest genug werden, um die Herzstange hineinlegen zu können, können Sie den Vorgang beschleunigen, indem Sie etwas Alkohol aus einer Sprühflasche auf die Seifenoberfläche sprühen. Dadurch wird die Seife fest.

Legen Sie also das Stangenherz auf die Seifenmasse, sodass es ein bisschen in der Seife versinkt und möglichst gerade sitzt. Dann gießen Sie schnell den restlichen Seifenleim darüber.

Am nächsten Tag kann das Kunstwerk dann ausgeformt und aufgeschnitten werden. Jetzt erst können Sie wirklich beurteilen, ob Sie einen schönen Herzeinleger angefertigt und diesen akkurat in die Seife eingearbeitet haben. Denken Sie daran: Das Schönste an handgefertigter Seife ist, dass sie nicht so aalglatt und perfekt ist wie industriell produzierte Waschstücke.

Sie denken, so eine Herzstange bekommen Sie nicht hin? Es gibt durchaus noch viele andere Möglichkeiten, solch eine Einlegerseife zu produzieren. Gießen Sie viele kleine Seifenherzchen in Eiswürfelformen. Sobald sie einigermaßen fest sind, schneiden Sie diese Herzchen so zurecht, dass sie alle gerade Seiten haben und nicht mehr abgerundet sind. Nun legen Sie viele dieser Herzchen aufeinander. Sie können zwischen die Herzchen ein bisschen Wasser streichen, um sie zusammenzukleben. Auch auf diese Art und Weise erhalten Sie eine Art Stange, die Sie dann vorsichtig in die Seife einbetten. So können Sie auch andere Formen benutzen: Ampelmännchen, Sterne, Blumen. Es gibt so viele Eiswürfelformen, die Sie noch nicht kennen – das hat nun ein Ende.

Wenn auch diese Methode für Sie nicht in Frage kommt, versuchen Sie noch eine andere: Gießen Sie auf ein Backblech, belegt mit Backpapier, eine ca. 1–1,5 cm dicke Seifenschicht. Lassen Sie die Schicht 24 Stunden trocknen und stechen Sie dann mit einem Keksausstecher Figuren aus. Diese schichten Sie dann zu Stangen aufeinander, die Sie dann wiederum in eine Seife einbetten können.

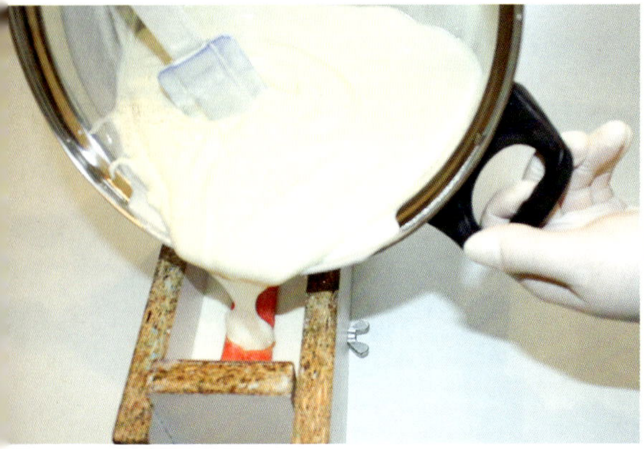
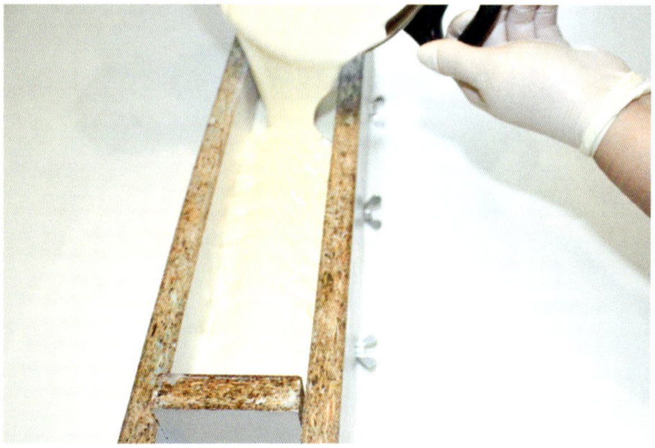
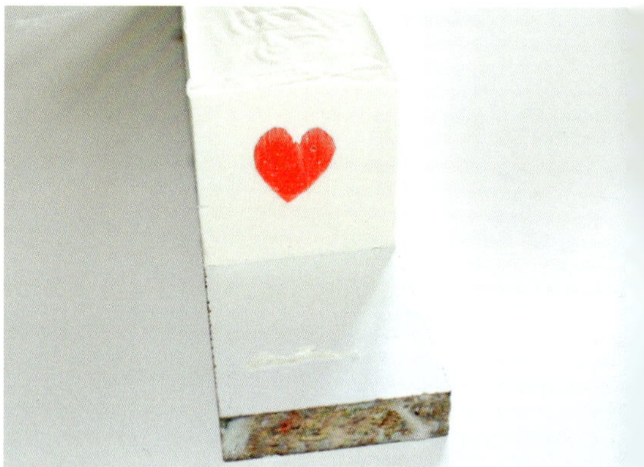

Pink Bubbles

Zutaten

600 g Palmöl	100 g Rapsöl	1 TL Titandioxid
250 g Kokosöl	50 g Rizinusöl	50 g Duftöl nach Wahl
400 g Reiskeimöl	195 g NaOH (Überfettung: 10 %)	Kosmetikpigment in Rosa
100 g Olivenöl	500 g Wasser	frischer Seifenblock in Creme

Die Einleger für diese Seife sind aus Seife geformte Kugeln, für die wir zuerst eine eigene Seife herstellen müssen (zum Beispiel nach dem Grundrezept auf Seite 29). Den hergestellten Seifenblock schneiden wir dazu zuerst in Scheiben, die wir dann wiederum zerteilen, bis wir kleine Würfel haben.

Formen Sie die Würfel zwischen den Händen zu Kugeln. Dabei ist es von Vorteil, wenn der für diesen Zweck hergestellte Seifenblock noch

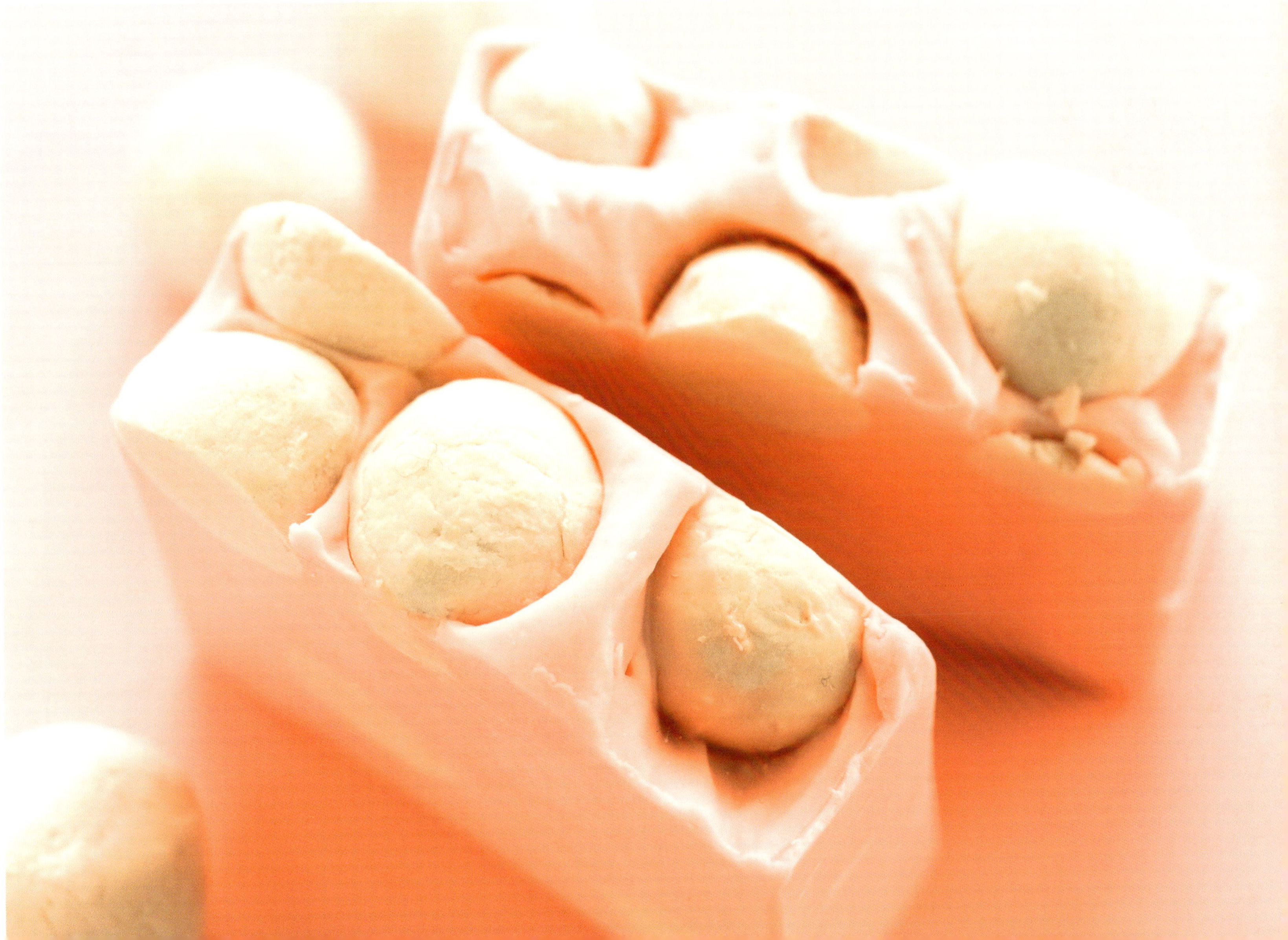

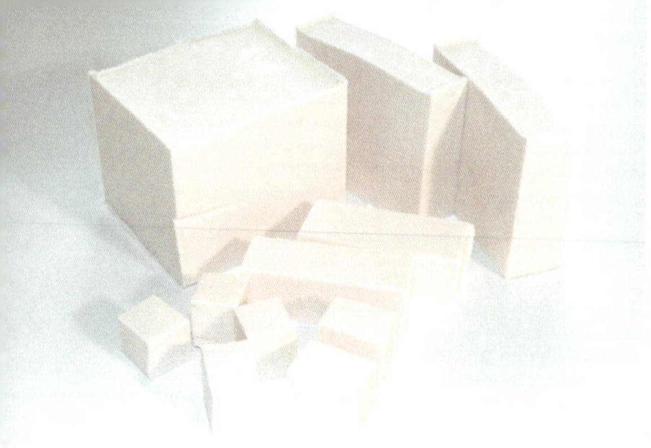

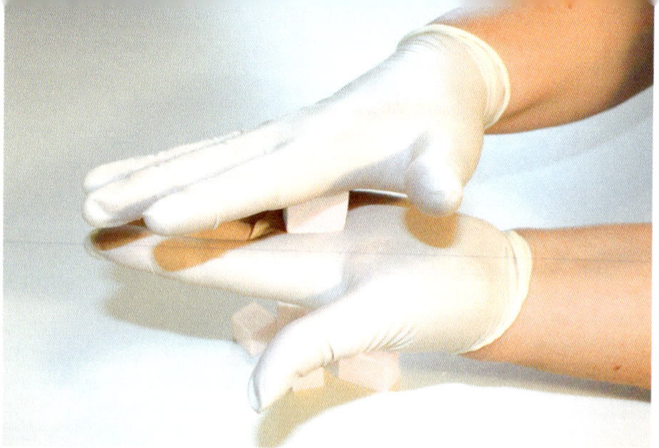

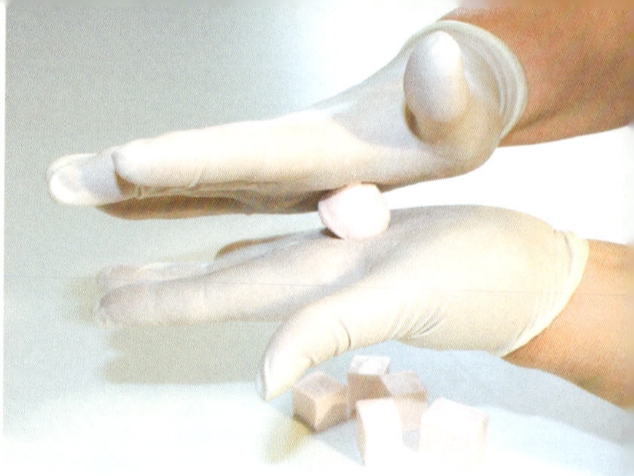

frisch und nicht zu stark ausgehärtet ist. Das heißt, am nächsten Tag wird er sofort weiterverarbeitet. Die Seife ist so noch weich und kann problemlos geformt werden. Wenn nun etwas dazwischen kommt, das Sie daran hindert, die Einlegerseife sofort fertigzustellen, macht das nichts. Die Kugeln können so, wie sie sind, aufbewahrt werden.

Bereiten Sie nun den Seifenleim für die eigentliche Seife vor. Die festen Fette werden wie gewohnt geschmolzen, dann wiegen Sie die flüssigen Öle dazu. Die Lauge rühren Sie am besten mit Eiswürfeln an.

Um den Seifenleim mit einem hellen Rosaton einfärben zu können, geben Sie zur Aufhellung einen Teelöffel Titandioxid in die Lauge. Zum Färben der Masse dispergieren Sie das Kosmetikpigment.

Nachdem die Fette und die Lauge auf Handwärme abgekühlt sind, geben Sie die Lauge zu den Fetten im Topf. Mit dem Stabmixer beides verrühren, dann geben Sie das aufgelöste Pigment tropfenweise zum Seifenleim. Dabei können Sie die Intensität der Farbe bestimmen. Wenn der Farbton stimmt, geben Sie das Duftöl zur Masse. Rühren Sie so lange mit dem Stabmixer weiter, bis alles gut vermischt und eine homogene Masse entstanden ist.

Geben Sie nun etwas Seifenleim in die Form, sodass der Boden bedeckt ist. Legen Sie ein paar der Seifenkugeln auf den Seifenleim und füllen Sie dann die restliche Masse in die Form. Die übrigen Kugeln drücken Sie auf der Seifenoberfläche an. Nun ist die Rohseife fertig zum Verseifen – und Sie können sich den Aufräum- und Spülarbeiten widmen.

Nach ca. 24 Stunden können Sie den Block ausformen und mit einem großen Messer gleichmäßige Seifenstücke abschneiden. Schneiden Sie die Kanten mit einem Sparschäler nach, damit sie schöner aussehen. Dann können Sie die Seifenstücke an einem luftigen Ort ca. 6 Wochen lang zum Reifen auslegen.

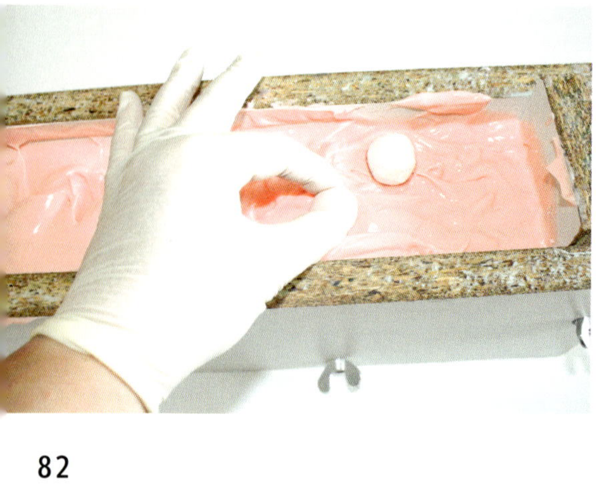

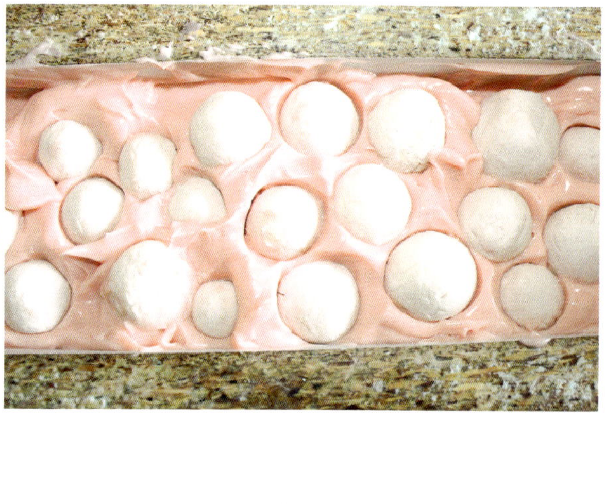

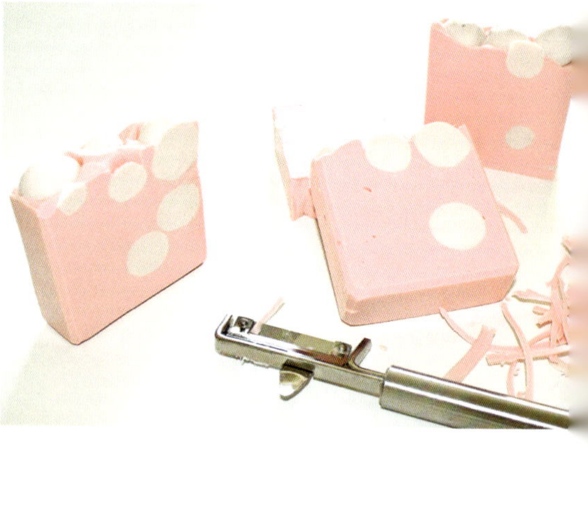

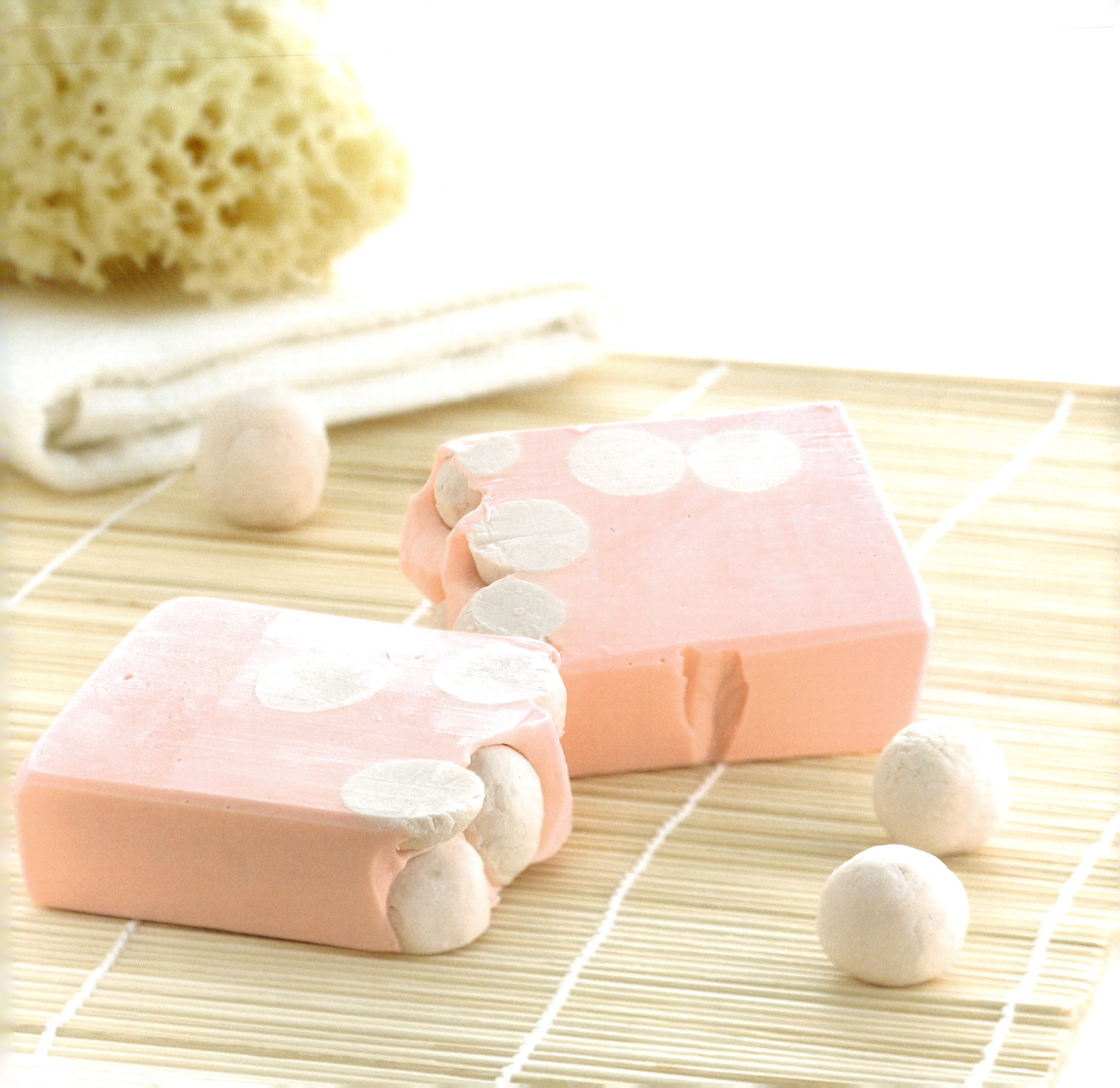

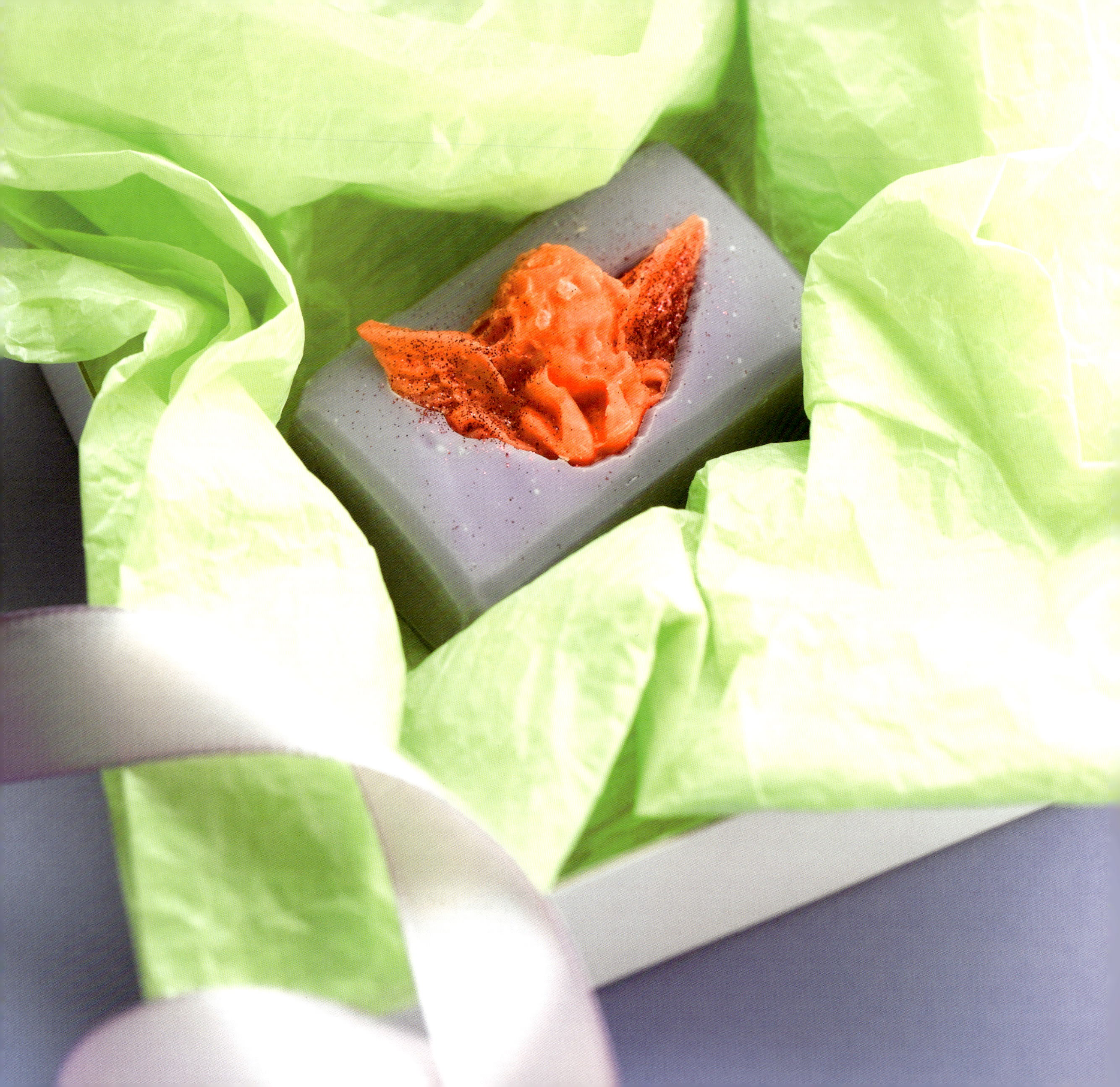

Engelsseife

Zutaten

400 g Palmöl

100 g Babassuöl

250 g Kokosöl

300 g Reiskeimöl

300 g Rapsöl

100 g Mandelöl

50 g Jojobaöl

196 g NaOH (Überfettung: 9–10 %)

500 g Wasser

1–2 Teelöffel Titandioxid

ca. 60 g Duftöl nach Wahl

Kosmetikpigment in Lila

Micapulver in Lila

frischer Seifenblock in Rot

Silikonform: Engel

Dies ist eine einfach herzustellende Seife mit einem durchschlagenden Effekt. Der Engel ist nur ein Beispiel und steht stellvertretend für viele andere Motive. Denkbar ist hier einfach alles, was zum Beispiel mithilfe einfachster Eiswürfelformen hergestellt werden kann. Herzen, Blumen, Pfeile, Buchstaben – alles, was man an Formen findet, kann verwendet werden.

Für den Engel habe ich eine Silikonform aus dem Backbedarf genommen, die eigentlich für Marzipanfiguren gedacht ist. Mit dieser Form werden nun zunächst die Einleger hergestellt. Nehmen Sie dazu weiche, relativ frische Seife und kneten Sie sie in die Form. Anschließend den Einleger wieder ausformen und trocknen lassen.

Wenn dies weder Ihre erste noch Ihre letzte Seife ist, können Sie sie wunderbar als Resteverwertung verwenden. Dann müssen Sie für die Einleger nicht extra einen Seifenblock herstellen. Verwenden Sie doch einfach die Seifenreste anderer Einlegerseifen, um die Engelsform auszufüllen – oder zweigen Sie immer mal wieder etwas Seife bei anderen Rezepten ab. Auch unschöne Endstücke sind hervorragend geeignet. Da die Engelchen nicht gleich weiter verarbeitet werden müssen, können Sie sie so lange sammeln, bis Sie genügend vorrätig haben, um damit eine komplette Dividorform zu bestücken.

Nachdem die Aufsatzmotive – in diesem Falle die Engel – hergestellt sind, kann es losgehen. Schmelzen Sie die Fette und rühren Sie die Lauge wie beim Grundrezept auf Seite 29 beschrieben an.

Geben Sie das Titandioxid in die Lauge und vermischen Sie diese dann mit den geschmolzenen Fetten. Färben Sie die Masse lilafarben ein und geben Sie den Duftstoff hinzu. Gießen Sie dann die Masse in die Dividorform.

Als Nächstes setzen Sie nach und nach die Trennwände, bis die Seifenmasse in 18 Rechtecke unterteilt ist.

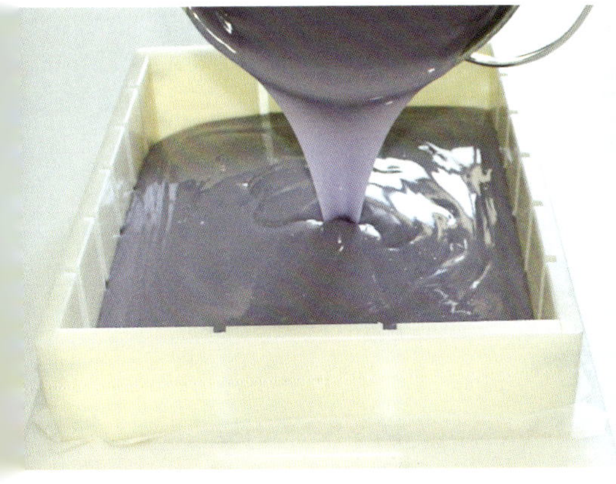

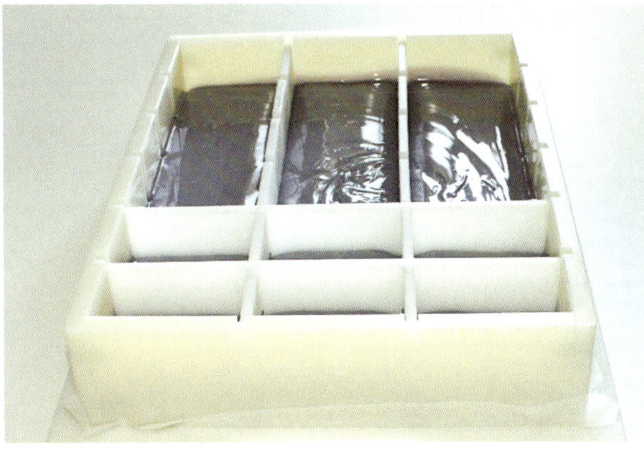

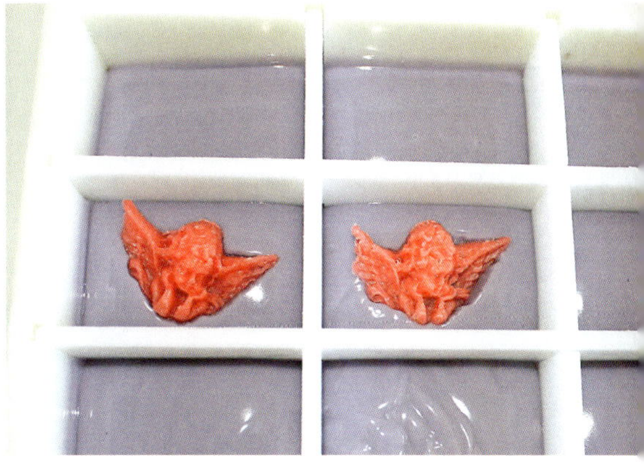

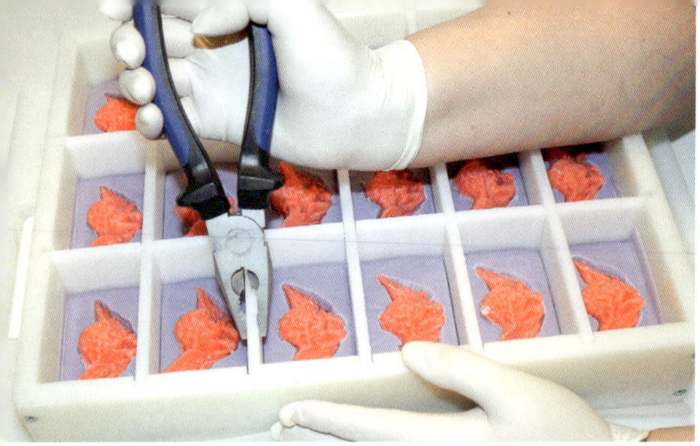

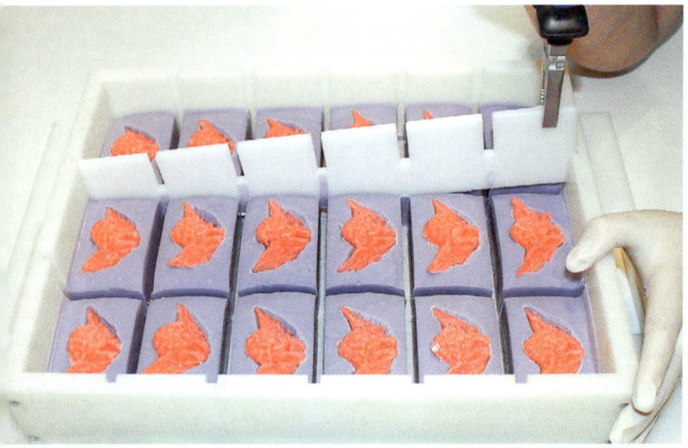

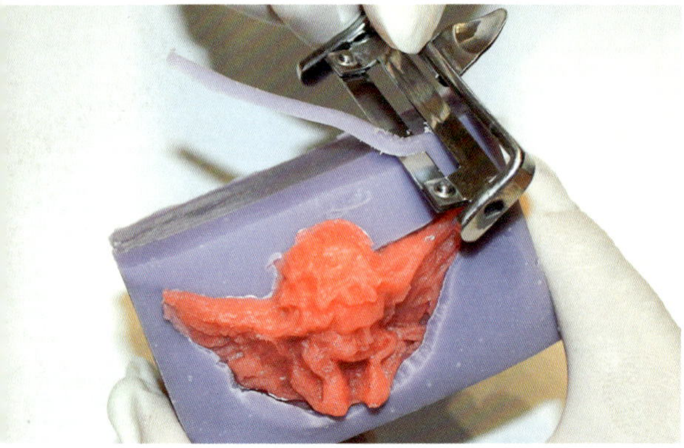

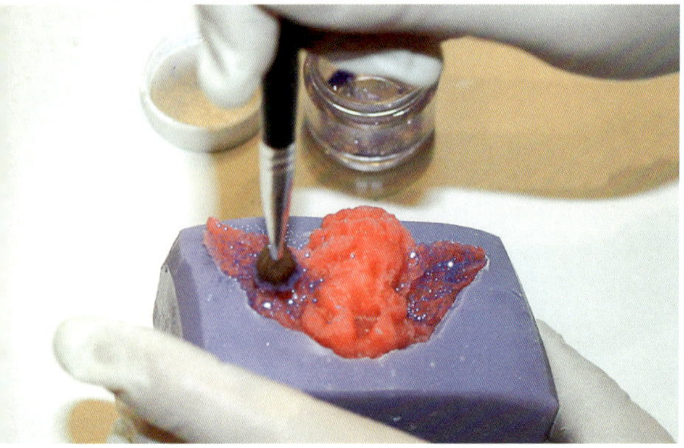

Auf jedes dieser abgetrennten Seifenstücke setzen Sie nun einen Engel. Dann lassen Sie die Seife ca. 24 Stunden schlafen. Das Ausformen sollte sehr vorsichtig geschehen: Die Seife ist noch sehr weich. Wenn Sie möchten, lassen Sie die Seife also lieber noch einen Tag länger stehen.

Die ausgeformten Seifenstücke müssen nun noch verschönert werden. Nehmen Sie den Sparschäler und schneiden Sie die Kanten ringsum nach, sodass sie abgeschrägt sind. Zuletzt geben Sie mit dem Pinsel etwas Micapulver auf den Engel, damit er einen schönen Glanz bekommt.

Gestaltungsvarianten

Diese Einlegerseife lebt voll und ganz von ihrem Motiv. Durchforsten Sie die Haushaltsartikelläden Ihrer Umgebung nach ausgefallenen Eiswürfelformen. Sie werden erstaunt sein, was es alles gibt. Auch das Internet bietet eine große Auswahl an solchen Förmchen. Von romantischen Engeln über nostalgisch-kultige Ampelmännchen der DDR bis hin zum gruseligen Totenkopf ist dort alles zu finden. Es gibt fast nichts, was es nicht gibt.

Neben den Motiven spielen auch die Farben eine große Rolle. Hier können Sie eher Ton in Ton arbeiten oder bewusst schräge und peppige Farbkombinationen wählen. Sie können mit starken Kontrasten arbeiten oder mit feinen Nuancen spielen. Probieren Sie einfach aus, was zu welchem Motiv am besten passt.

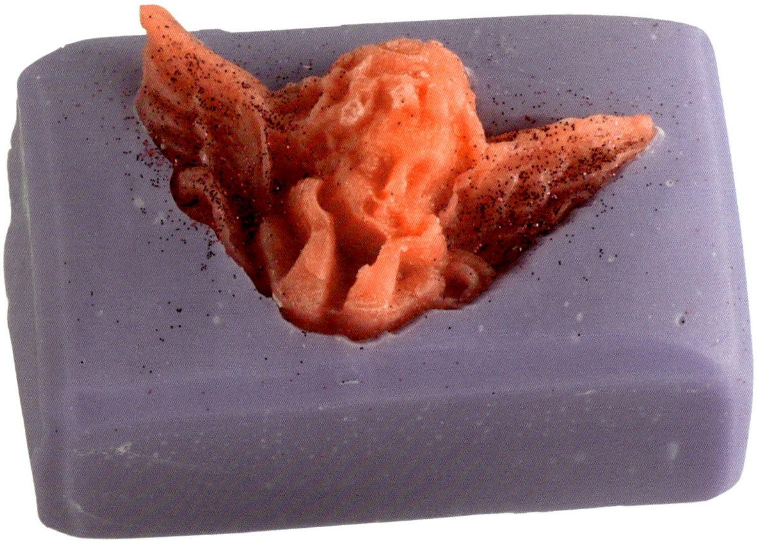

Milchseifen

Um Milchseifen herzustellen, gibt es verschiedene Möglichkeiten. Fügen Sie dem fertigen Seifenleim Milchprodukte hinzu. Dies ist die einfachste Art, eine Milchseife anzufertigen. Nach diesem Prinzip wird zum Beispiel die Bananenseife auf Seite 64 angerührt. Auch die Kaffeeseife von Seite 70 bekommt einen Löffel Mascarpone untergerührt.

Am schwierigsten ist es, Milchseife herzustellen, indem Sie die Lauge mit Milch anrühren. Hierfür muss die Milch unbedingt in Würfeln eingefroren werden. Wenn Sie die Milch bei Raumtemperatur oder auch kühlschrankkalt benutzen, wird der Fettanteil in der Milch sofort verseifen, während die Lauge abkühlt. Die Lauge wird dann flockig, dunkelorange und übelriechend.

Der Nachteil bei der Milcheiswürfelmethode ist, dass Sie in der Milchlauge nicht mehr sehen können, ob sich die gesamte NaOH-Menge aufgelöst hat. Ich empfehle deshalb für diese Methode, auf jeden Fall die fertige Lauge durch ein engmaschiges Sieb zu gießen.

Eine sichere Methode, Milchseife selbst anzufertigen, ist die Milchpulvermethode. Sie hat auch den Vorteil, dass Sie dazu keine frische Milch auf Lager haben müssen.

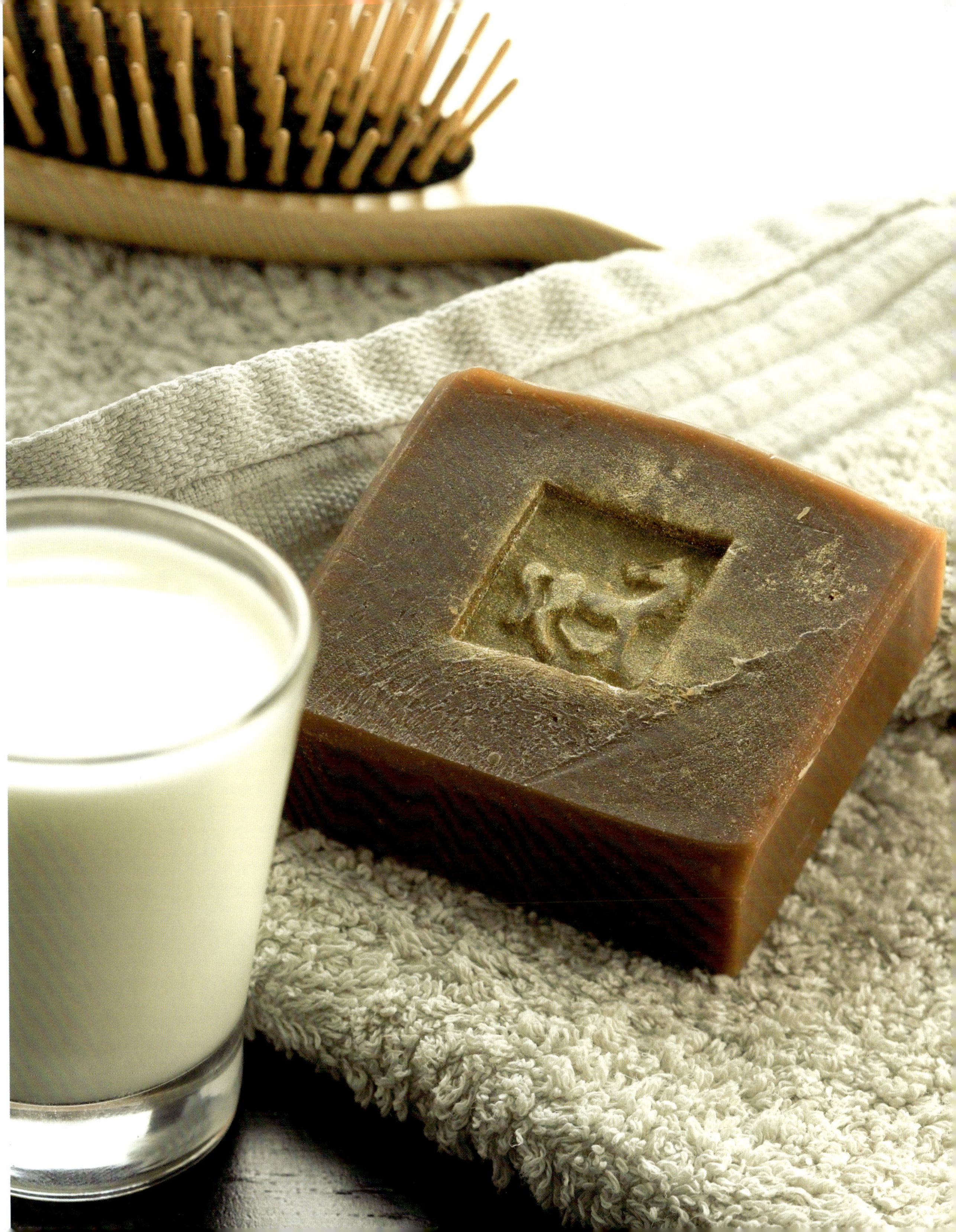

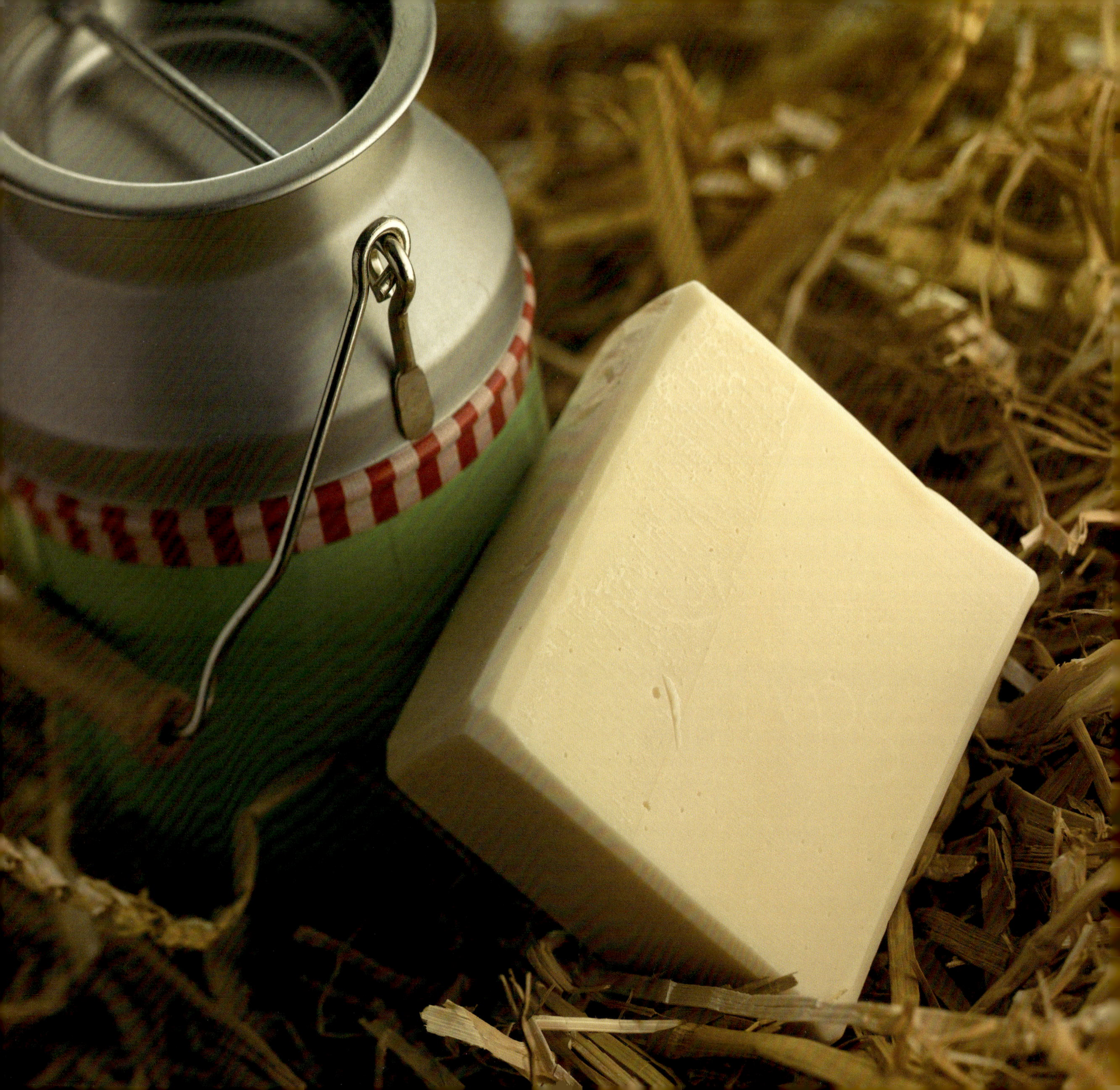

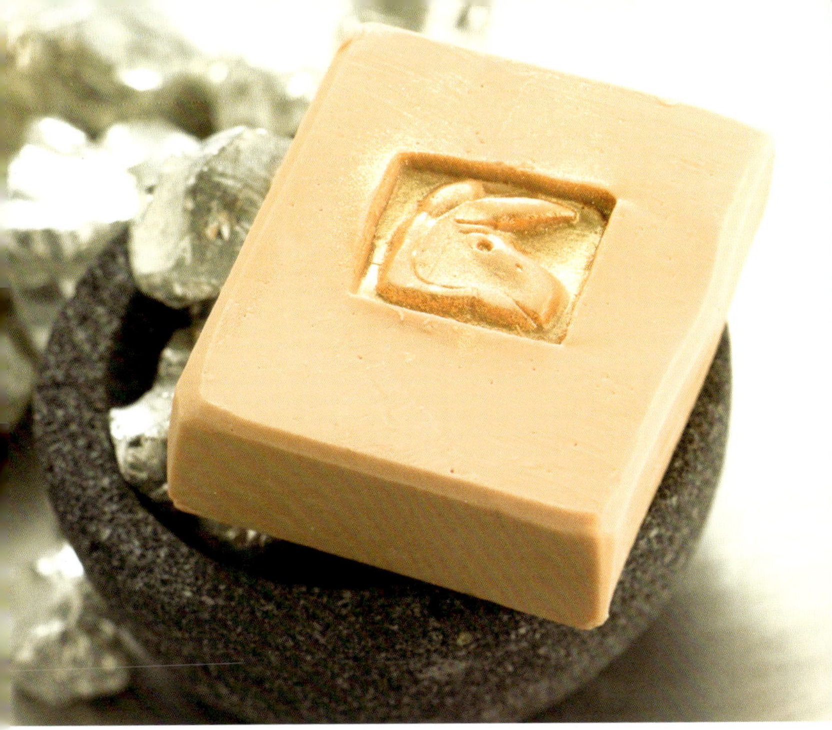

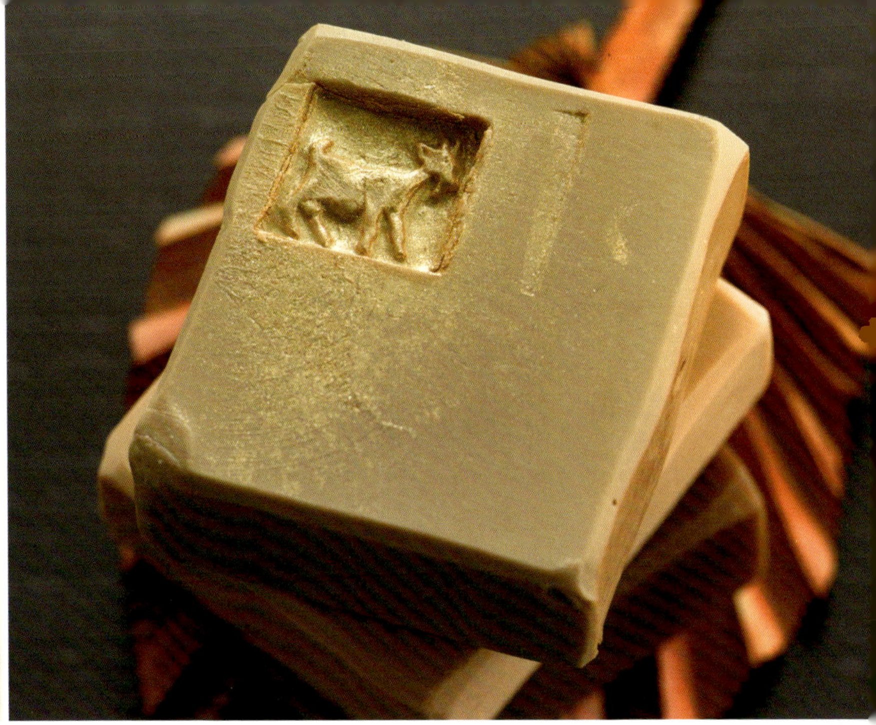

Folgende Milchpulver können Sie in Seifenzubehörläden kaufen:

* Stutenmilchpulver
* Eselsmilchpulver
* Joghurtpulver
* Buttermilchpulver
* Vollmilchpulver
* Molkepulver
* Schafsmilchpulver
* Ziegenmilchpulver

Welche Art der Milch Sie für Ihre Seife bevorzugen, ist Ihnen überlassen. Ich kann nach den vielen Milchseifentests nicht sagen, ob die eine Milch pflegender ist als die andere. Diese Empfindung ist mehr eine Kopfsache. Stuten- und Eselsmilchpulver erscheinen uns selbstverständlich luxuriöser und kostbarer als profane Ziegenmilch, Joghurt scheint vielleicht weniger wertvoll als Schafsmilch. Im Laufe der vielen Seifen, die Sie hoffentlich noch herstellen, werden Sie selbst herausfinden, was Ihre Haut am liebsten mag.

Die Milchpulvermethode

Milchpulver sind sehr konzentriert, Sie benötigen also keine großen Mengen. Gehen Sie für ein Seifenrezept mit 1 kg Fettmasse wie folgt vor:

1 Berechnen Sie anhand der Fette und Öle die benötigte NaOH- und Wassermenge. Für den zu errechnenden Überfettungsgrad lassen Sie den Milchzusatz unberücksichtigt. Ihre Seife wird dadurch etwa einen um 1–2 Prozentpunkte höheren Überfettungsgrad haben. Dies macht der Seife aber nichts aus.

2 Die berechnete Wassermenge reduzieren Sie jedoch um 100 g. Diese 100 g Wasser füllen Sie in ein Glas, geben ca. 25 g Milchpulver dazu und lösen es unter Rühren auf.

Hinweis: Eselsmilchpulver müssen Sie mit kochendem Wasser anrühren, da es sich sonst nur sehr schwer auflösen lässt. Für die anderen Milchpulver reicht raumtemperiertes Wasser.

3 Die so angerührte konzentrierte Milch fügen Sie dem fertigen Seifenleim zu, bevor Sie ihn in die Form geben.

4 Milchseifen dürfen eine Gelphase durchlaufen. Sie können Ihre Milchseife nach dem Einformen also in Tücher packen und isolieren. Es kann dabei zwar ein etwas unangenehmer Geruch durch die Verseifung des Milchfettes entstehen, aber nach ein paar Wochen der Lagerung verschwindet dieser wieder. Seifen, die eine Gelphase durchgemacht haben, haben den Vorteil, dass sie schneller zu benutzen sind und schneller hart werden. Wenn Sie Ihre Milchseife nicht gelen lassen möchten und die Gelphase quasi unterdrücken, lassen Sie sie einfach ein paar Wochen länger zum Trocknen liegen.

Grundrezept für Milchseifen

Zutaten

400 g Palmöl

250 g Kokosöl

300 g Rapsöl

200 g Sojaöl

200 g Sheabutter

250 g Olivenöl

210 g NaOH (Überfettung: 8 %)

430 g Wasser

100 g Wasser zum Anrühren des Milchpulvers

1–2 Teelöffel Titandioxid

60 g Duftöl nach Wahl

40 g Milchpulver nach Wunsch

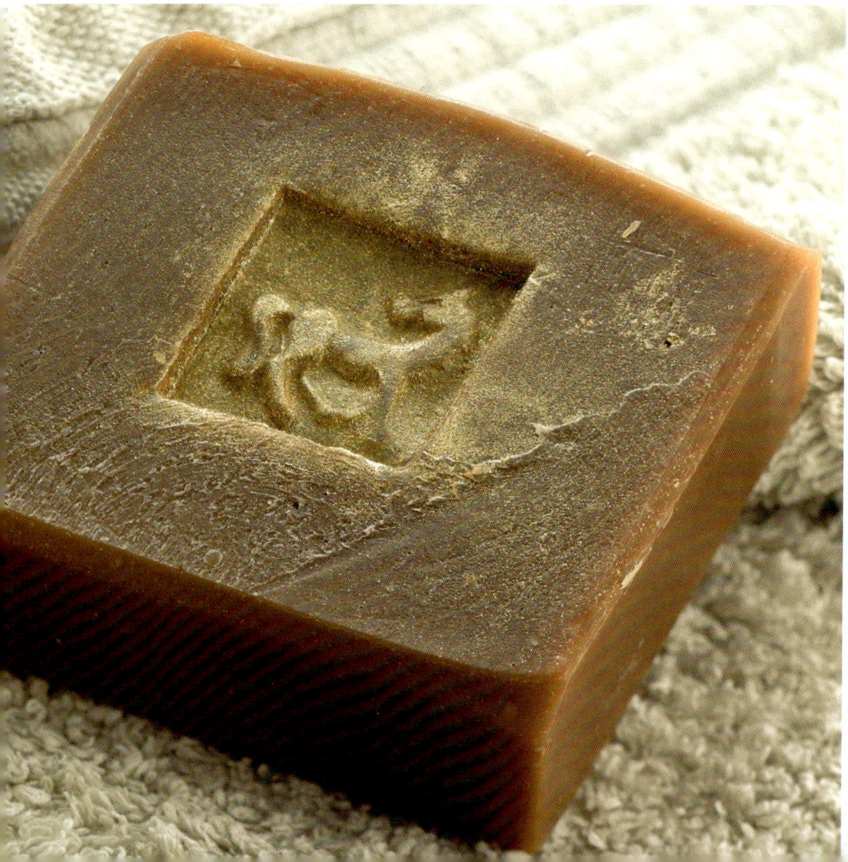

Dieses Grundrezept können Sie für jede Art von Milchpulver einsetzen.

Rühren Sie das Milchpulver mit 100 g Wasser in einem Glas an. Schmelzen Sie die festen Fette und wiegen Sie die flüssigen dazu. Rühren Sie dann die Lauge an und geben Sie das Titandioxid hinzu.

Messen Sie nun den Duftstoff ab und geben Sie ihn in ein Glas. Sie haben also zwei Extragefäße, deren Inhalt Sie im Laufe der Seifenherstellung zur Masse geben müssen:

* ein Glas angerührte Milch
* ein Gefäß mit 60 g Duftstoff

Stellen Sie diese Gefäße so in Sicht- und Reichweite, dass Sie auf keinen Fall vergessen können, sie zu benutzen! Eine gute Arbeitsplatzorganisation ist hier die halbe Seife.

Nachdem die geschmolzenen Fette und die Lauge abgekühlt sind, geben Sie die Lauge zu den Fetten und mischen Sie alles kurz mit dem Stabmixer. Geben Sie nun die angerührte Milch dazu. Rühren Sie weiter, bis die Masse ein wenig andickt. Dann geben Sie den Duft hinzu. Wenn alles vermengt ist, geben Sie den Seifenleim in die Form.

Am nächsten Tag können Sie die Milchseife ausformen, in Scheiben schneiden und weiter gestalten. Auf den Fotos sehen Sie verschiedene Milchseifen und Gestaltungsvarianten.

Gestaltungsvarianten

Die Joghurtseife (Seite 91) sieht sehr frisch aus, wenn Sie ihr eine blassblaue Farbe geben. Der Eselsmilchseife auf Seite 88) steht das zarte Rosa, das durch die Zugabe von rosafarbener Tonerde entstanden ist. Dazu dispergieren Sie 1–2 Teelöffel Tonerde in 2 Esslöffel Öl, welches von der Gesamtfettmenge abgenommen wird. Die so angerührte Masse geben Sie mit dem Duft zum Seifenleim. Aber auch erdige Naturtöne wie bei der Ziegen- und der Stutenmilchseife (Seite 89 und 90) haben eine tolle Wirkung. Diese Farben sind allerdings durch die verwendeten Duftöle entstanden (bei der Ziegenmilchseife Weihrauch und Myrrhe, bei der Stutenmilchseife Amber).

Verwenden Sie doch für die jeweilige Seife den entsprechenden mit Micapulver eingepinselten Tierstempel und kennzeichnen Sie damit Ihre Milchseife. Oder spielen Sie mit Banderolen.

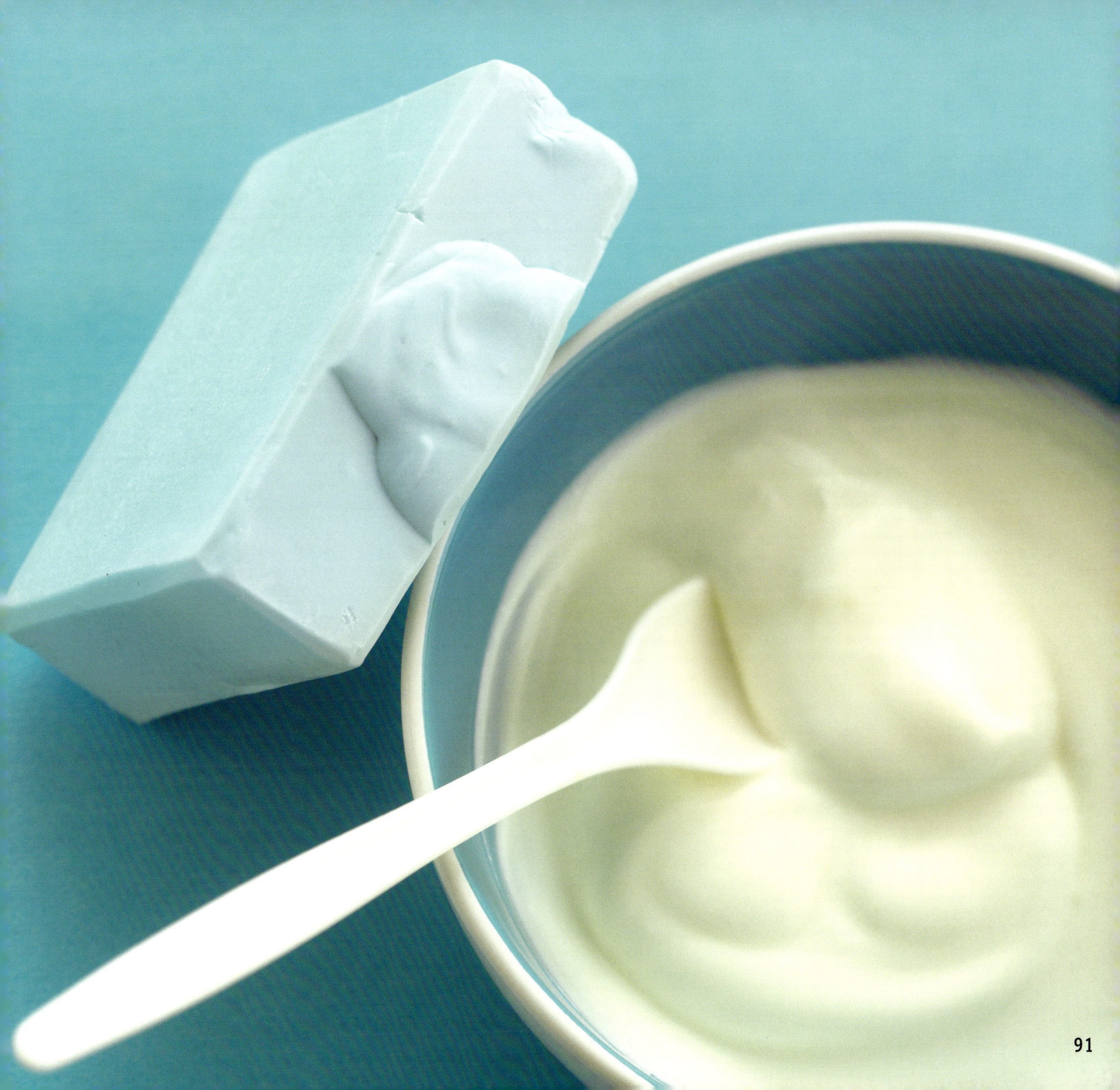

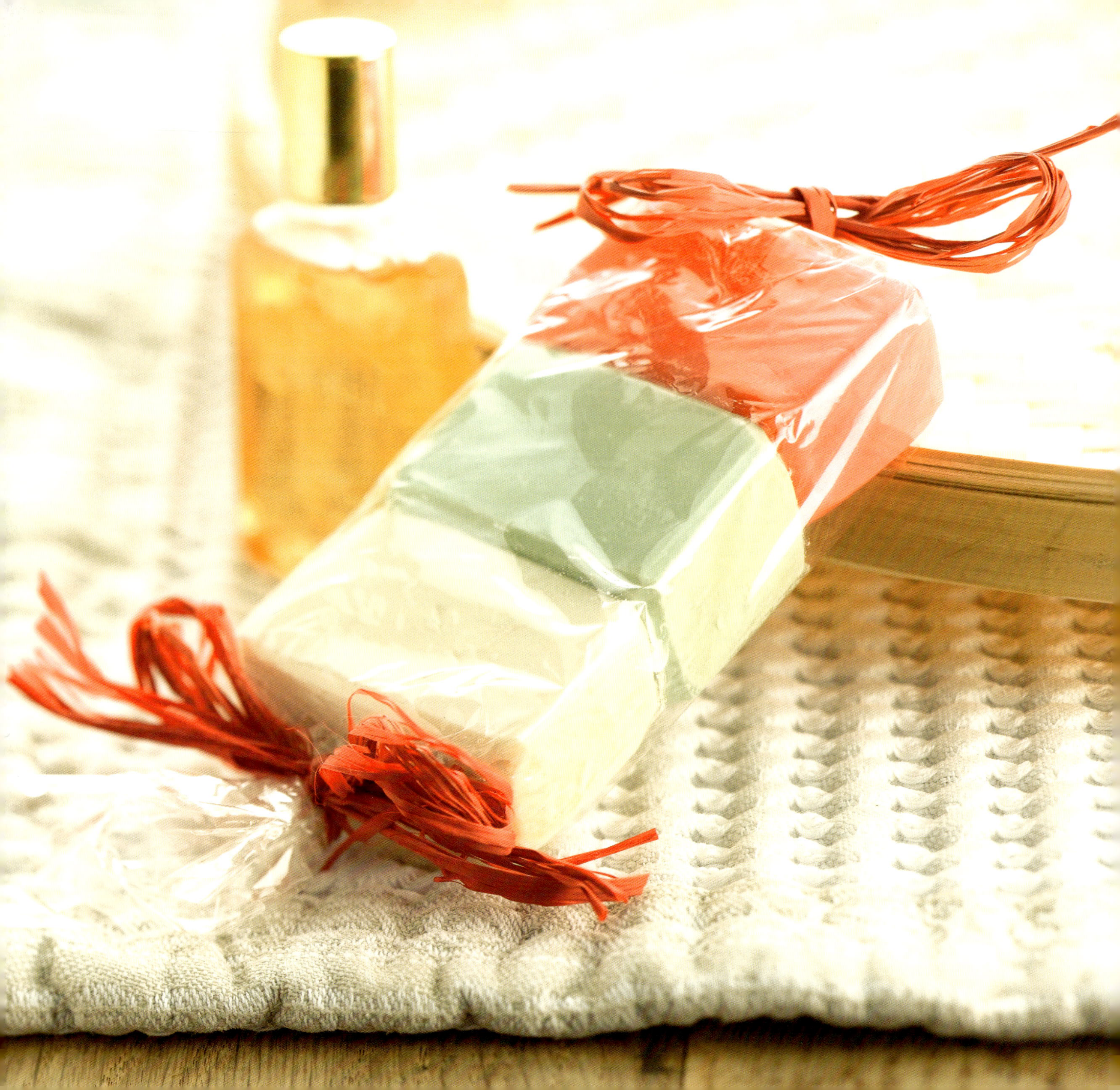

Seifenvariationen

Nicht nur bei der Zubereitung der Seifen kann man mit Finessen und Extravaganzen spielen. Auch für die Bearbeitung frischer Seifenstücke kann man sich so einiges einfallen lassen. Da wird bestempelt oder mit Zuckerperlen verziert, mit Blütenknospen oder getrockneten Orangenscheiben dekoriert. Bleibt zuletzt die Frage, ob denn nicht auch die fertigen Seifenstücke noch weiter bearbeitet werden können. Ja, das geht!

Nehmen Sie sich ein paar Ihrer bunten Seifenstücke und schnibbeln Sie drauf los. Seife ist sehr gestaltungsfreudig und läßt sich aufhängen, auffädeln, beschnitzen und noch vieles mehr. Und zu guter Letzt kann man Seifen auch schön verpacken, wie ich es schon bei der Weihnachtsseife auf Seite 60 gezeigt habe. Hier möchte ich Ihnen nun ein paar weitere Anregungen für weitere Variationen geben.

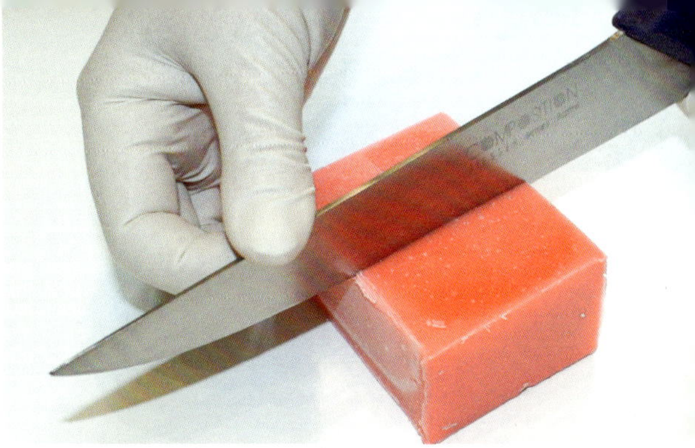

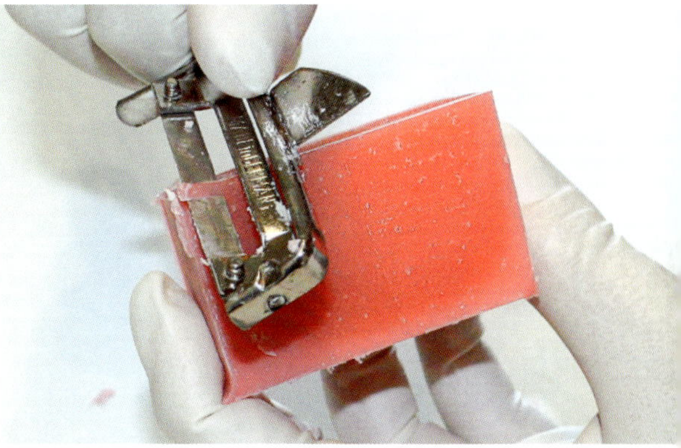

Gästeseifchen

Zutaten

kleine Seifenstücke in verschiedenen Farben

Zellophanfolie

Naturbast in Rot

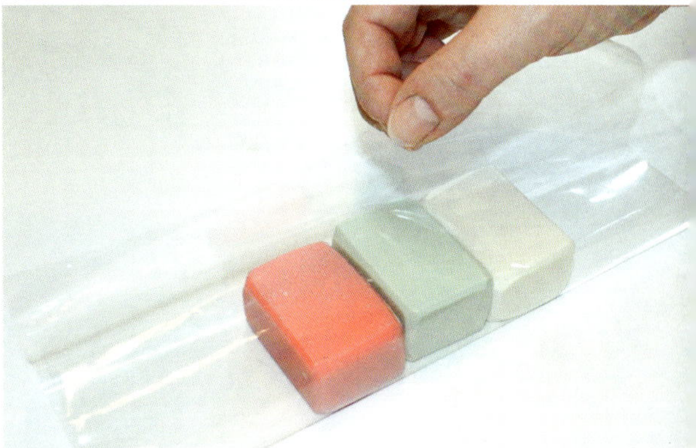

Gästeseifen in jeder Variation sind immer ein schönes Mitbringsel. Noch relativ frische Seife lässt sich nach ein bis zwei Tagen noch wunderbar weiterverarbeiten. Schneiden Sie mit einem Messer kleine Seifenstücke zurecht, verzieren Sie diese ja nach Belieben und schneiden Sie die Kanten mit einem Sparschäler nach, sodass sie schön aussehen.

Verpacken Sie dann immer drei Seifenstücke in einem Stück Zellophanfolie. Ohne großen Aufwand können Sie so ein kleines Dankeschön anfertigen – zum Beispiel für den Katzensitter, der sich in Ihrem Urlaub um Ihr Haustier gekümmert hat, oder die Nachbarin, die am Wochenende auf die Kinder aufgepasst hat. Einen Grund, um selbstgemachte Naturseife zu verschenken, findet sich immer.

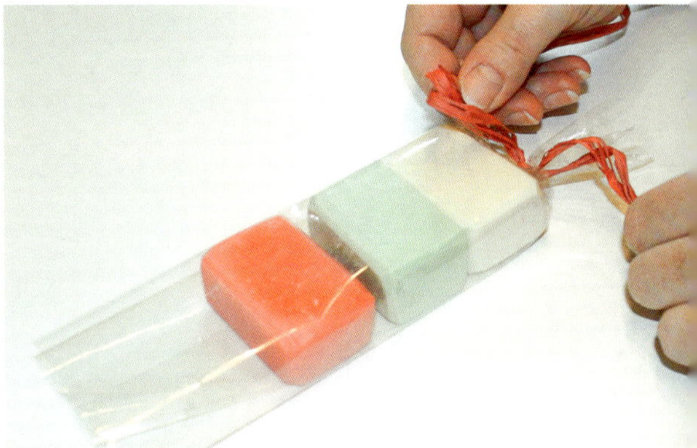

Gestaltungsvariante

Bestempeln Sie die kleinen Seifenstücke mit Gold- oder Silberpuder. Auch drei gleichfarbige Stücke sehen schön aus, wenn sie unterschiedlich bestempelt sind. Sie können die Stücke auch in einer Zellophantüte dekorieren und diese dann oben mit einer dicken Tüllschleife verschließen.

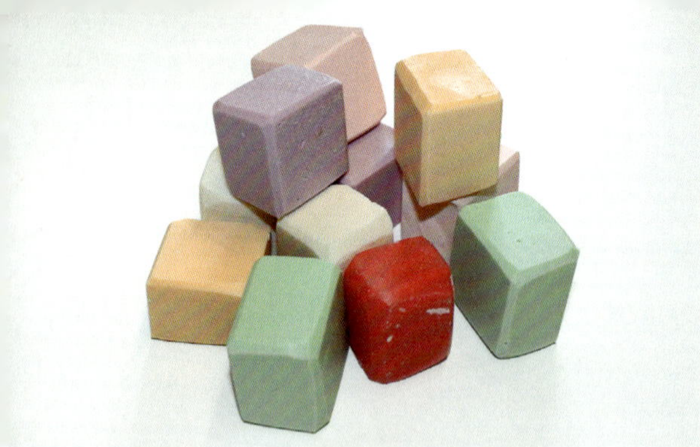

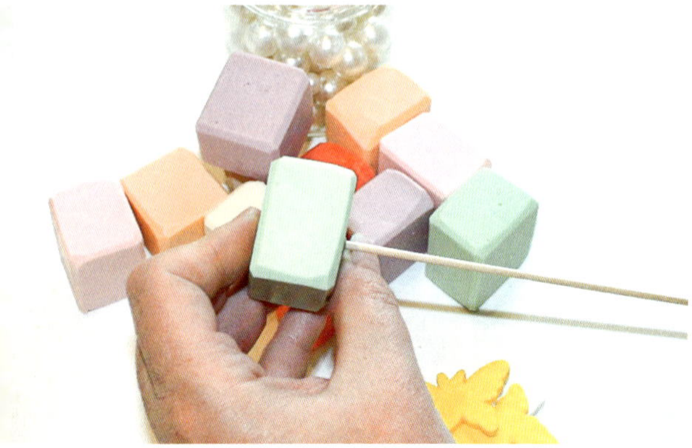

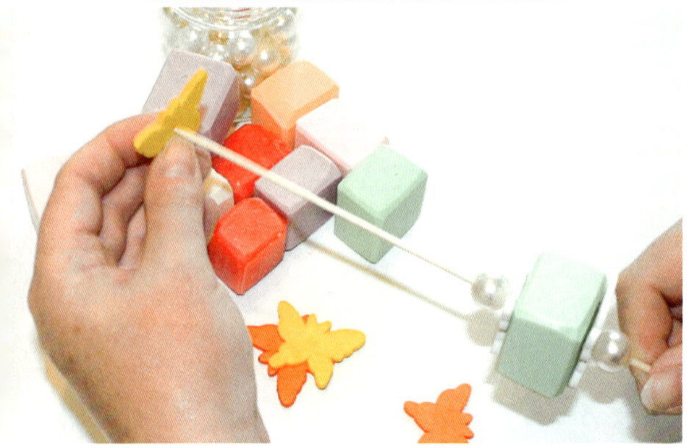

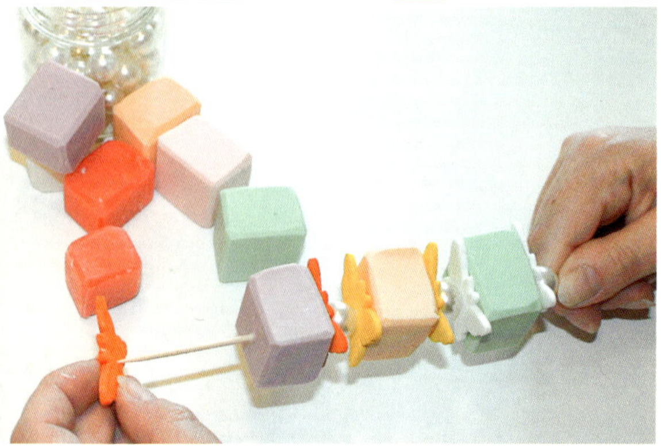

Seifenspieße

Zutaten

kleine Seifenwürfel oder Scheiben in verschiedenen Farben

Schaschlikstäbchen

Dekomaterial, zum Beispiel Perlen, Bast, Stoffblüten und Schmetterlinge aus Moosgummi

Die Seifenstücke werden abwechselnd mit den Schmetterlingen bzw. Rosen und den Perlen auf den Holzspieß gezogen. Hier können Sie Ihrer Kreativität freien Lauf lassen. Arbeiten Sie kunterbunt oder Ton in Ton, alles ist möglich.

Seifenspieße sind eine wunderbare Möglichkeit, ein spontanes Geschenk auf die Schnelle herzustellen und jemandem eine kleine Freude zu machen. Die Spieße machen sich gut als Dekoration im Badezimmer oder als dekorative Beduftung im WC – aber auch zum Waschen sind sie geeignet, denn die kleinen Würfel haben das richtige Format für Gästeseifchen.

Gestaltungsvariante

Sie können hier auch mit Seifenkugeln arbeiten oder auch mit Dreiecken. Probieren Sie einfach wild drauf los, es gibt keine Formen, die nicht passen könnten. Zur Dekoration eignen sich alle Materialien, die nicht aus Metall sind oder Metall enthalten: getrocknete Blüten, Filzkugeln, Fimo®-Kugeln, Trockenfrüchte etc. Gehen Sie mit offenen Augen durch die Bastelläden, hier findet sich so einiges, was für Ihre Zwecke geeignet ist.

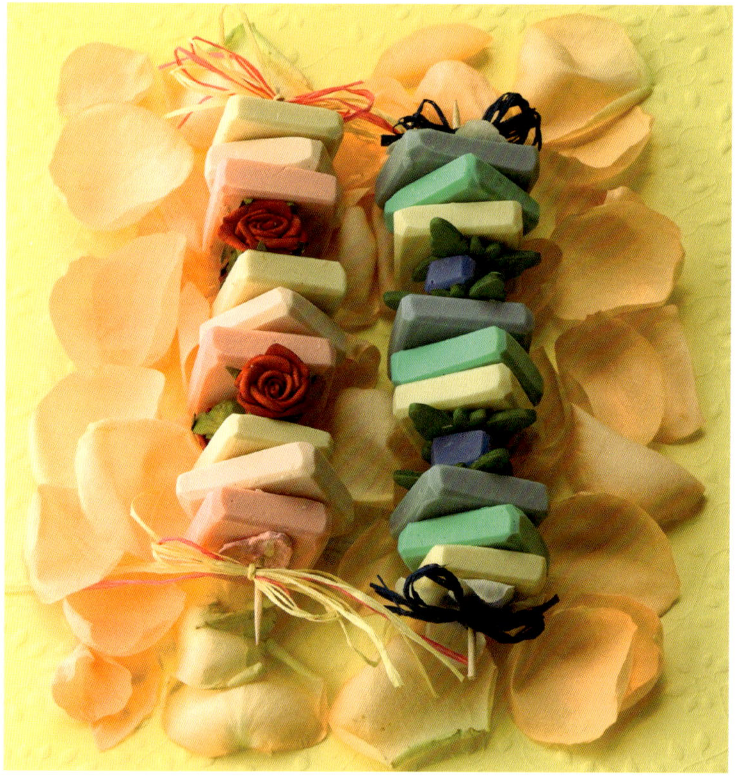

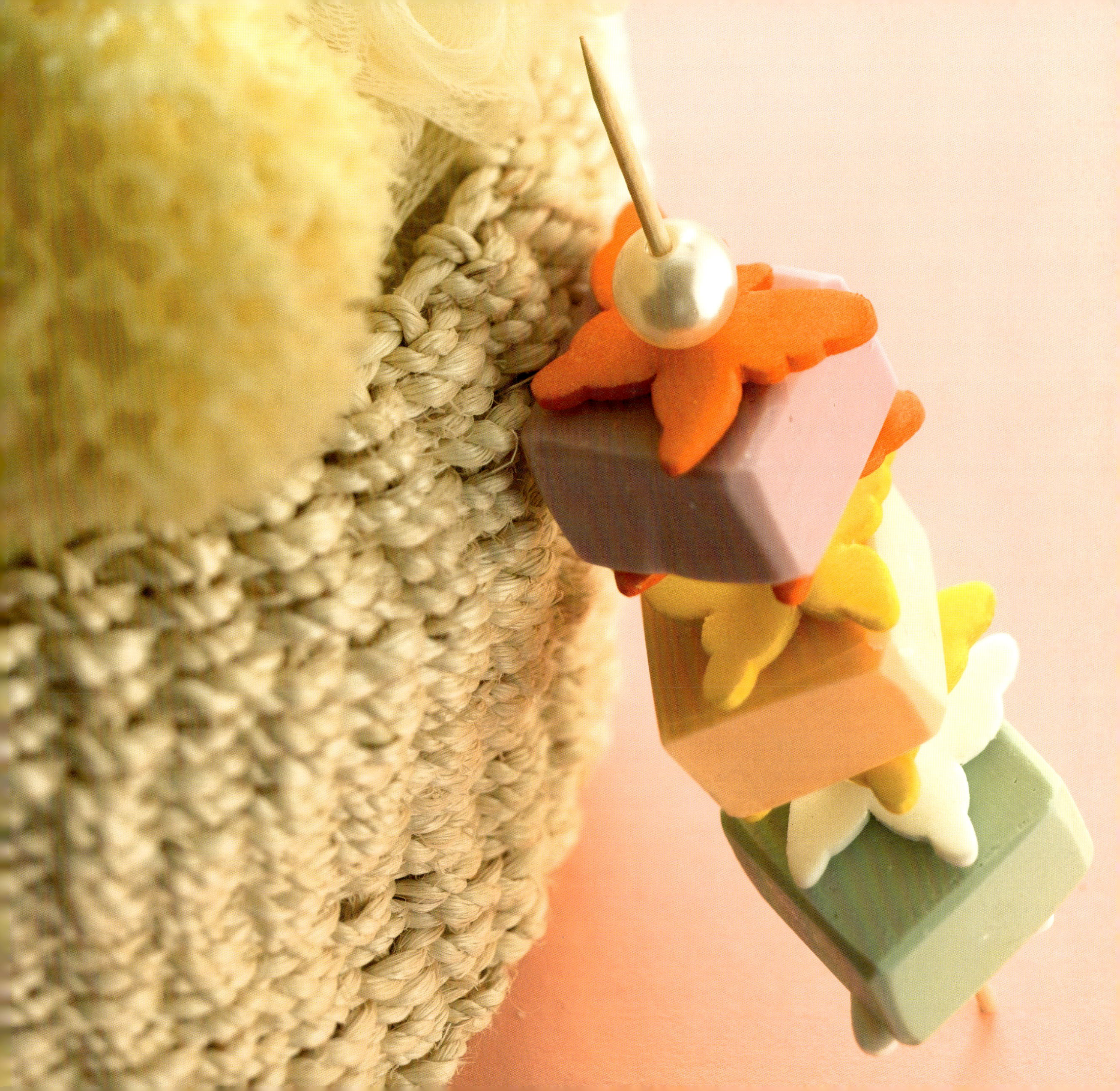

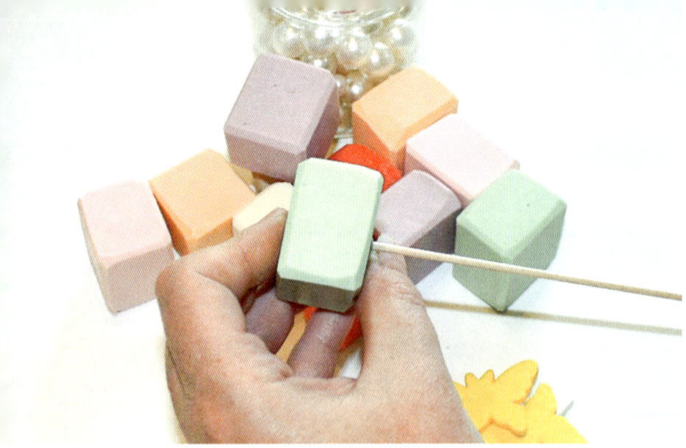
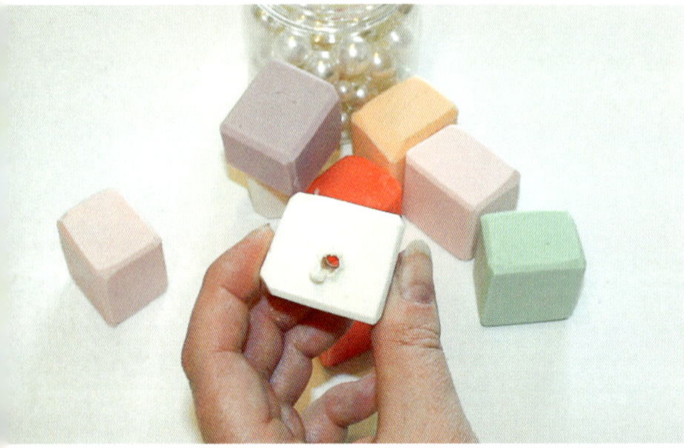
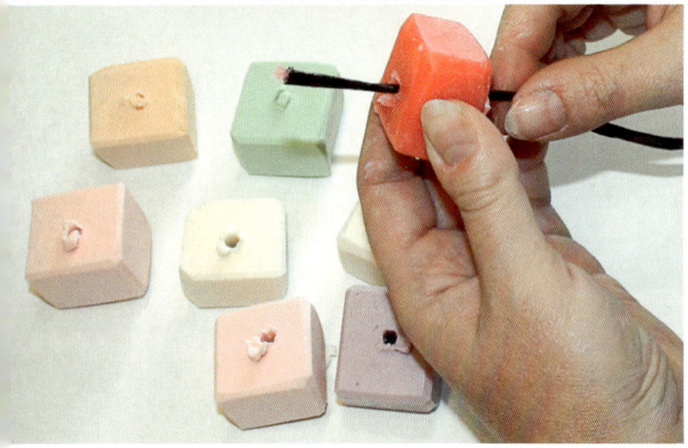
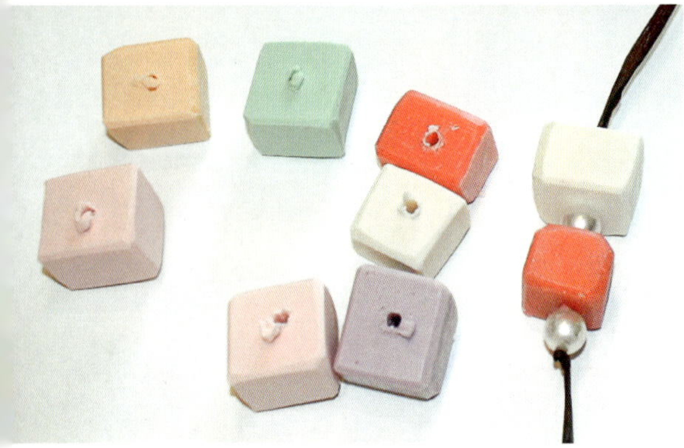

Seifenkette

Zutaten

kleine Seifenwürfel oder Scheiben in verschiedenen Farben

Schaschlikstäbchen

Bastfaden oder Kordel

Perlen

Diese farbenfrohe Seifenkette wird auf die gleiche Art und Weise angefertigt, wie die Seifenspieße (siehe Seite 94), nur werden sie auf einen Faden oder eine Kordel aufgezogen, statt auf einen Holzspieß. Als Trägerband eignet sich Bast, aber auch eine einfache Baumwollkordel tut ihren Dienst.

In diesem Beispiel sind die Seifenwürfel lediglich durch Dekoperlen voneinander getrennt. Ihrer Fantasie sind hier jedoch keine Grenzen gesetzt.

Um eine Kordel oder das Bastband durch die Seifenwürfel ziehen zu können, müssen Sie zunächst ein Loch in die Seife bohren. Das geht am besten mit einem Schaschlickstäbchen oder einer Stricknadel. Dann werden die Seifenstücke und die Dekorationen aufgefädelt und verknotet. Wenn die Kette lang genug ist, kann sie als Umrandung des Badspiegels aufgehängt werden. Oder sie baumelt von der Decke herab und beduftet das Gäste-WC.

Hinweis: **Bei den Dekorationen, die Sie zwischen den Seifenstücken auffädeln, sollten Sie darauf achten, dass diese keine Metalle enthalten.**

Gestaltungsvariante

Auch bei der Seifenkette sind Ihrer Fantasie keine Grenzen gesetzt. Versuchen Sie diese Idee doch auch einmal mit bunten Seifenkugeln, mit Herzen, Sternen oder anderen Formen, die Sie zum Beispiel mit dem Plätzchenausstecher oder mit einer Eiswürfelform anfertigen können. Wie Sie dies am besten machen, können Sie auf Seite 80 in den letzten beiden Absätzen nachlesen.

Die Seifenkette ist prima als Resteverwertung geeignet. Sie können einfach beim Herstellen anderer Seifen kleine Rest abzweigen und daraus die Formen herstellen. Sobald Sie genügend haben, können Sie diese dann wie beschrieben auffädeln.

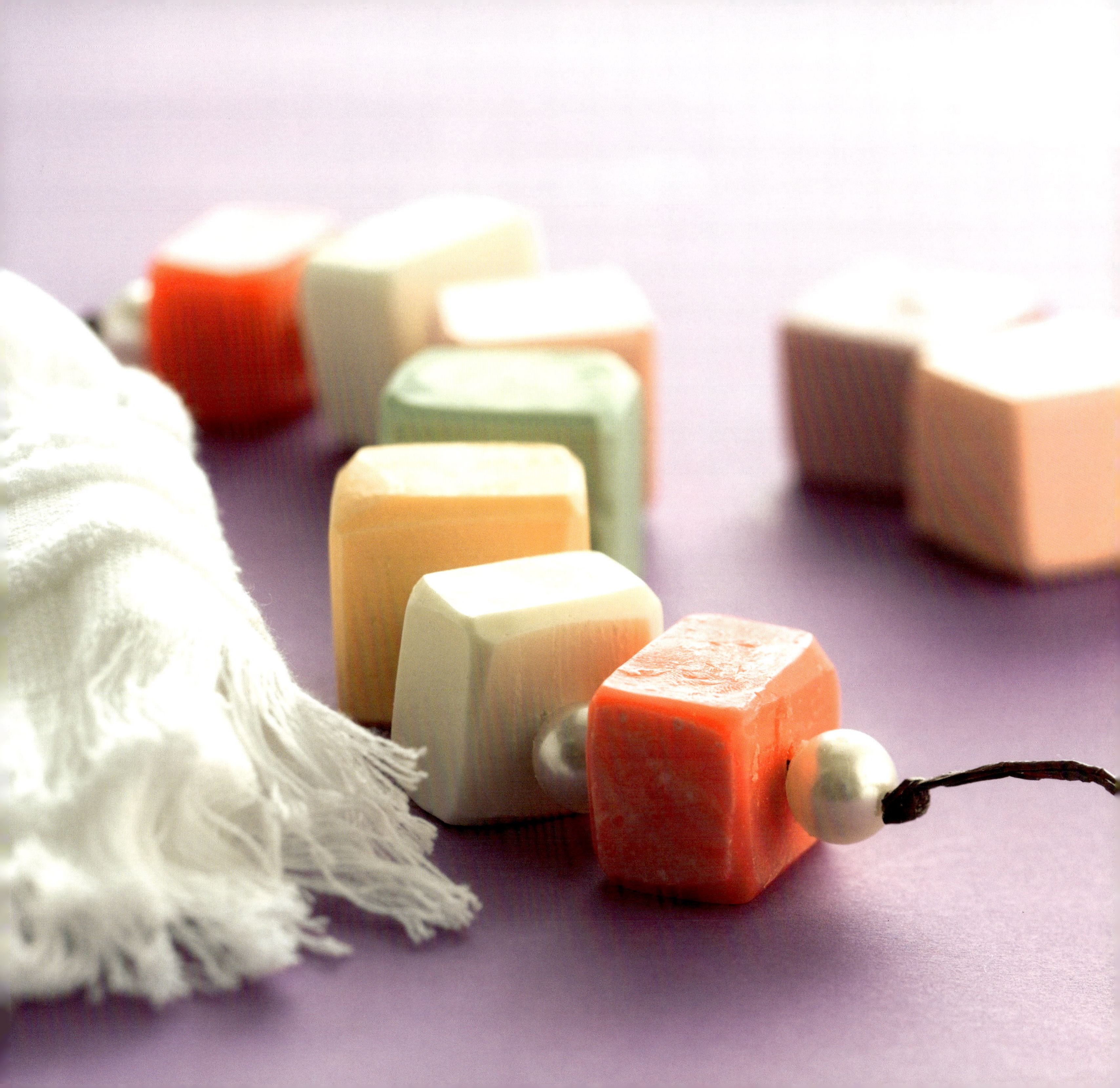

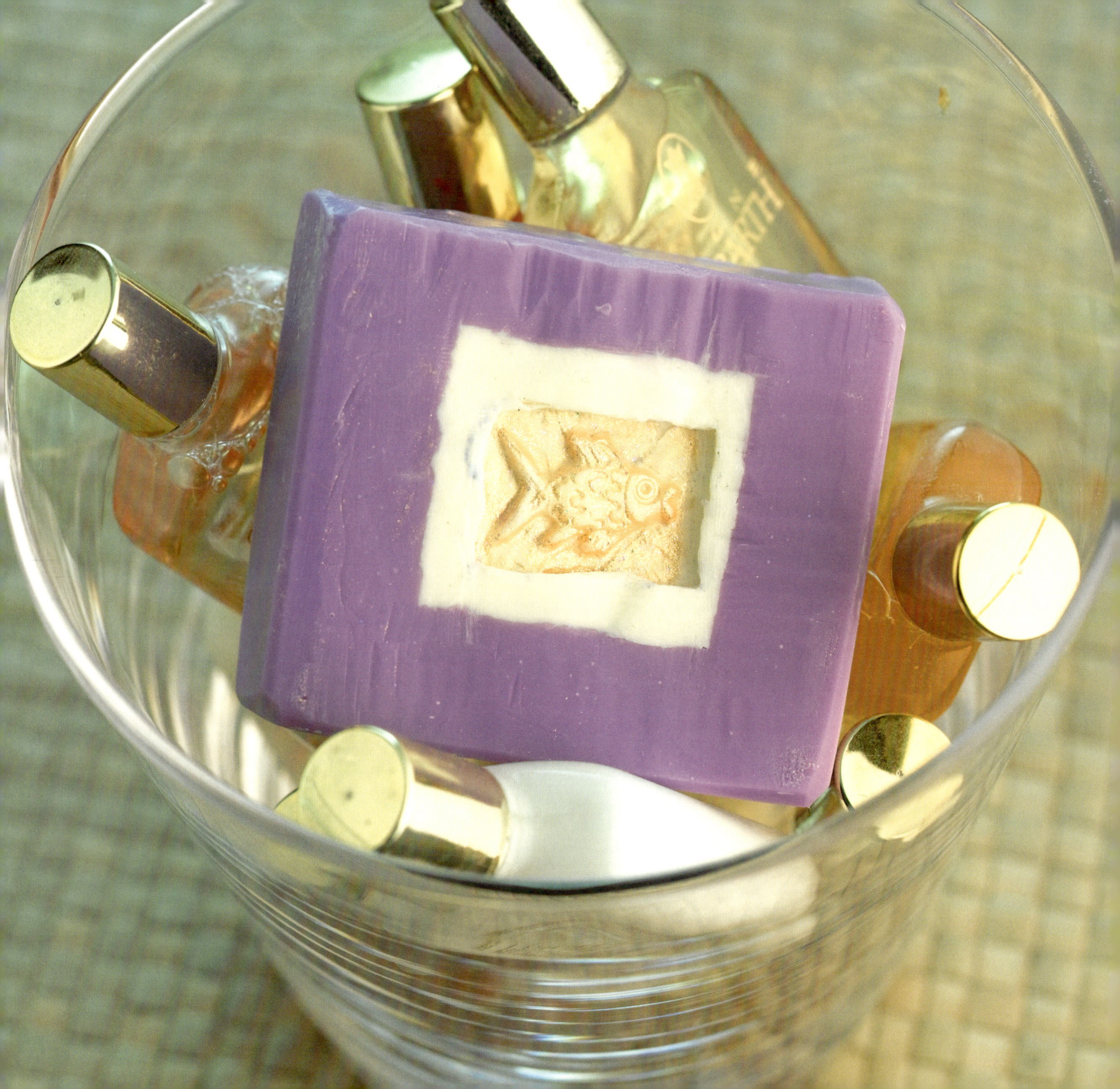

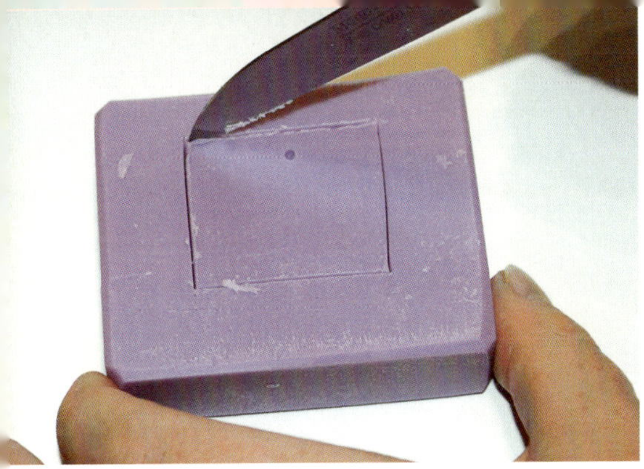

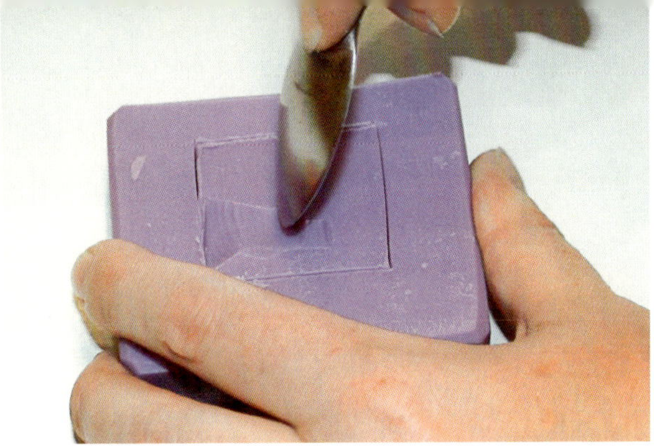

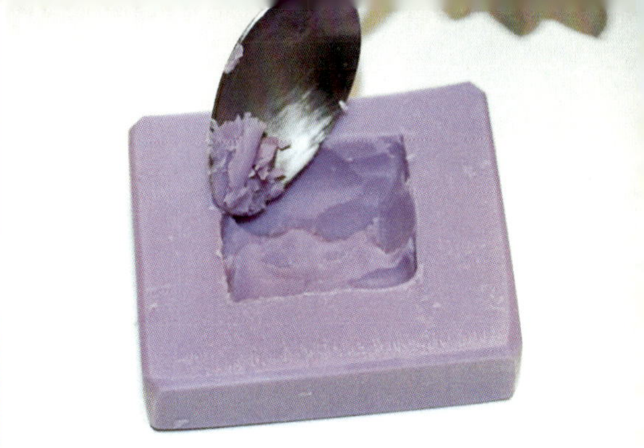

Passepartoutseife

Zutaten

Seifenstück, das verändert werden soll

etwas frische, weiche Seife

Teelöffel

Küchenmesser

Seifenstempel

Micapulver in Gold

Mithilfe dieser Technik lässt sich nicht nur schöne Seife noch schöner machen, sondern Sie können damit auch farblich nicht so ganz gelungene Exemplare nachträglich zu echten Hinguckern machen.

Schneiden Sie aus dem alten Seifenstück in der Mitte ein Rechteck heraus. Es reicht, wenn Sie das Rechteck mit dem Messer anritzen. Sie können es dann mit dem Teelöffel aushöhlen. Höhlen Sie die Seife nicht bis zum Boden aus, bis zur Hälfte der Seifendicke reicht aus. Die Fläche muss auch nicht eben sein.

Nun kneten Sie die weiche, frische Seife und füllen sie in das ausgehöhlte Rechteck. Glätten Sie die Oberfläche. Bepinseln Sie den Stempel mit Goldpulver (wenn Sie keines zur Hand haben, reicht auch Speisestärke, damit der Stempel nicht in der Seifenmasse kleben bleibt) und bringen Sie den Stempel mithilfe eines leichten Hammerschlags auf der Seife auf.

Die Seifenmasse, die dabei aus dem Rechteck herausgedrückt wird schneiden Sie mit dem Küchenmesser flach ab. Fertig ist eine hinreißend schöne Seife.

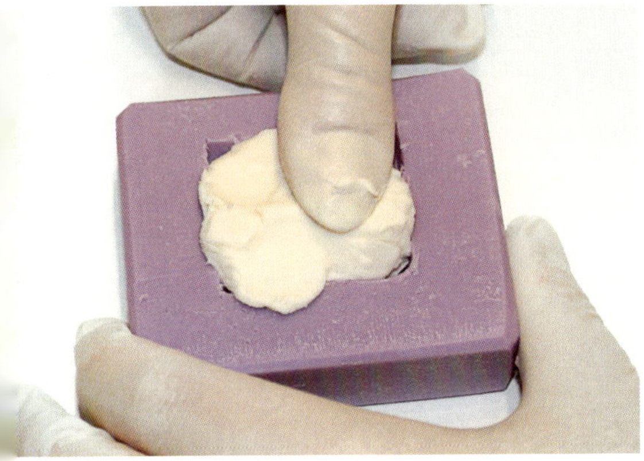

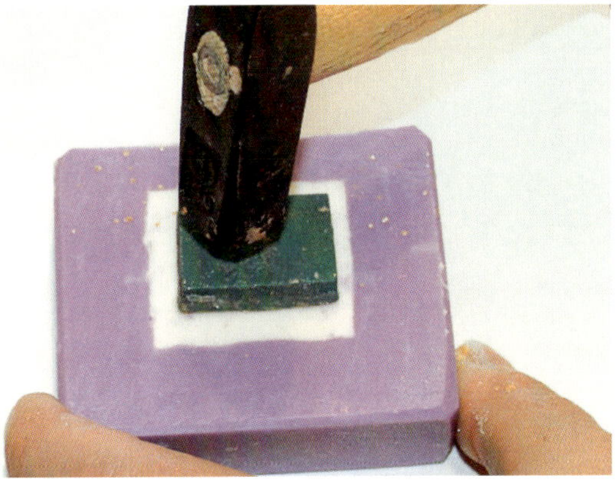

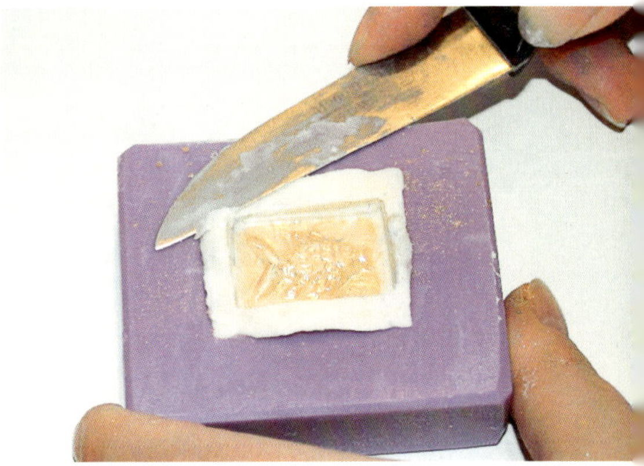

Lavendelseife mit Banderole

Zutaten

600 g Palmöl

250 g Kokosöl

300 g Olivenöl

200 g Reiskeimöl

250 g Rapsöl

500 g Wasser

210 g NaOH (Überfettung: 9 %)

1–2 Teelöffel Titandioxid

60 g ätherisches Lavendelöl

ca. 3 Teelöffel Indigo

Wer kennt nicht jemanden, der wiederum jemanden kennt, der sich gerne Lavendelseife in den Schrank legt? Damit wäre das Argument „Ich mag keinen Lavendel" nicht mehr gültig und schützt nicht davor, zumindest ein einziges Mal eine Lavendelseife herzustellen. Ich verzichte in meinem Rezept auf Lavendelblüten und schmücke die einfach gefärbte Seife stattdessen mit einer hübschen Banderole.

Gehen Sie beim Herstellen dieser Seife wie im Grundrezept auf Seite 29 beschrieben vor und schmelzen Sie die Fette. Rühren Sie die Lauge an und stellen Sie beides zum Abkühlen zur Seite.

Nehmen Sie 3–4 Esslöffel Fett aus dem Topf und geben es in einen Becher. Rühren Sie nun ca. 3 Teelöffel Indigopulver unter. Rühren Sie dann das Titandioxid in die erkaltete Lauge. Wenn Sie den Blauton kräftiger haben möchten, lassen Sie das Titandioxid weg.

Wenn die Lauge und die Fette abgekühlt sind, vermischen Sie beides mit dem Stabmixer und fügen die Indigomasse hinzu. Dann geben Sie den Duftstoff zur Masse und rühren alles noch einmal gut durch.

Wenn alles gut vermischt ist und der Seifenleim angedickt ist, geben Sie die Masse in die Form. Am nächsten Tag können Sie die junge Seife ausformen und in Stücke schneiden. Machen Sie sich die Mühe und schrägen Sie die Schnittkanten mit einem Sparschäler ab – das sieht schöner aus. Dann legen Sie die Seifenstücke zum Reifen an einen ruhigen, luftigen Ort.

Zuletzt wird die Seife mit einer Banderole verziert. Wenn Sie kein Bildbearbeitungsprogramm haben, um professionel Banderolen zu erstellen, durchforsten Sie das Internet nach Seifenetiketten.

In vielen Blogs von Hobbysiederinnen werden Banderolen zum privaten Download angeboten, die über eine Suchmaschine einfach zu finden sind. Ein Beispiel nenne ich auch in dem Kapitel „Bezugsquellen" (Seite 106). Sie können aber auch in Microsoft Word® nette Banderolen erstellen. Oder Sie machen sich sogar die Mühe und fertigen von Hand schöne Etiketten oder Banderolen an.

Gestaltungsvariante

Alternativ zum Indigo können Sie genauso gut ein blaues Kosmetikpigment nehmen. Je nachdem, wie gelb der Seifenleim von Natur aus schon durch das Olivenöl ist, wird die Seife dann evtl. grünlich oder türkis, was ihrer Schönheit keinen Abbruch tut. Auch kann eine Lavendelseife durchaus lila eingefärbt werden. Lavendelblüten können natürlich in kleiner Menge dem Seifenleim zugegeben werden, wenn man das unbedingt möchte. Leider werden sie in der Seife braun. Streuen Sie lieber ein paar davon zur Dekoration auf den Seifenblock.

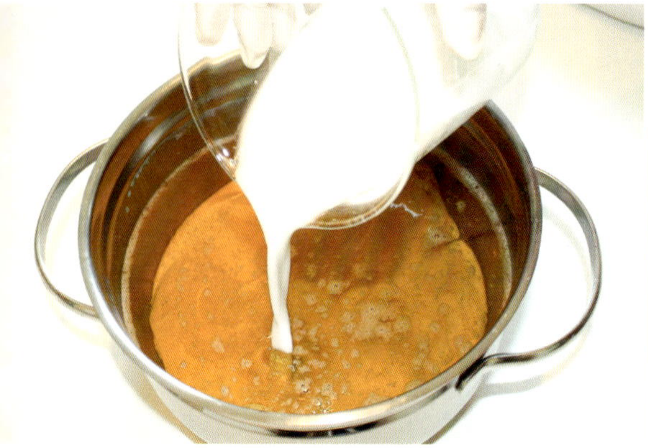

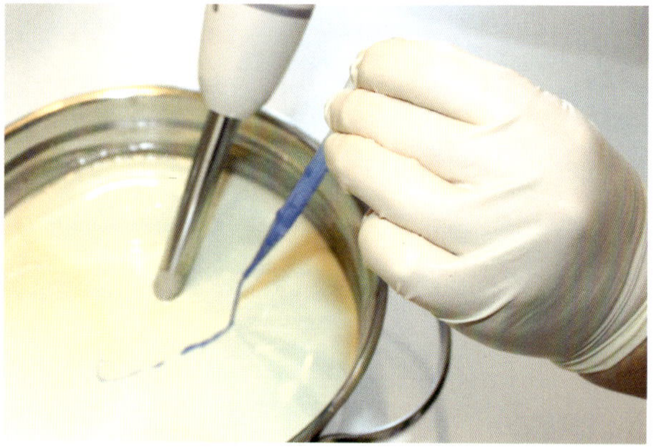

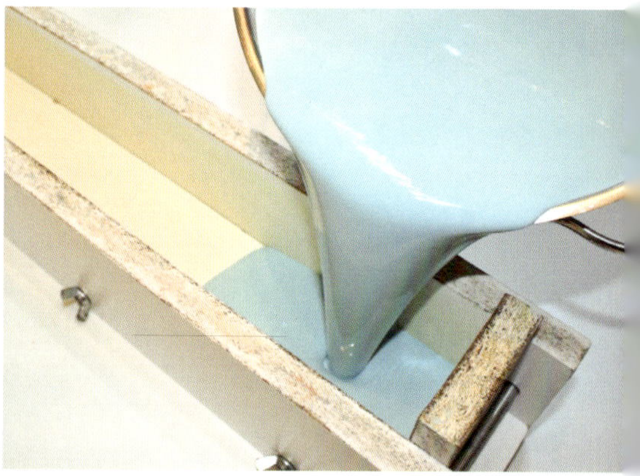

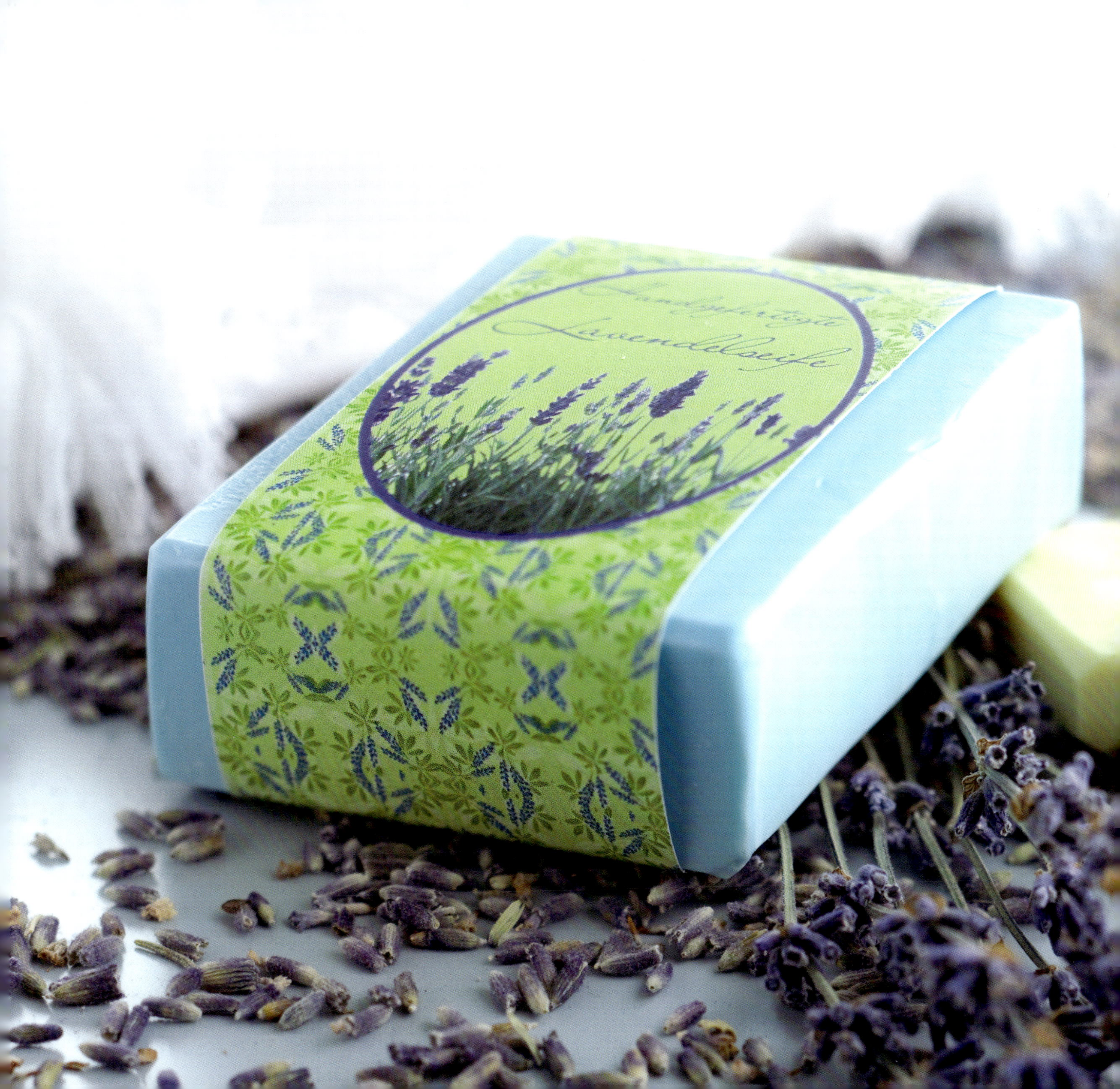
Handgefertigte
Lavendelseife

Fette und ihre Verseifungszahlen

Hier finden Sie eine Liste der gebräuchlichsten Fettarten. Die Verseifungszahl bezieht sich auf Natriumhydroxid (NaOH). Für den Gebrauch von Kaliumhydroxid (KOH), welches Sie benötigen, wenn Sie zum Beispiel Flüssigseife herstellen wollen, gibt es andere Verseifungswerte. Recherchieren Sie diese im Internet. Die Tabelle kann hilfreich sein, wenn Ihr Internetzugang streikt und Sie keinen Zugriff auf einen Seifenrechner haben. Dann können Sie die benötigte Menge NaOH manuell ausrechnen. Wie das geht, habe ich in dem Kapitel „Berechnung des Überfettungsgrades" auf Seite 26 beschrieben.

Wie Sie in der Tabelle sehen, gibt es einige Fette, die eine ähnliche Verseifungszahl haben. Im Notfall könnte man also Fette in einem Rezept austauschen, ohne die NaOH-Menge neu ausrechnen zu müssen. Untereinander austauschbar in Bezug auf ihre Verseifungszahl wären zum Beispiel Raps-, Reiskeim,- Oliven-, Soja-, Sonnenblumen-, Distel-, Erdnuss- und Avocadoöl.

Um die Pflegeeigenschaften einer Seife zu beeinflussen, macht es Sinn, sich die Eigenschaften der eingesetzten Fette anzuschauen. Dabei sollte man allerdings berücksichtigen, dass sich diese Eigenschaften, die sich auf den natürlichen Aggregatzustand des Fettes bei Raumtemperatur beziehen, im Laufe des Verseifungsprozesses ändern können. Kakaobutter, die in ihrer normalen Form pflegend und feuchtigkeitsspendend ist, muss diese Eigenschaft in ihrer verseiften Form nicht mehr besitzen. Wertvolles Wildrosen- oder Schwarzwurzelöl, das aufgrund seines Preises nur in sehr geringen Mengen in einer Seife eingesetzt werden wird, muss die beschriebenen Eigenschaften in seiner verseiften Form nicht unbedingt behalten. Ich kenne keine Studie oder Untersuchung, die belegt, was mit den Eigenschaften der Fette während der Verseifung passiert. Deshalb kann nur vermutet werden, dass sich die Eigenschaften im Laufe des chemischen Prozesses verändern. Die hier beschriebenen Eigenschaften in einer Seife resultieren aus meinen eigenen Erfahrungen sowie denen vieler Seifensieder, die in den einschlägigen Foren ausgetauscht und diskutiert werden.

Verwendetes Öl	Verseifungszahl
Annattoöl Es wird aus dem Samen des Annattobaumes gewonnen und dient in der Seife als natürliches Färbemittel. Es färbt die Seife orange. Die so erreichte Färbung ist leider nicht lichtecht und verblasst mit der Zeit wieder.	**0,1330**
Aprikosenkernöl Reich an Enzymen soll Aprikosenkernöl besonders pflegend bei empfindlicher und reifer Haut sein. Der Rohstoff ist nicht sehr preiswert und eine Seife mit einem hohen Anteil dieses Öls ein wahres Luxusstück.	**0,1350**
Arganöl Den Arganbaum findet man in Marokko. Das Öl, welches aus den Früchten des Baumes gewonnen wird, ist besonders reich an Vitamin E und gesättigten Fettsäuren. Es wird seit einiger Zeit immer häufiger in der Naturkosmetik verwendet. In der Seife sollte es nur anteilig bis zu 10 % eingesetzt werden, da es die Seife sonst schneller ranzig werden lässt.	**0,1360**
Avocadoöl Besonders das grüne, unraffinierte Avocadoöl wird gerne in Seifen eingesetzt, um diese auf natürliche Art zu färben. Leider ist die Farbe – wie fast alle Pflanzenfarben – nicht lichtecht. Avocadoöl in der Seife erzeugt einen besonders cremigen Schaum.	**0,1353**
Babassuöl Dieses Fett kommt aus Brasilien. Es ist ein hervorragendes Schaumfett und macht die Seife hart und gleichzeitig cremig. In den Bezugsquellen finden Sie einen Link, wo Sie hervorragendes, fair gehandeltes Biobabassuöl beziehen können. Dieses Fett ist unraffiniert und duftet leicht nach Vanille.	**0,1750**
Bienenwachs Bienenwachs wird manchmal in Seife eingesetzt, um diese besonders hart zu machen. Reduzieren Sie den Einsatz auf höchstens 5 %, es ist nicht besonders pflegend.	**0,0690**

Carnaubawachs Ebenfalls ein Wachs, welches die Seife hart macht. Einsatzkonzenration ca. 5 %.	**0,0690**
Distelöl Ein sehr hautpflegendes Öl, das wegen seiner Schnellranzereigenschaft nur bis 10 % in der Gesamtmenge eingesetzt werden sollte.	**0,1355**
Erdnussöl Sollte nur in Kombination mit harten Fetten eingesetzt werden, weil es die Seife weich macht. Nussallergiker sollten bei einem Einsatz dieses Öls vorsichtig sein.	**0,1355**
Hanföl Auch dieses Fett gehört zu den Schnellranzern. In der Seife sollte es nur anteilig bis zu 10 % eingesetzt werde, da es die Seife sonst schneller ranzig werden lässt.	**0,1345**
Haselnussöl Ein hautpflegendes Öl, welches wieder nur in Kombination mit harten Fetten eingesetzt werden sollte, da es sonst die Seife weich macht. Nussallergiker sollten bei einem Einsatz dieses Öls vorsichtig sein.	**0,1370**
Jojobaöl Jojobaöl ist ein Wachs und nahezu unbegrenzt haltbar. Es besitzt einen sehr hohen Anteil unverseifbarer Bestandteile, sodass ein kleiner Prozentsatz in der Seife (5 %) ausreicht, um eine enorme Pflegewirkung zu erzielen.	**0,0660**
Kakaobutter Macht die Seife hart. Es sollte nur bis zu einer Konzentration von 10 % in der Gesamtmenge eingesetzt werden, da es sonst von manchen als austrocknend empfunden wird. Kakaobutter ist kein Schaumfett, kombinieren Sie es in jedem Falle mit Kokosöl oder Babassuöl.	**0,1380**
Kokosnussöl/Kokosfett Es fördert die Schaumeigenschaften der Seife enorm, kann in größerer Einsatzkonzentration allerdings austrocknend wirken. Sein Anteil sollte daher 25–30 % nicht überschreiten.	**0,1830**
Kürbiskernöl Dieses Öl hat einen charakteristischen Eigengeruch. Wen das stört, der sollte das Öl nur in kleinen Mengen in der Seife einsetzen oder die Seife nach der Herstellung länger zum Trocknen lagern. Der Geruch wird sich nach einigen Wochen verflüchtigen. Unraffiniertes Kürbiskernöl färbt die Seife dunkelgrün bis braun, leider ist die Farbe auf Dauer nicht lichtecht.	**0,1350**
Lanolin Lanolin (auch Wollfett genannt) ist das Sekret aus den Talgdrüsen von Schafen, das bei der Wäsche von Schafswolle zurückgewonnen wird. Lanolin bringt Salzseife dazu, zu schäumen. Doch Achtung: Allergiker sollten diesen Zusatz meiden.	**0,0750**
Lorbeeröl Das ist das hochpreisige Öl aus der Alepposeifenherstellung. Es färbt die Seife grün, ist jedoch leider nicht lichtecht. Lorbeeröl ist für den Einsatz in der Kosmetik umstritten, da es als allergieauslösend gilt.	**0,1405**
Leinöl Macht die Seife sehr weich und zählt zu den Schnellranzern. Der Einsatz sollte in einer sehr geringen Konzentration erfolgen, höchstens 3–5 %.	**0,1340**
Macadamianussöl Besonders gut geeignet für beanspruchte Haut. Die Verseifungszahl dieses Öls ist anzunehmen, wenn sogenannte Fettstangen Verwendung finden, deren Zusammensetzung nicht bekannt ist. Meist handelt es sich um eine Mischung aus Raps- und Palmöl, die Verseifungszahl des Macadamianussöls kommt dieser Mischung am nächsten.	**0,1390**

Maiskeimöl Das Fett sollte nur in Ausnahmefällen in Seifen eingesetzt werden, eigentlich hat es nur Nachteile: Es schäumt schlecht, es führt schnell zu ranziger Seife und macht diese weich.	**0,1360**
Mandelöl Ein tolles Öl, das besonders für trockene Haut geeignet ist. Hier wieder Vorsicht bei Nussallergikern. Sie erhalten es in vielen Asialäden.	**0,1365**
Mangobutter Wird aus den Kernen der Mangofrucht gewonnen. Sie eignet sich besonders bei rissiger und entzündeter Haut. Sie macht die Seife schnell hart.	**0,1339**
Margarine (Vollfettmargarine)	**0,1345**
Mohnöl Wird aus dem Samen des Mohns gewonnen.	**0,1383**
Nachtkerzenöl Das Öl taucht in der Naturkosmetik vor allem in Produkten für trockene Haut auf. Eigentlich ein Wirkstofföl für die Cremeherstellung und für die Verseifung zu schade.	**0,1345**
Olivenöl Das Öl gehört trotz seiner flüssigen Form aufgrund seiner Jodzahl zu den festen Fetten. Es macht sehr harte Seife und wird vor allem in palmölfreien Seifen in erhöhter Menge eingesetzt. Reine Olivenölseifen sollten mehrere Monate lagern, bevor sie benutzt werden, da sie gerne Fäden ziehen (schleimen).	**0,1345**
Palmkernöl Verleiht der Seife sehr gute Schaumeigenschaften und macht sie hart.	**0,1680**
Palmöl Macht eine harte Seife mit stabilen Eigenschaften. Palmöl wird im Supermarkt unter dem Namen „Cremana“ angeboten.	**0,1405**
Pfirsichkernöl Dieses Öl wird aus den gemahlenen Kernen des Pfirsichs gewonnen und dringt leicht in die Haut ein. Ein besonders pflegendes Öl, welches gerne für die Cremeherstellung verwendet wird.	**0,1345**
Rapsöl Ein heimisches Öl, das günstig in jedem Supermarkt zu bekommen ist und sich hervorragend für die Seifenherstellung eignet. Rapsöl sollte auf jeden Fall mit harten Fetten kombiniert werden.	**0,1354**
Reiskeimöl Dieses Öl ist mit etwas Glück im Asialaden zu finden. In Asien ist es sehr bekannt und wird dort viel in der Schönheitspflege eingesetzt. Es ist in der Seife ein sehr angenehmes, pflegendes Fett und kann auch in größeren Konzentrationen eingesetzt werden.	**0,1345**
Rizinusöl Unterstützt die Schaumeigenschaften anderer Fette und bringt schon in kleinen Einsatzkonzentrationen (5 %) Ergebnisse. Bleibt die Einsatzkonzentration unter 10 %, so kann auf eine Reduzierung der Flüssigkeit im Rezept verzichtet werden. Ansonsten sollte man die Menge verringern, da das Öl die Seife weich macht.	**0,1286**
Schwarzkümmelöl Ihm wird eine entzündungshemmende Eigenschaft nachgesagt. Es verträgt keine hohen Temperaturen, deshalb eine Gelphase in der Seife vermeiden.	**0,1350**

Sesamöl Wird in Asien viel zur Hautpflege verwendet und macht sich auch in der Seife sehr gut. Nicht in zu hoher Einsatzkonzentration verwenden, sonst macht es die Seife zu weich.	0,1376
Sheabutter Das afrikanische Öl wird aus der Sheanuss gewonnen und enthält einen hohen Anteil unverseifbarer Bestandteile. Es lässt die Seife schnell andicken, deshalb den Flüssigkeitsanteil im Rezept etwas erhöhen.	0,1282
Sojaöl Ein sehr vitaminreiches Fett, welches in zu hoher Einsatzkonzentration die Seife weich macht. In Kombination mit harten Fetten liefert es aber ein gutes Hautgefühl.	0,1355
Sonnenblumenöl Ein gutes Fett für die Verseifung, allerdings gehört es zu den Schnellranzern und sollte in einer Einsatzkonzentration von maximal 10 % eingesetzt werden.	0,1350
Stearin Ein Produkt aus Palmöl, macht die Seife schnell sehr hart. Eine Einsatzkonzentration von 5 % reicht aus.	0,1460
Traubenkernöl Ein sehr pflegendes Fett, welches gerne in Kosmetikprodukten eingesetzt wird. Leider gilt es unter den Seifenfetten als Schnellranzer, eine Einsatzkonzentration von über 10 % sollte vermieden werden.	0,1285
Ucuubabutter Braunes Fett mit einem starken Eigengeruch. Ergibt sehr harte Seife.	0,1220
Walnussöl Ein leider schnell verderbliches Fett, welches aber gute Schaumeigenschaften hat. Eine geringe Einsatzkonzentration (10 %) und die Kombination mit harten Fetten machen eine schöne Seife.	0,1335
Weizenkeimöl Hat sehr gute Schaumeigenschaften, aber leider lässt auch hier eine Einsatzkonzentration von mehr als 10 % die Seife zu schnell ranzig werden.	0,1310
Wildrosenöl Dieses Wirkstofföl wird gerne und viel in der Cremeherstellung verwendet und ist für die Verseifung eigentlich zu schade. Nur für absolute Luxusseifen.	0,1359

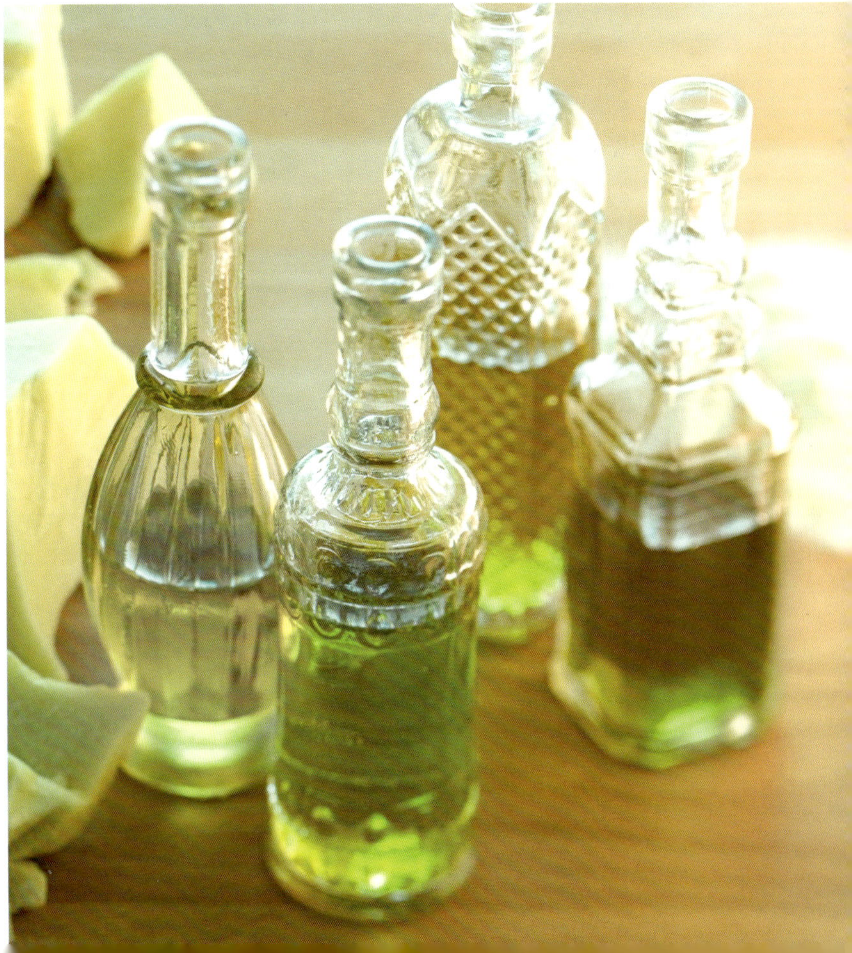

Bezugsquellen

An dieser Stelle möchte ich grundsätzlich etwas zur Erhältlichkeit von NaOH sagen. Obwohl jeder Rohrreiniger überwiegend aus NaOH besteht und diese Reinigungsmittel frei verkäuflich in jedem Supermarkt zu finden sind, ist es in Deutschland manchmal nicht so einfach, an diesen Gefahrstoff heranzukommen.

Versuchen Sie Ihr Glück zunächst einmal in der Apotheke Ihres Vertrauens und fragen Sie nach NaOH technischer Qualität. Dieses ist deutlich günstiger als NaOH analytischer Qualität und für die Seifenherstellung vollkommen ausreichend. Lassen Sie sich nicht verunsichern. Außerdem wird man Sie in der Apotheke sicherlich fragen, wofür Sie das NaOH brauchen – sei es aus Neugier oder um Sie auf die Gefahren hinzuweisen. Und mancher Apotheker wird Ihnen sagen, dass er Ihnen diesen Stoff nicht verkaufen kann, da er zu gefährlich ist. In diesem Fall sollten Sie Ihr Glück einfach in der nächsten Apotheke versuchen. Jede Apotheke ist grundsätzlich in der Lage, eine Dose des Rohstoffes zu bestellen.

Sollten Sie dennoch nirgendwo eine Apotheke finden, in der Sie das NaOH beziehen können, versuchen Sie es am besten in einschlägigen Internetshops mit Seifensiederbedarf. Hier gibt es viele Möglichkeiten, an NaOH zu einem vernünftigen Preis zu kommen. Auch Raiffeisenmärkte mit einer landwirtschaftlichen Abteilung (Imker reinigen damit ihre Bienenstöcke) verkaufen NaOH. Hier werden Sie allerdings nach Ätznatron fragen müssen. Unter diesem Namen wird der Rohstoff dort in 25-Kilo-Säcken verkauft. Bilden Sie mit Ihren Freundinnen eine Siedergemeinschaft und teilen Sie sich eine solche Menge. Auch in manchen Elektronikläden kann man NaOH kaufen, ebenso bei manchen Brau- und Winzerzulieferern. Am einfachsten ordern Sie die Menge, die Sie brauchen, im Internet zusammen mit Pigmenten und Düften. So zahlen Sie nicht noch einmal extra Versandkosten.

Das Internet wimmelt nur so von Shops, die Seifensiederzubehör anbieten. Hier eine Auswahl von Shops, die mir durch Qualität und/oder guten Service aufgefallen sind:

www.florambiente.de

Hier finden Sie Parfümöle sowie auch ätherische Öle und andere nützliche Rohstoffe.

www.caracolscentandsoul.de

Eine feine Auswahl am Parfümölen und anderem Zubehör finden Sie in diesem neuen Shop.

www.behawe.com

Hier finden Sie eine reiche Auswahl an Duftölen (sowohl ätherisch als auch synthetisch), Kosmetikpigmenten, Tonerden, Bechergläsern, Formen, Fetten und anderen Rohstoffen.

www.gisellamanske.com

Ein gut sortierter Shop mit einer reichen Auswahl an exotischen Fetten (viele auch in Bioqualität), Milchpulvern und Milky Way-Formen aus den USA. Auch eine praktische Dividorform sowie diverse Blockformen sind im Angebot.

www.baccararose.de

Eine schöne Auswahl an Düften jeglicher Art und anderen seltenen Rohstoffen gibt es hier.

www.gracefruit.com

Wer sich nicht scheut, im Ausland zu bestellen, wird hier fündig. Hochwertige Parfümöle, viele Sorten Milchpulver, flüssige Seifenfarben und vieles mehr.

www.macsoapy.de

In Deutschland findet man eine Auswahl der Gracefruitprodukte in diesem Shop.

www.sheabutter-naturcreme-shop.de

Den Sheabutterspezialisten unter den deutschen Shops finden Sie unter dieser Adresse.

www.fischar.de

Die Firma Fischar bietet ihr NaOH jetzt auch online an.

www.brambleberry.com

In Amerika wird man in diesem Shop fündig. Eine reichliche Auswahl der beliebten Milky Way-Formen sowie Seifenfarben und Düfte machen ihn zu einer Schatzkammer. Vor der Bestellung am besten die Versandkosten per E-Mail abklären!

www.babassu.de

Das Fett von hier hat eine wirklich außerordentlich tolle Qualität, ist nirgendwo anders zu bekommen (da biologisch und unraffiniert) und wirklich heiß begehrt in Seifensiederkreisen. Viele Familien haben durch dieses Fair-Trade-Projekt in Brasilien ihre Arbeit gesichert und können davon leben.

Weitere nützliche Links

Hier gibt es eine Anleitung für den Bau einer Holzseifenblockform im PDF-Format:

www.8ung.at/naturseifen/hobby/PDF/Seifenform.pdf

Eine umfangreiche Seifenseite kommt aus Österreich. Hier findet man alles, was man wissen muss, und kann sich nächtelang in die Materie einlesen:

www.naturseife.com

Der Seifenrechner der Naturseifenseite:

www.naturseife.com/Seifenrechner/default.htm

Noch ein Seifenrechner:

www.soapcalc.com/calc/SoapCalc.asp

Und noch ein Seifenrechner:

www.skin-care-online.de/rechner/soap_calc.php

Eine tolle Internetseite für alle, die Seife und Kosmetik selber machen wollen, sich für die wissenschaftlichen und chemischen Zusammenhänge interessieren und sich darüber mit Gleichgesinnten austauschen möchten:

www.die-aufruehrer.de

Im Forum und auf den Seiten der Beautykosmonauten findet man viele Tipps über die Herstellung von Seife und Naturkosmewtik sowie nützliche Einkaufstipps:

www.beautykosmos.de

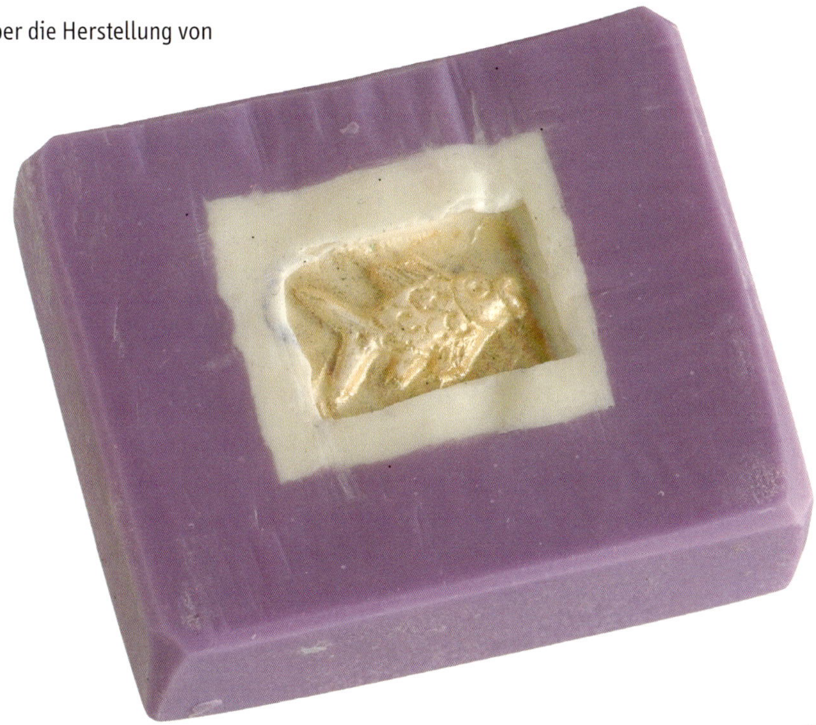

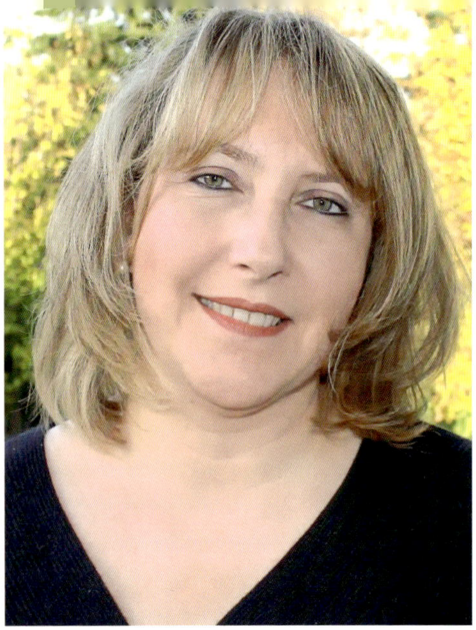

Über die Autorin

Anne Schaaf wurde 1966 im Rheinland zwischen Düsseldorf und Köln geboren. Nachdem sie 1993 in die Kurpfalz übersiedelte und hier beruflich im Gesundheitswesen tätig war, entdeckte sie Anfang 2006 die Leidenschaft für Naturseife. Nach einiger Zeit der Hobbysiederei wurde diese Tätigkeit dann zu einem Nebenberuf und sie gründete die kleine Seifenmanufaktur Wolkenseifen. Seitdem findet man ihre reizvollen Kreationen auf vielen Kunsthandwerkermärkten, in diversen Ladengeschäften und in ihrem Onlineshop unter www.wolkenseifen.de.

KREATIV-HOTLINE

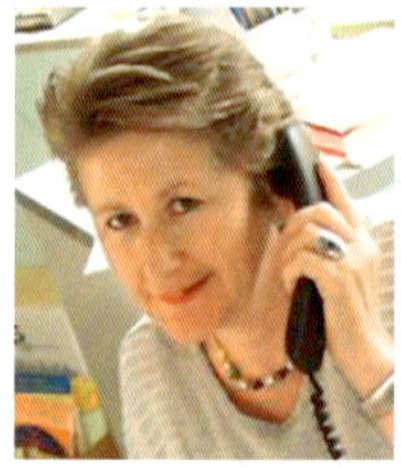

Hilfestellung zu allen Fragen, die Materialien und Bücher zu kreativen Hobbys betreffen: **Frau Erika Noll** berät Sie. Rufen Sie an oder schreiben Sie eine E-Mail!

Telefon: 0 50 52 / 91 18 58*

*normale Telefongebühren

E-Mail: mail@kreativ-service.info

Danke!

Als Erstes möchte ich mich bei meinem Sohn Lucas bedanken – für die Geduld, die er in all den Jahren mit mir hatte, seit mich der Seifenvirus erwischt hat.

Die wunderbare Zusammenarbeit mit Manuela Bauer hat mir dieses Buch erst ermöglicht: Vielen Dank für die lustigen Nachmittage, die die vielen Schrittfotos hervorgebracht haben, und die abends mit einem Kölsch besiegelt wurden. Auch Cornelia Oesterreich war daran beteiligt, dass man nicht nur lesen, sondern auch visuell erahnen kann, wie viel Spaß das Herstellen von Seife machen kann.

Fiona Diago sage ich danke für die vielen kleinen originellen Illustrationen, die so manchen Text lebendig machen, und auch sie hat ab und an auf den Auslöser meiner Kamera gedrückt.

Danke euch allen, ohne euch hätte ich nicht durchgehalten.

Ein spezieller Dank geht an die geschickten und begnadeten Seifenstempelbastler des Naturseifeforums. Kreative Hände bringen hier immer wieder Unglaubliches zum Vorschein und ich möchte das ausdrücklich dankend erwähnen.

Die Stempel der im Buch gezeigten Motive wurden, bis auf das Motiv von Seite 50-53, von Sabine Bradatsch gefertigt.

IMPRESSUM

STEMPEL: Sabine Bradatsch (alle Motive bis auf Seite 50-53)

FOTOS: frechverlag GmbH, 70499 Stuttgart; Anne Schaaf (Schrittfotos); lichtpunkt, Michael Ruder, Stuttgart (Material- und Modellfotos)

ILLUSTRATIONEN: Fiona Diago, Mannheim

PRODUKTMANAGEMENT UND LEKTORAT: Susanne Pypke

LAYOUT: Karoline Steidinger

DRUCK: Himmer AG, Augsburg

3. Auflage 2011 PRINTED IN GERMANY

ISBN 978-3-7724-5525-4 • Best.-Nr. 5525